新编实用五官科学

主编　姬月云　宋友军　杨亚培

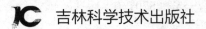

吉林科学技术出版社

图书在版编目（ＣＩＰ）数据

新编实用五官科学 / 姬月云，宋友军，杨亚培主编
. -- 长春 ：吉林科学技术出版社，2021.9
ISBN 978-7-5578-8707-0

Ⅰ．①新… Ⅱ．①姬… ②宋… ③杨… Ⅲ．①五官科
学 Ⅳ．①R76

中国版本图书馆 CIP 数据核字(2021)第 174155 号

新编实用五官科学

主　　编　姬月云　　宋友军　　杨亚培
出 版 人　宛　霞
责任编辑　张　凌
制　　版　长春市阴阳鱼文化传媒有限责任公司
封面设计　长春市阴阳鱼文化传媒有限责任公司
幅面尺寸　185mm×260mm
字　　数　295 千字
印　　张　13
印　　数　1—1500 册
版　　次　2021 年 9 月第 1 版
印　　次　2022 年 5 月第 2 次印刷

出　　版　吉林科学技术出版社
发　　行　吉林科学技术出版社
地　　址　长春市净月区福祉大路 5788 号
邮　　编　130118
发行部电话/传真　0431-81629529 81629530 81629531
　　　　　　　　　81629532 81629533 81629534
储运部电话　0431-86059116
编辑部电话　0431-81629518
印　　刷　保定市铭泰达印刷有限公司

书　　号　ISBN 978-7-5578-8707-0
定　　价　60.00 元

编　委　会

主　编　姬月云（山东省汶上县人民医院）

宋友军（寿光市人民医院）

杨亚培（昌乐县人民医院）

前　言

随着现代医学的迅猛发展，五官科疾病的诊断和治疗水平也取得了长足的进步，为适应当前五官科的发展形势，满足广大医务工作者的需要，提升临床医务工作者的治疗水平及能力，鉴于这一发展形势，编写了本书。

本书展现了五官科疾病的临床诊断与治疗过程中的不同角度的思维方式，系统介绍了临床常见的各类眼、耳、鼻、等五官科疾病的诊断与治疗方法。本书在编撰过程中，将科学的临床思维、渊博的医学知识及丰富的临床经验融汇合一，深入浅出、力求实用，尽可能的满足广大基层医务人员的临床需要。

由于编写经验不足，加之编写时间有限，书中恐有不当之处，祈望读者不吝赐教，以便再版时予以订正。

目　　录

第一章 眼睑疾病

第一节 眼睑充血、出血与水肿

一、眼睑充血

(一)概述

眼睑充血可分为自动性和被动性充血两类。前者是由于动脉扩张和血流过于旺盛引起，可见各种高热性疾病，眼睑皮肤、皮下组织、睑板、眼睑各种腺体及结膜的急性炎症，热辐射，虫咬，过敏和其他理化物质的刺激，邻近组织或器官的炎症等。后者是指静脉过度充盈或回流障碍而扩张，可见于全身性疾病，如心、肺疾病或恶病质后，或眼周围组织严重损害，如眶静脉栓塞、海绵窦血栓、眼动静脉瘤、眼内肿瘤、搏动性眼球突出、甲状腺相关性眼病等。

(二)临床表现

(1)自动性充血时眼睑皮肤呈鲜红色、血管扩张。

(2)被动性充血时眼睑皮肤呈深紫色，伴有程度不同的水肿。双眼被动性充血大多与全身病变有关，单侧性被动性充血常与局部血循环障碍有关。

(三)诊断

根据患者眼睑皮肤发红、血管扩张可做出诊断。

(四)鉴别诊断

眼睑出血：眼睑呈现暗红色、紫色、青蓝色等。

(五)治疗

(1)积极寻找原因。

(2)如因急性炎症引起的充血应积极抗炎，早期足量使用敏感抗生素，控制炎症蔓延，加以热敷、理疗等辅助治疗。

(3)如因全身疾病引起的充血，应针对全身病进行治疗。

二、眼睑出血

(一)概述

眼睑出血为眼睑血管破裂后出现的血液外溢，大多由外伤所致，如眼部的直接外伤，或由眶部、鼻部、鼻窦的外伤及颅底骨折等间接因素引起，也可由全身因素所致，如剧烈咳嗽、呕吐、胸部的机械性挤压、老年性动脉硬化、便秘均可发生眼睑出血。

（二）症状

眼睑发红。

（三）体征

眼睑出现大小不等的红、暗红、紫红或紫蓝色斑块。严重的出血可越过鼻梁到对侧眼睑，常伴有附近皮下出血或组织出血。

（四）治疗

局部少量出血无须治疗，数日或数周可自行吸收。出血较多时，三日内冷敷，出血停止后热敷，以促进吸收。形成血肿时，置压迫绷带，结合病因治疗。由眶及颅底骨折引起的眼睑出血，应请相关科室会诊处理。

三、眼睑水肿

（一）概述

眼睑水肿为局部或全身疾病导致的眼睑皮下组织内液体的聚积，可分为炎症性和非炎症性水肿。前者源于眼睑或附近组织的炎症，如睑腺炎、睑脓肿、睑外伤、睑皮肤炎、重症结膜炎、泪囊炎、眼球及眶内组织炎症、颜面丹毒及耳、鼻的急性炎症等；后者缘于血流或淋巴回流受阻，常见于海绵窦血栓、眼眶部肿瘤或长期眼睑痉挛等，全身病如心、肾疾患与血管神经性水肿时，眼睑局部水肿与全身病症同时出现。

（二）症状

眼睑皮肤紧张、光滑、睁眼困难。

（三）体征

1.炎症性水肿

眼睑充血、红、肿、热、痛等不同程度的炎症，局部常有压痛，重症者全身畏寒、体温升高。

2.非炎症性水肿

眼睑肿胀，皮肤发白、发凉，皮肤光滑、紧绷，无痛感。

（四）治疗

1.炎症性水肿

热敷，早期足量使用敏感抗生素治疗。

2.非炎症性水肿

针对病因治疗。

第二节　眼睑炎症

一、眼睑皮肤病

（一）单纯疱疹病毒性睑皮炎

1.概述

单纯疱疹病毒性睑皮炎为单纯疱疹病毒感染所引起，源于流行性感冒、呼吸道感染、肺炎等热性传染病,易复发,也可并发单纯疱疹病毒性角膜炎。

2.症状

眼睑瘙痒与灼热感。

3.体征

多发生于下睑皮肤,表现为簇生的半透明小水疱,周围轻度红肿,疱疹同时可出现于嘴唇及鼻翼皮肤,数日或1周后干瘪结痂,不留瘢痕。如病变近睑缘部亦可波及角膜。

4.辅助诊断

实验室诊断:疱液涂片、培养、间接免疫荧光抗体检查、血清抗体测定等有助于诊断。

5.鉴别诊断

带状疱疹病毒性睑皮炎。

6.治疗

皮损处涂0.15%更昔洛韦凝胶;保持皮肤清洁,防止继发感染。

(二)带状疱疹病毒性睑皮炎

1.概述

带状疱疹病毒性睑皮炎为三叉神经分布区的某一支或全部的病毒感染引起的眼睑皮肤疱疹,多见于年老、体弱及全身免疫状态低下者。

2.症状

本病初起时,可有发热、乏力和全身不适的前驱症状,三叉神经分布区有剧烈的神经疼痛,皮肤知觉异常。

3.体征

(1)起病后数日病变区的皮肤潮红、肿胀,沿三叉神经的眼支或眶下神经的分支出现小水疱。水疱大小不一,或簇生,或融合,病初疱内含清亮的黄色液体,其后则浑浊,也可化脓,最终干燥形成棕色痂。脱痂后遗留瘢痕。

(2)通常为单侧头、额及上睑皮肤发病,以颜面正中为分界线。

(3)常可合并角膜炎、虹膜炎等。

(4)疱疹消退后常可发生巩膜炎,眼肌麻痹,视神经萎缩等。

4.鉴别诊断

单纯疱疹病毒性睑皮炎。

5.治疗

(1)局部治疗:局部涂0.15%更昔洛韦凝胶,同时治疗眼部的并发症。

(2)全身治疗:①止疼药或镇静剂;②增强身体抵抗力,如肌内注射维生素B_1、维生素B_{12}或丙种球蛋白。

(三)眼睑牛痘

1.概述

眼睑牛痘为预防接种中偶发的牛痘病毒感染,如医务人员不慎将痘苗浆溅入自己或小儿眼睛上,造成感染;或小儿以手搔抓接种部位,继又揉眼,将痘苗带至眼睑而发病。

2.症状

全身发热、不适,眼睑肿胀,不能睁眼。

3.体征

(1)眼睑皮肤出现牛痘样脓疱,后形成较大的圆形溃疡。

(2)耳前及颌下淋巴结肿大。

(3)少数病例可引起牛痘性结膜炎或角膜炎。

4.治疗

治疗参照带状疱疹病毒性睑皮炎。

(四)眼睑湿疹

1.概述

眼睑湿疹为全身或面部湿疹的一部分,也可单独于眼睑发病。是由于眼睑慢性炎症或致敏物质引起的急性或慢性皮肤炎症,常见于某些药物刺激(磺胺类药、阿托品、抗生素、碘剂或化妆品类的刺激等)、慢性泪囊炎、卡他性结膜炎的分泌物刺激和过敏性体质的小儿。

2.症状

急性者患处刺痒、烧灼感、畏光、流泪等刺激症状;慢性者临床症状较轻,可反复发作。

3.体征

急性者病初眼睑肿胀类似丹毒,继而出现疱疹,破溃后留有薄痂,逐渐脱痂痊愈。遇有继发感染则形成溃疡,并发结膜炎、角膜浸润等。慢性者呈鳞屑样外观,长期不愈,致眼睑皮肤粗糙肥厚,也可伴发结膜炎和角膜炎。

4.治疗

(1)病因治疗,停止接触刺激源。

(2)急性期可用生理盐水或3%硼酸水湿敷;继发感染者清洁、消炎;慢性或反复发作者,可行局部浅层放射治疗。

(3)全身应用抗过敏药,也可静脉注射葡萄糖酸钙。

(五)眼睑疖肿和脓肿

1.概述

眼睑疖肿和脓肿为葡萄球菌进入毛囊或皮脂腺所引起的一种疼痛性结节,周围的皮肤和皮下组织发炎;发病与体质或消化不良及局部性刺激(眼睑擦伤)等有关。

2.症状

眼睑红肿、疼痛、发热。

3.体征

(1)毛囊口或皮脂腺口发炎、形成结节。

(2)数日后结节顶部出现污秽的脓栓,几天后脓栓表面破溃,脓栓及脓液溢出,周围组织坏死脱落、溃疡形成、结疤。

(3)可伴耳前淋巴结肿大。

(4)有时可并发脓毒性动脉炎,沿静脉到海绵窦形成海绵窦血栓。

4.治疗

(1)局部应用抗生素眼药,热敷或理疗;待结节顶部或睑脓肿出现脓栓与波动时,切开排脓,或引流,或清创消炎。

(2)全身适当使用抗生素。

(六)眼睑丹毒

1.概述

眼睑丹毒为β溶血性链球菌感染而致的眼睑皮肤和皮下组织的急性炎症。多为颜面或其他部位的丹毒蔓延而来,亦可原发于眼睑部。

2.症状

眼睑剧疼并压痛,全身不适,寒战。

3.体征

(1)病变区充血,呈鲜红色肿胀,质硬,与健康皮肤界限分明,有时有小水疱。

(2)严重者,眼睑皮肤色暗,深部组织坏死,即所谓的坏疽性丹毒,局部附以黑色硬痂,数周后可自行脱落。

(3)可伴耳前淋巴结肿大。

(4)眼睑丹毒可经静脉或淋巴道向眶内,甚或向脑内蔓延,形成脓性眶蜂窝组织炎、视神经炎、海绵窦血栓,甚至脑膜炎。

4.辅助诊断

实验室诊断:血常规、分泌物涂片及培养有助于诊断。

5.鉴别诊断

(1)眼睑脓肿。

(2)眼眶蜂窝织炎。

6.治疗

(1)局部热敷、抗生素眼膏。

(2)早期、足量敏感抗生素治疗,如青霉素或头孢类静脉点滴或口服。

(3)全身支持疗法。

(4)原发病灶的治疗。

(七)眼睑炭疽

1.概述

眼睑炭疽为炭疽杆菌经损伤的皮肤或黏膜而引起的眼睑急性、无痛性炎症坏死。多发生在牧区或接触牲畜者。

2.症状

全身高热、乏力。

3.体征

(1)眼睑高度红肿,皮下浸润坚硬,红肿的眼睑皮肤上出现大小不等的水疱。

(2)疱内含血样液体,切开水疱可见到深层组织坏死。

(3)耳前和颌下淋巴结肿大。

（4）重症者可于数日内死亡。

4.辅助诊断

实验室诊断：局部病变组织或水疱涂片检查可见炭疽杆菌。

5.治疗

（1）一经诊断，及早使用大量抗生素如青霉素等，抗生素应使用至全身症状消失且局部检查炭疽杆菌阴性后。

（2）局部予过氧化氢溶液或1：5000高锰酸钾溶液清洗，涂抗生素眼膏。

（3）全身支持疗法。

（4）严禁切口、挤压，以防炎症扩散。

二、睑缘炎

睑缘炎是睑缘皮肤、睫毛毛囊及其腺体的亚急性或慢性炎症，为眼科常见的疾患之一。睑缘为皮肤与结膜移行处。富有腺体组织和脂性分泌物，暴露于外界易于沾染尘垢和病菌而发生感染。根据临床特点可分为三型。

（一）鳞屑性睑缘炎

1.病因

鳞屑性睑缘炎是一种发生于睑缘的皮脂溢出所造成的慢性炎症，患部可找到卵圆皮屑菌，它可能把脂类物质分解成有刺激性的脂肪酸。屈光不正、视疲劳、营养不良或长期使用劣质化妆品等也可能是本病的诱因。

2.症状

（1）自觉症状轻微，或有睑缘轻度发痒。

（2）睑缘充血，睫毛及睑缘皮肤表面有头皮屑样的鳞片，由于皮脂的溢出可与鳞屑相混，形成黄痂。取去黄痂后露出充血、水肿的睑缘，没有溃疡。睫毛可脱落，但可再生。

（3）病变迁延者睑缘永久性的水肿、肥厚，丧失锐利的内唇而变得钝圆，下睑可外翻露出泪点，引起泪溢及下睑皮肤湿疹。

3.治疗

（1）病因治疗，预后较好。

（2）局部用3‰硼酸水湿敷，或生理盐水清洁局部，拭去鳞屑，涂抗生素眼药膏，可缓解症状，病愈后至少继续用药两周，并去除各种可能的诱因，防止复发。

（二）溃疡性睑缘炎

1.病因

溃疡性睑缘炎是睫毛毛囊及其附属腺体的慢性或亚急性化脓性炎症，多为金黄色葡萄球菌感染，亦可有鳞屑性睑缘炎遭受感染后转变为溃疡性。

2.症状

（1）睑缘充血，主觉痛、痒及烧灼感，毛囊根部充血，可形成小脓疱，继之炎症扩展进入周围结缔组织，皮脂溢出增多与破溃脓疱形成黄痂，睫毛被黏成束状，拭之可出血。

(2)移去黄痂睑缘高度充血,有小溃疡,睫毛可脱落,痊愈后形成瘢痕。脓疱、溃疡和瘢痕可同时存在。愈来愈多的睫毛被破坏,形成秃睫,个别残留的睫毛由于瘢痕收缩,形成倒睫,可触及角膜,引起角膜上皮脱落,甚至发生溃疡。脱落的睫毛不再生长。

(3)睑缘肥厚、水肿,长期不愈留有永久性眼睑变形,上下睑变短不能闭合,形成兔眼及兔眼性角膜炎,甚至失明。下睑外翻,导致泪溢。

3.治疗

(1)以生理盐水或3%硼酸溶液每日清洗睑缘,去除脓痂及已经松脱的睫毛,清除毛囊中的脓液。

(2)局部应用喹诺酮类眼药及眼膏,治疗必须持续到炎症完全消退后2～3周,并除去各种诱因,以免复发。

(三)眦部睑缘炎

1.病因

眦部睑缘炎是一种主要侵犯外眦部睑缘的慢性炎症,多由摩-阿双杆菌感染所致,体质原因为维生素 B_2 缺乏,或营养不良有关。

2.症状

(1)眦部睑缘和皮肤充血肿胀,并有浸渍糜烂现象,结膜常伴有慢性炎症,充血肥厚,有黏性分泌物。

(2)主觉痒、异物感及烧灼感。常同时伴有口角发炎。

3.治疗

0.5%硫酸锌液为治疗本病的特效药,每日 2～3 次滴眼,眦角可涂以抗生素软膏。适当服用复合维生素 B 可能有所帮助。

三、睑腺病

(一)睑腺炎

1.概述

睑腺炎是化脓性细菌侵入眼睑腺体而引起的一种急性炎症。多数致病菌为葡萄球菌,特别是金黄色葡萄球菌。眼睑皮脂腺或汗腺的感染称外睑腺炎;睑板腺的感染称内睑腺炎。

2.临床表现

(1)患处有红、肿、热、痛等急性炎症表现。

(2)外睑腺炎

①炎症主要在睫毛根部的睑缘处。

②初起时眼睑红肿范围较弥散,剧烈疼痛,有硬结,压痛明显。

③如病变靠近外眦部,可引起反应性球结膜水肿。

④同侧淋巴结肿大和触痛。

⑤一般 2～3 日后局部皮肤出现黄色脓点,硬结软化,可自行溃破。随后炎症明显减轻、消退。

（3）内睑腺炎

①受紧密的睑板组织限制，一般范围较小。

②患处有硬结、疼痛和压痛。

③睑结膜面局限充血、肿胀，2～3日后其中心形成黄色脓点，多可自行穿破睑结膜而痊愈。

（4）若患者抵抗力低下，或致病菌毒力强，则炎症反应剧烈，可发展为眼睑脓肿。

3.诊断

根据眼睑的急性炎症的表现，可以诊断。

4.鉴别诊断

（1）睑板腺囊肿：是睑板腺无菌性慢性肉芽肿性炎症，无疼痛，也无压痛，界限清楚，相应结膜面呈慢性充血。

（2）眼睑慢性肉芽肿：常由外睑腺炎迁移而来，无明显疼痛，常见睫毛根部慢性局限性充血、隆起，边界清楚。

（3）眼睑疖：多发于眉部附近皮肤毛囊的化脓性感染。

（4）眼睑蜂窝织炎：眼睑弥散性潮红肿胀、皮温升高；病变界限不清，无局限性压痛和硬结；毒血症状较重。

（5）急性泪囊炎：病变发生于泪囊区。有泪道阻塞和黏液脓性分泌物的病史。

（6）急性泪腺炎：病变在上睑外上方，同侧外上方穹隆部可见泪腺突出。

（7）急性结膜炎：眼睑各部并无硬结和压痛。睑球结膜充血显著而弥漫；结膜囊可有黏液脓性分泌物。

5.治疗

（1）早期局部热敷，每日3次，每次15～20分钟。滴用抗生素滴眼液或涂用抗生素眼膏。

（2）局部炎症反应明显，或有全身反应或反复发作者，可口服抗生素类药物。

（3）脓肿形成时，切开排脓。外睑腺炎的切口需与睑缘平行，内睑腺炎的切口与睑缘垂直。

（二）睑板腺囊肿

1.概述

睑板腺囊肿是睑板腺排出口阻塞，腺体分泌物潴留在睑板内，对周围组织产生慢性刺激而引起的特发性无菌性慢性肉芽肿性炎症。

2.临床表现

（1）多见于青少年或中年人。

（2）一般无明显症状。偶有患者开始时出现轻度炎症表现和触痛。

（3）一般不影响视力。但较大病变可压迫眼球，产生散光而使视力下降。

（4）囊肿大时可有沉重不适感。

（5）眼睑皮下无痛性近圆形硬性结节，单个或多个，大小不等，无压痛，与皮肤无粘连。其表面皮肤正常，相应的睑结膜面呈限局性暗红色充血。

（6）病程缓慢，硬结可停止生长或自行缩小，也可逐渐增大、变软后自睑结膜面破溃，其内容物排出后形成息肉样肉芽组织，称为肉芽肿。少数患者的睑板腺囊肿表面皮肤变薄、充血，从皮肤面破溃。

（7）发生继发性细菌感染可呈内睑腺炎的表现。

3.诊断

根据患者无明显疼痛的眼睑硬结可做出临床诊断。

4.鉴别诊断

（1）睑腺炎：为细菌感染所致，有急性炎症的表现。

（2）皮脂腺癌：老年多见，常先见于睑缘部，结膜面较粗糙，肿块形态不定，表面结节状，质硬，相应淋巴结可肿大。

5.治疗

（1）小而无症状者，无需治疗，待其自行吸收。

（2）大者或有症状者，可行热敷。

（3）对不能消退的睑板腺囊肿，应在局部麻醉下行手术切除。

（三）睑板腺梗塞

1.概述

本病是睑板腺排泄管闭塞，分泌物积存日久钙化成硬块，形成小结石。多见于老年人。

2.临床表现

（1）睑结膜下可透见黄色沉着物。

（2）一般无不适。当小结石之尖锐棱角突出于结膜面时则引起异物感。

3.诊断

根据睑结膜所见，可以诊断。

4.鉴别诊断

（1）结膜结石：睑板腺梗塞的黄点比结膜结石位置深、体积稍大且边界不很清楚。

（2）睑板腺囊肿：是睑板腺排出口阻塞，腺体分泌物潴留在睑板内，对周围组织产生慢性刺激而引起的特发性无菌性慢性肉芽肿性炎症。眼睑皮下无痛性近圆形硬性结节，无压痛，与皮肤无粘连。其表面皮肤正常，相应的睑结膜面呈限局性暗红色充血。

5.治疗

（1）不引起症状的睑板腺内小结石无需治疗。

（2）对突出于结膜面的小结石，应在表面麻醉下加以剔除。

（3）对位于睑板腺开口处的梗塞物，可用玻璃棒将其挤出。

（四）眼睑脓肿

1.概述

多为葡萄球菌或链球菌感染所致的眼睑化脓性炎症。常因外伤后感染、睑腺炎、眶蜂窝织炎、眼眶骨膜炎、泪腺炎或鼻窦炎症扩散所致。个别病例是由全身感染转移而来。

2.临床表现

（1）病变处可呈剧烈的跳动性疼痛。早期病变界限不清，数日后形成脓肿。

（2）眼睑和球结膜显著充血水肿。

（3）同侧耳前或颌下淋巴结肿大、压痛。

(4)全身反应较显著,畏寒、发热。

(5)少数病例的感染会蔓延至眶内深部或颅内。

3.诊断

(1)根据眼睑的急性炎症,可以诊断。

(2)外周血白细胞数增高,有助于确定急性炎症。

4.鉴别诊断

(1)眶隔前蜂窝织炎:眼睑红肿疼痛比较弥漫,一般没有局限的压痛点,毒血症状较重。

(2)眶蜂窝织炎:眼球突出、眼球转动疼痛和受限、球结膜水肿、三叉神经第一分支分布区感觉减退、视力下降。

(3)睑腺炎:比较局限,可触及肿物,病变处可有脓点。

(4)过敏性眼睑水肿:起病突然,发展迅速,眼睑呈粉红色。痒而不疼,无触痛。有接触过敏史或新近眼部用药史。

(5)病毒性结膜炎:有眼部刺激症状、异物感及眼痒,黏性或水性分泌物,结膜有滤泡,耳前淋巴结肿大。眼睑无压痛。

(6)丹毒链球菌性蜂窝织炎:迅速发病,常有清晰的皮肤界线。可伴高热和寒战。

(7)海绵窦栓塞:引起眼球突出,第Ⅲ、Ⅳ、Ⅵ脑神经支配区的不同程度的轻瘫和眼球运动障碍,伴眼睑肿胀及三叉神经第1、2支分布区感觉下降。

5.治疗

(1)局部治疗:脓肿初起和未成熟前可给予物理治疗或者局部热敷,每日3次,每次15～20分钟。脓肿成熟后切开排脓、引流。若伴有结、角膜炎,应滴用抗生素滴眼液。

(2)全身治疗:及早全身给予抗生素,根据病情轻重选用抗菌药物和给药方式(口服或全身输液)。对于治疗效果不显的耐药菌株感染的患者,应及时根据细菌培养及药物敏感试验选择用药。

第三节　眼睑位置与功能异常

一、倒睫与乱睫

(一)概述

倒睫是指睫毛向后生长,乱睫是指睫毛不规则生长。两者都致睫毛触及眼球的不正常状况。凡能引起睑内翻的各种原因,均能造成倒睫,如沙眼、睑缘炎、睑腺炎、睑外伤或睑烧伤等。乱睫也可由先天畸形引起。

(二)临床表现

(1)倒睫多少不一,少的仅1～2根,多至全部睫毛受累。

(2)常有眼痛、流泪和异物感。

（3）睫毛长期摩擦眼球后，导致结膜充血、角膜浅层混浊、血管新生、上皮角化和溃疡。

（三）诊断

肉眼下检查即可发现倒睫或乱睫。

（四）鉴别诊断

1.睑内翻

睑缘包括睫毛向内翻转。

2.内眦赘皮

为先天性疾病。由于下睑皮肤皱褶，改变睫毛方向，使其接触眼球。

3.双行睫

由麦氏腺开口处长出异常的第二排睫毛，为慢性炎症或先天性所致。

（五）治疗

（1）如仅有1～2根倒睫，可用拔睫镊拔除。重新生长时可予再次拔除。

（2）较彻底的治疗应采用电解法，破坏倒睫的毛囊，减少睫毛再生机会。也可采用激光破坏毛囊。

（3）如倒睫较多，应予手术矫正，方法与睑内翻矫正术相同。或在手术显微镜下切开倒睫根部，清除毛囊。

二、睑内翻

睑内翻是指睑缘向眼球方向卷曲的一种眼睑位置异常。根据不同发病原因，睑内翻分为先天性与后天性两大类。前者婴幼儿多见，只发生在下眼睑内眦部，后者则多与痉挛和瘢痕有关。睑内翻使睫毛触及眼球，摩擦角膜引发角膜溃疡与混浊，给患者带来很大病痛，严重者可导致视力下降甚至失明。

（一）病史

1.发病年龄

出生后即发生多为先天性睑内翻，老年人眼睑内翻多与痉挛和瘢痕收缩有关。

2.发病程度

仅出现异物感、疼痛、流泪等症状者为轻度睑内翻，重度睑内翻可造成角膜炎性浸润和溃疡，甚至角膜新生血管与角膜白斑。

3.发病诱因

先天性睑内翻可能与体质肥胖、内眦赘皮等有关；后天性睑内翻则主要与炎症、外伤及瘢痕有关。

4.伴随症状

有无视力减退，老年人有无眼睑皮肤松弛，青壮年有无眼外伤、化学伤，年幼者有无眼球缺失、小眼球、睑板发育不全等。

（二）体格检查

1.视力

轻度睑内翻对视力几乎无影响；重度睑内翻者因角膜溃疡、角膜瘢痕，视力多明显下降。

2.眼部检查

仔细检查眼睑位置有无异常,注意内翻的程度、内唇破坏的部位、有无倒睫,眼睑皮肤有无松弛,结膜有无充血、水肿与瘢痕形成,角膜有无水肿、溃疡、混浊及新生血管等。

(三)辅助检查

1.角膜荧光素染色(CFS)

应用荧光素染色观察有无角膜上皮脱落、炎性浸润及溃疡形成。

2.角膜知觉

下降或消失者提示睫毛长期刺激角结膜。

3.希尔默试验Ⅰ(STⅠ)

注意基础泪液分泌是否减少。

4.泪膜破裂时间(BUT)

睑内翻倒睫的长期机械性损伤使眼表面的各类细胞数量及密度明显减少,其分泌和表达的各种黏蛋白亦随之减少,泪膜质量发生改变,泪膜黏附及扩散不稳定,使得泪液动力学改变。同时,长期机械性损伤导致结膜上皮的鳞状化生,最终导致泪膜稳定性下降,BUT缩短。

(四)诊断

(1)眼部异物感、刺痛感、畏光、流泪等持续性刺激症状。

(2)睑缘内卷,大部分睫毛向后倒向眼球表面。

(3)结膜充血,角膜上皮损伤、溃疡或混浊。

(4)可有不同程度的视力减退。

(5)瘢痕性者:睑结膜及睑板瘢痕组织收缩、增厚及变形;痉挛性者:眼睑痉挛,伴有眼球前部炎症、眼球萎缩等;老年性者:老年人,眼睑皮肤松弛及眼眶脂肪萎缩;先天性者:婴幼儿,内眦及下睑赘皮,鼻根部发育不良。

(五)临床类型

根据发病年龄将睑内翻分为先天性睑内翻与后天性睑内翻两种。

1.先天性睑内翻

它又称特发性睑内翻。多见于婴幼儿,与内眦赘皮、睑缘部轮匝肌过度发育及睑板发育不全有关。部分面部肥胖的婴幼儿鼻根部平坦,也可出现睑内翻。先天性睑内翻常随年龄增长自行缓解,多不必手术治疗。

2.后天性睑内翻按病因分

(1)痉挛性睑内翻:分急性痉挛性睑内翻和慢性痉挛性睑内翻两种。前者是由炎症刺激引起眼轮匝肌,特别是近睑缘的轮匝肌反射性痉挛,致睑缘向内倒卷形成。后者又称老年性睑内翻,多发生于下睑。目前认为老年性睑内翻主要与下睑缩肌无力、眶隔和下睑皮肤松弛失去对眼轮匝肌收缩的牵制作用有关。此外,老年人眶脂肪减少,眼睑后面缺乏足够的支撑亦与本症有关。

(2)瘢痕性睑内翻:因炎症、外伤等引发睑结膜瘢痕收缩及睑板肥厚内弯所致。

(3)机械性睑内翻:常发生于无眼球、小眼球、眼球萎缩或其他眼睑缺乏支撑力量的疾病。

（六）治疗原则

（1）去除病因，积极治疗原发病。

（2）先天性睑内翻：随年龄增长，睑内翻可逐渐减轻或消失，不必急于手术。若直至5～6岁，患儿睑内翻倒睫仍未消失，症状明显者可手术治疗。

（3）痉挛性睑内翻：首先应解除引起痉挛的原因，痉挛解除后，眼睑多能恢复原位。

（4）瘢痕性睑内翻：明显内翻倒睫者多需手术治疗。通过手术消除瘢痕中心的牵张力，整复睑板形状，恢复睑缘位置。

（七）治疗方案

1.一般处理

（1）先天性睑内翻：患儿年龄较小或手术配合困难时，用手指或粘膏间断牵拉眼睑使睫毛暂时离开角膜。

（2）急性痉挛性睑内翻：积极治疗原发病，如眼部炎症、倒睫等。部分急性痉挛或阵发性痉挛者，可用2%利多卡因3～5mL自颞侧眶缘进针，做远端轮匝肌封闭，解除痉挛，缓解症状。

（3）机械性睑内翻：无眼球者可试配义眼或羟基磷灰石义眼座联合义眼植入，既改善外观，又同时治疗了睑内翻。

2.手术时机

（1）先天性睑内翻：患儿年龄已达5～6岁，睫毛内翻仍未消失，症状仍未缓解，严重摩擦角膜时，可考虑手术。

（2）瘢痕性睑内翻：应在原发病（损伤或感染）痊愈6个月后方可手术。

3.手术方法

睑内翻发病原因各异，轻重程度不同，术前应详细询问病史及手术史，仔细检查皮肤的松弛情况、睑板及睑缘受影响的程度，选择不同的手术方式。

（1）先天性睑内翻常用手术方法。①单纯缝线术：适用于不伴有睑板及结膜瘢痕变形者的轻度先天性下睑内眦赘皮或痉挛性睑内翻。该术式简单，但内翻矫正幅度很小。②皮肤轮匝肌切除术：通过切除部分皮肤及轮匝肌矫正睑内翻。

（2）老年性睑内翻的矫正通过切断轮匝肌并同时增加筋膜、眶隔、皮肤张力来实现。常用手术方法有睑板-轮匝肌切除术、下睑皮肤褶短术、外眦部全层水平缩短术、全层水平缩短与皮肤-睑板-筋膜联结术、支持眼睑缝线等。

（3）瘢痕性睑内翻多由睑结膜、睑板瘢痕收缩所致。矫正瘢痕性睑内翻旨在解除睑结膜、睑板向内牵引力，使睑缘回复到正常位置。常用手术方法：①睑板切断术（潘作新术）：适用于睑结膜严重瘢痕增殖所致的睑内翻与睑板腺功能已丧失者。术中在睑板沟处切断睑板，解除瘢痕牵引，采用褥式缝线将睑缘向外翻转。优点：操作简便，手术时间短，效果好，可重复施行。缺点：睑结膜面的缝线和睑板切断处产生的肉芽组织可能摩擦角膜。②睑板部分切除术（Hotz法）：适用于中等程度的睑内翻倒睫，特别是睑板明显肥厚、弯曲变形、眼睑皮肤松弛的患者。通过手术切除相当于睑板沟水平的部分睑板，同时做睑板固定缝线矫正内翻。若睑内翻严重，皮肤切口应距睑缘近些（距睑缘3mm），若内翻不严重，切口应与上睑皱褶一致，这样术后双眼皮美观自然，合并有皮肤松弛可切除部分皮肤。若术后部分睫毛方向矫正不足，可在相应处做睑缘唇间切开。优点：方法简便，留有双重睑，患者自觉美观。缺点：不适合重度睑内翻倒睫的患者。③睑板全切除术：适用于重度睑内翻倒睫和其他各种术式失败者。该术式是切除除了睑缘部分的所有肥厚变形的睑板组织，经睑结膜做全层眼睑的褥式缝合，加强了睑缘组织的外翻。优点：患者自觉术后眼睑轻快与舒适，由于切除大部分睑板，能促进沙眼等炎症的痊愈。缺点：操作复杂，手术时间相对较长，术中出血多，可能会引发不同程度的上睑下垂。④睑板、睑结膜游离移植：适用于严重瘢痕性睑内翻，睑板及睑结膜已有明显畸形或缩短的病例。通过手术使睑板、睑结膜垂直长度增加，松解眼睑内层对睑缘的牵引，从而使内卷睑缘变位。游离的睑板、睑结膜可取自同侧或对侧上睑以矫正下睑瘢痕性睑内翻。该手术有明显的不足，因为手术增加创面、操作复杂、出血多，临床已渐少用。⑤睑板部分切除联合灰线切开填充术：特别适用于睑内翻程度在整个睑缘不一致的患者，填充物的应用可以加强睑缘的力量，不仅增强了睑内翻矫正的力度，还可在一定程度上修复变形的睑缘。灰线填充物的选择有很多种，较常用的有异体巩膜、阔筋膜、耳软骨、手术时切下的睑板及游离硬腭黏膜组织等。但是，理想的填充物应该是与人类睑板硬度相近、取材相对容易获得且免疫反应轻的材料。脱细胞真皮（ADM）是近年来兴起的一种新型组织替代物，是用理化方法将皮肤中的表皮层和细胞成分彻底去除，仅保留基底膜和含胶原网架的细胞外基质而得到的，可用来作为伴有眼睑变形的瘢痕性睑内翻的填充物。手术操作时注意：彻底清除倒睫的异常毛囊；用 10-0 尼龙线将脱细胞真皮连续缝合固定，将手术缝线对组织的损害和线头对眼表的刺激降到最低程度。

（八）术后处理

1.一般处理

（1）术毕眼垫遮盖或适当加压包扎；次日换药，如无特殊情况可开放手术眼，防止分泌物潴留，保持切口干燥清洁，有利于切口愈合。

（2）使用抗生素 3～5 天。

（3）6～8 天拆除缝线。如术后出现明显过矫，可提前拆除缝线。

2.并发症的处理

（1）矫正不足或过度：多因术式选择不合理或操作不当所致。处理：通过调整缝线位置及拆线时间矫正，必要时需再次手术。

（2）重睑皮褶过宽：多因缝线皮肤出针点距睑缘过远所致。处理：根据非手术眼的重睑宽度重新缝线。

（3）睑缘角状畸形：因睑板切口参差不齐，缝线高低不一或结扎缝线力量不均匀所致。处理：打开原切口，重新分离、松解、缝合。

（4）睑缘坏死：因结扎缝线过紧，影响眼睑血液循环所致，严重者可发生皮肤坏死或感染，造成睑皮肤瘢痕形成。

（5）睑裂闭合不全：多因切除皮肤过多，或缝线位置超过睑板上缘，缝合在上睑提肌腱膜上，或缝在眶隔组织所致。处理：重新调整缝线位置，严重眼睑闭合不全者需做眼睑整形手术。

（6）感染：较少见。如术后切口局部疼痛或分泌物较多，缝线处有黄色脓点，应拆除缝线，清洁伤口，给予抗生素治疗。

三、睑外翻

睑外翻是眼睑及睑缘向外翻转、离开眼球的异常状态。由于眼睑位置发生变化,临床可见溢泪、睑结膜外露、眼睑闭合不全及暴露性角膜炎等。严重眼睑外翻可致视力下降甚至失明。

(一)病史

1.发病年龄

先天发病者极为少见,后天发病者多因痉挛、瘢痕、麻痹所致。

2.发病程度

依据睑缘与眼球位置,有轻度睑外翻与重度睑外翻。

3.发病诱因

有无眼睑皮肤外伤史,有无面神经麻痹及炎症等。

4.伴随症状

老年患者常伴有眼睑皮肤松弛,儿童睑外翻严重者多伴眼睑闭合不全、角膜下部暴露、干燥、溃疡,甚至混浊。询问有无溢泪及时间长短等。

(二)体格检查

1.视力

仔细检查有无视力下降,重度眼睑外翻常可致视力下降。

2.眼部检查

有无眼睑皮肤炎症水肿、肥厚湿疹、瘢痕形成,注意睑缘外翻部位及其程度。有无暴露性角膜炎、溃疡及混浊,睑球结膜、泪点暴露情况,有无睑裂闭合不全。

3.其他

有无面神经麻痹、泪道阻塞等。

(三)诊断

(1)睑缘离开眼球表面,向外翻转。

(2)睑结膜、球结膜暴露,干燥、充血、肥厚、角化,严重者合并有角膜暴露、角化与溃疡。

(3)泪点暴露,溢泪,视力减退。

(4)瘢痕性者:眼睑皮肤瘢痕增生、牵拉;痉挛性者:眼部炎症性改变、眶内容物饱满、眼球增大及突出;老年性者:老年人,眼睑皮肤、眼轮匝肌松弛;麻痹性者:面神经麻痹,麻痹性闭睑不全。

(四)临床类型

1.根据发病原因分类

(1)瘢痕性睑外翻:临床最为常见,多因眼睑局部炎症、外伤或睑部手术致瘢痕形成导致眼睑外翻。特别是大面积烧伤后,形成广泛瘢痕,引起严重的睑外翻。

(2)老年性睑外翻:仅限于下睑,由于老年人眼睑皮肤松弛,眼轮匝肌和内外眦韧带力量逐渐减弱,张力不足,使眼睑不能贴附于眼球,加上眼睑本身的重量使之下坠,造成睑外翻。外翻引起的溢泪使患者经常向下拭擦泪液,进一步加重下睑外翻。

（3）痉挛性睑外翻：多见于儿童与青少年，由于眼睑皮肤紧张，富于弹性，眶内脂肪丰富使眼睑有充分的支撑，遇到眼轮匝肌痉挛时，可引起上、下眼睑同时外翻。常见于泡性角膜结膜炎、眼球突出、结膜水肿的患者。

（4）麻痹性睑外翻：仅发生于下睑。由于面神经麻痹，眼轮匝肌收缩功能消失，下睑不能负担其自身重量形成睑外翻。

（5）先天性睑外翻：极为少见，一般多见于上睑，常伴有其他眼部的先天性异常。

2.根据睑外翻程度分类

（1）0度睑外翻：表现为休息时眼睑不能闭合，呈现兔眼畸形，眼睛睁开时，眼睑露白，巩膜过度暴露。0度睑外翻分为：外侧眼睑露白（0度1级）；中间眼睑露白（0度2级）；内侧眼睑露白（0度3级）；下眼睑外侧、中间及内侧眼睑露白（0度4级）。

（2）Ⅰ度睑外翻：表现为睑球分离及眼睑露白、兔眼畸形、流泪。Ⅰ度睑外翻分为：外侧睑球分离（Ⅰ度1级）；中间睑球分离（Ⅰ度2级）；内侧睑球分离，表现为泪点泪阜分离（Ⅰ度3级）；下眼睑外侧、中间及内侧睑球分离（Ⅰ度4级）。

（3）Ⅱ度睑外翻：表现为下眼睑外翻，睑结膜外露，下穹隆存在。Ⅱ度睑外翻分为：外侧睑结膜外露（Ⅱ度1级）；中间睑结膜外露（Ⅱ度2级）；内侧睑结膜外露（Ⅱ度3级）；下眼睑外侧、中间及内侧睑结膜外露（Ⅱ度4级）。

（4）Ⅲ度睑外翻：表现为下眼睑完全外翻，睑结膜外翻，下穹隆消失。Ⅲ度睑外翻分为：外侧下穹隆消失（Ⅲ度1级）；中间下穹隆消失（Ⅲ度2级）；内侧下穹隆消失（Ⅲ度3级）；下眼睑外侧、中间及内侧睑结膜外露，下穹隆消失（Ⅲ度4级）。Ⅲ度睑外翻中常常是Ⅲ度1级和Ⅲ度2级同时存在，或Ⅲ度2级、Ⅲ度3级同时存在。

（五）治疗原则

（1）针对形成睑外翻的不同原因，治疗原发病。

（2）伴眼睑闭合不全者，睡前涂用大量眼膏保护角膜，防止暴露性角膜炎。

（3）对于瘢痕性睑外翻、老年性睑外翻应消除瘢痕及其他因素对睑缘垂直方向的牵引力量，增加眼睑外层的垂直长度，恢复眼睑的正常位置和形态。

（六）治疗方案

1.非手术治疗

痉挛性或麻痹性睑外翻应针对病因或对症治疗。如使用营养神经药物、治疗面瘫、结膜囊涂抗生素眼膏或暂时性睑缘缝合预防暴露性角膜炎、轻度痉挛性睑外翻适当包扎等。揩拭眼泪应采取向上的方式，以抵消外翻倾向。

2.手术时机

（1）先天性睑外翻患儿出生后需注意观察，保护结膜与角膜，不能缓解者须手术治疗。

（2）瘢痕性睑外翻应在创伤愈合或炎症消退6个月后方可行手术治疗。

3.手术方法

（1）瘢痕性睑外翻的矫正手术原理是增加眼睑前层的垂直长度，消除睑缘垂直方向的牵引力量。①V-Y术：适用于下睑中央部的轻度外翻而无广泛瘢痕者。术中将下睑中央部瘢痕尽量切除，在下睑皮肤做"V"形切口，将其缝成"Y"形，使下睑组织上提矫正外翻。②Z成形术：

适用于睑缘垂直条状瘢痕引起的轻度睑外翻矫正,但垂直瘢痕两侧的皮肤如果张力较大,通常疗效不佳。③Fricke易位皮瓣矫正术:适用于瘢痕范围不大而窄长者。对于局部瘢痕组织较深、血供不佳处易位皮瓣修复可显示优越性。④游离皮片矫正外翻:矫正瘢痕性睑外翻最常用的手术方法。一般多用全层皮片,如瘢痕累及面部需做较大面积游离植片时,则选中厚断层皮片。

(2)老年性睑外翻矫正。①Kuhnt-Szymanowski手术:适用于老年人因眼睑皮肤、眼轮匝肌和内外眦韧带松弛致使下睑失去固有张力而外翻。通过切除部分眼睑组织恢复眼睑张力。②Imre手术:适用于下睑中1/3轻度肌无力型外翻。术中在确定切除范围时应以是否能拉紧眼睑、恢复其正常张力为依据。

(3)麻痹性睑外翻矫正:适用于因面神经麻痹导致的眼轮匝肌松弛外翻。手术方法有外眦部睑缘缝合术与阔筋膜悬吊术(或联合睑板轮匝肌缩短)。

(4)先天性睑外翻:出生后4天内做睑缘缝合使睑裂暂时关闭。若外翻过久,需做眼睑横径全层缩短术,在近外眦部与睑缘垂直做切口,切除楔形眼睑促其复位。

(七)术后处理

1.一般处理

术后适当加压包扎(不要压迫带蒂皮瓣的蒂),使用抗生素3～5天,6～8天拆除缝线。行皮片移植者术后7天首次换药,术后10天拆除皮肤上睑缘缝线,眼部继续用弹力绷带压迫3～4周,应注意皮片有无存活,防止皮片下形成血肿或继发感染。取皮区创面一般在术后10天首次换药,创面于术后2周修复,睑缘缝合可于3～6个月剪开。

2.并发症处理

(1)出血与感染:多与术中止血不彻底或未严格无菌操作有关。预防与处理:严格无菌操作,术中注意止血,一旦发现感染应给予抗生素治疗。

(2)睑缘缝合裂开:多因睑缘缝合缺陷或切开过早所致。处理:发现裂开应重新缝合,以巩固疗效。

(3)睑外翻复发:由于瘢痕清除不够,皮瓣偏小,内眦和外眦瘢痕条索未清除或因设计缺陷未做睑缘缝合所致。处理:手术后半年再手术。

(4)眼睑闭合不全:实为矫正不足,明显眼睑闭合不全可再次手术。

四、上睑下垂

(一)病因

上睑下垂是由于提上睑肌或Muller肌功能不全或丧失,以致上睑不能提起或提起不全,而使上睑呈下垂的异常状态,遮盖部分或全部瞳孔,可能引起视力障碍。

(二)发病率

发病率各家报道不一,Berke在200例连续病例中发现88%是先天性的。Beard报道62%为先天性。Fox报道90%为先天性。Mayo医院150例连续病例中75例为先天性。总之,先天性上睑下垂占有较大比例。

（三）分类

上睑下垂从不同角度有多种分类方法,无论何种分类各有优缺点。

根据病因分类比较系统地对上睑下垂的特征、发病机制进行论述和分析,有助于对此病的全面认识、诊断和治疗。以下是综合的分类方法。

1.先天性上睑下垂

(1)单纯性上睑下垂:是提上睑肌发育异常而致其功能减弱,甚至丧失,不伴有眼外肌功能障碍以及眼睑或其他部位畸形的上睑下垂。临床所见大部分先天性上睑下垂属于此类。

(2)上睑下垂伴有上直肌部分麻痹:文献报道有 5%～6%提上睑肌发育不良伴有上直肌功能下降,这是因为提上睑肌和上直肌在胚胎时来自同一种胚叶胚芽,个别患者还伴有下斜肌麻痹。

(3)上睑下垂伴腱膜分离。

(4)上睑下垂综合征:除上睑下垂外还伴有小睑裂、倒向型内眦赘皮、内眦间距增宽(Kohn-Romamo 综合征),也有人称为小睑裂综合征或 Komoto 四联症,还见有小眼球、睑缺损、多指(趾)、并指(趾)等。

(5)协同性上睑下垂

①下颌瞬目综合征(Macus-Gunn 综合征):静止时一侧眼睑下垂,当咀嚼、张口或下颌朝向对侧移动时,下垂的上睑突然上提,甚至超过对侧高度。以往认为其原因可能是由于三叉神经核的翼外神经部分与提上睑肌的神经核区间存在异常联系,或三叉神经与动眼神经之间发生运动支的异常联系,但现在认为是中枢性的。

②Duane 综合征:又称眼球后退综合征,是一种累及水平眼外肌的疾患,内转时,眼球向眶内轻度退缩,睑裂随之缩小;外转时睑裂恢复正常或轻度开大。睑裂缩小是由于眼球后退眼睑失去支撑所致。

③动眼神经错位再生性上睑下垂:眼球和眼睑运动随着注视方向改变存在着分离关系。典型病例是在原位注视时有 1～3mm 上睑下垂,向某方向注视时下垂更为明显,而向另一方向注视时(多为内转),上睑下垂可消失。

2.后天性上睑下垂

(1)神经源性

①动眼神经麻痹:因动眼神经麻痹所致。多为单眼。常合并动眼神经支配的其他眼外肌或眼内肌麻痹,可出现复视、瞳孔异常。其病变的性质可以是发育异常,也可以是外伤、肿瘤、炎症、血管病变以及内分泌或代谢性疾病如糖尿病等。

②后天获得性 Horner 综合征:为交感神经麻痹的部分症状,多见颈部手术、外伤与甲状腺疾病患者。因 Muller 肌的功能障碍,上睑轻度下垂,下睑略高形成小睑裂,眶内平滑肌麻痹,眼球后陷,因瞳孔开大肌麻痹,合并瞳孔缩小、颜面无汗、皮肤潮红、温度升高称为 Horner综合征。

③偏头痛性上睑下垂:在偏头痛发作时或发作后出现轻度的肢体瘫痪或眼肌麻痹上睑下垂,头痛缓解后,可持续一段时间。

④多发性硬化症:为中枢神经系统原发性脱髓鞘疾病。少数患者可有动眼神经、外展神经

麻痹,而致上睑下垂、眼肌麻痹等症状出现。

(2)肌源性

①慢性进行性眼外肌麻痹:为少见的累及提上睑肌和眼外肌功能的进行性疾患。其特征为双上睑下垂和双眼向各方向运动受限。病因不明。一般 30 岁以前发病,先有上睑下垂,以后眼球运动逐渐障碍,尤以上转肌受累明显。

②重症肌无力:较常见,可以是单侧或双侧,伴有或不伴有眼外肌运动障碍。上睑下垂有典型的"昼轻夜重"和"疲劳"现象,新斯的明或 Tensiiori 试验可作鉴别。

③肌强直综合征:多有家族史,全身横纹肌受累,提上睑肌、眼外肌偶可受累,而致上睑下垂,眼外肌麻痹。

④进行性肌营养不良症:是一种由遗传因素引起的慢行进行性疾病,临床可分为 5 型。眼外肌型较少见,呈进行性双眼睑下垂和眼外肌麻痹。

(3)腱膜性上睑下垂:各种原因引起的提上睑肌腱膜的损伤而造成的上睑下垂,统称为腱膜性上睑下垂,是临床上较为多见的一种上睑下垂,常见原因有外伤、退行性变、机械性(肿瘤)眼睑松弛症、长期戴接触镜、医源性(重睑术后等)、甲亢、过敏致慢性水肿等。

3.假性上睑下垂

外观显示上睑呈下垂状态,但客观检查提示提上睑肌功能正常,上睑的真实位置也正常,常见于以下几种情况:

(1)上睑皮肤松弛:上睑皮肤松垂,重者可遮挡瞳孔影响视力,但提上睑肌肌力正常。通过去除多余皮肤可使外观改善。

(2)上睑缺乏支撑:在小眼球、眼球萎缩、眼球内陷、眼球摘除情况下,由于眼睑后面失去支撑力量,致使眼睑塌陷,睑缘低于正常。

(3)特发性眼睑痉挛:由于眼轮匝肌痉挛,使睑裂变小显示睑下垂外观,长期眼睑痉挛可引起腱膜性上睑下垂。

(4)眼位异常:有上斜视的患者,眼球上转瞳孔可被上睑遮挡,易被认为存在上睑下垂,应对照健眼,并检查提上睑肌肌力鉴别。

(5)保护性上睑下垂:光亮度改变致反射性半闭睑裂,或在风尘吹拂中半闭睑裂,或儿童为避免复视而强烈收缩眼轮匝肌等,均系保护性闭眼的假性上睑下垂。

(四)症状

(1)睑裂变窄。压迫眉弓阻断额肌作用,上睑部分或完全不能上举。因要皱缩额肌借以提高眉部使睑裂开大,因此常呈现耸眉皱额现象,额部皱纹明显。单眼或双眼发生,如为双眼患者,常需抬头仰视。先天性上睑下垂常合并其他先天异常如内眦赘皮、斜视、小睑裂及眼球震颤等。

(2)动眼神经麻痹者因可伴有其他动眼神经支配的眼外肌麻痹,产生复视。

(3)肌源性上睑下垂休息后症状好转,连续瞬目立即加重,一般早晨轻、下午重。甲基硫酸新斯的明 0.3～0.5g 皮下或肌内注射后,15～30 分钟症状明显减轻或缓解。

(五)治疗

(1)先天性上睑下垂不伴有上直肌麻痹者(闭眼后眼球上转,即 Bell 现象)需手术治疗。

①一般情况,以 2 岁后手术为宜,年龄过小患儿不合作,眼轮匝肌收缩力量过强,手术不易

获得满意效果。

②严重的上睑下垂在麻醉安全的情况下,可提早在 1 岁左右手术,以避免头向后仰伸、脊柱后弯等畸形产生。

③如不伴有斜视、屈光不正、屈光参差,由于向下注视不会受下垂的上睑干扰,很少产生弱视,所以对单侧或双侧不严重(上睑未遮盖瞳孔)的上睑下垂,考虑在学龄前手术或能在局麻下完成时手术,效果会更好。

④伴有眼外肌麻痹的要考虑术后是否会发生复视,应先矫正斜视再矫正上睑下垂。

⑤其他如 Macus-Gunn 综合征,大部分患者随着年龄增长,症状逐渐减轻或消失,至青春期后仍明显者才考虑手术治疗。小睑裂综合征最好分期手术,首先做内外眦成形术,半年后再行上睑下垂矫正。

(2)神经麻痹者应根据原因治疗,加用神经营养药物如维生素 B_1、B_{12} 及 ATP(三磷酸腺苷)等肌内注射。如无效病情稳定后再考虑手术。

(3)重症肌无力所致上睑下垂,药物治疗效果不佳,上睑下垂较为固定,1 年后可考虑手术。

(4)外伤性上睑下垂一般在创伤愈后 1 年,提上睑肌功能恢复已经处于稳定水平以及局部瘢痕软化后手术。如确定系提上睑肌撕裂或断离,可立即手术修复。

(5)腱膜性、机械性等在治疗原发病的基础上,根据具体情况手术治疗。

(六)手术方式的选择

任何一种矫正上睑下垂的手术方式都不可能适合所有上睑下垂病例。因此,在认真做好术前检查、掌握好手术时机的基础上,更重要的是选择一种最适合患者的手术方式。手术方式的选择主要根据患者的提上睑肌肌力,参考下垂量来决定。

(1)提上睑肌肌力<4mm 时,应选择利用额肌力量的手术。目前最常采用额肌瓣悬吊和阔筋膜悬吊术。

(2)提上睑肌肌力 4~9mm 时,应选择提上睑肌缩短术。

(3)提上睑肌肌力≥10mm 时,既可做提上睑肌缩短术也可做提上睑肌折叠术,如下垂量≤2mm 者,还可以选择做睑板-结膜-Muller 肌切除术、睑板-腱膜切除术或结膜 Muller 肌切除术。

(4)腱膜性上睑下垂,应首选提上睑肌腱膜分离修复术,或提上睑肌折叠术等。

五、眼睑闭合不全

(一)病因

眼睑闭合不全又称兔眼,是指睡眠或企图闭眼时,部分角膜、结膜不能被眼睑覆盖而暴露在外。

常见原因有:

(1)面神经麻痹而致眼轮匝肌麻痹。

(2)睑外翻、眼睑皮肤瘢痕、先天性眼睑缺损。

（3）严重眼球突出如眶内肿物、甲亢、牛眼、角膜葡萄肿等。

（4）重症昏迷患者及全身麻醉时睑裂不能完全闭合。

有的正常人睡眠时，睑裂不能完全闭合，暴露出下方的球结膜，称为生理性兔眼症，无临床意义。

（二）症状

（1）轻者闭眼时留有窄的裂隙，能闭合眼睑，或睡眠时暴露下方眼球，Bell 现象阳性，角膜一般不致受累。

（2）重者暴露的球结膜充血、干燥、睡眠时眼睑不能闭合，角膜因而干燥、混浊，发生暴露性角膜炎，继发感染角膜溃疡、甚至角膜穿孔。

（三）治疗

（1）首先保护好眼球，涂以大量的油膏或戴亲水角膜镜。

（2）按原因治疗。重症者可作睑缘缝合术。

（3）皮肤瘢痕所致者应切除瘢痕组织进行植皮术或眼睑再造术。

六、睑痉挛

（一）病因

睑痉挛属于原发性肌张力障碍，病因不明，指眼轮匝肌的痉挛性收缩，它以眼睑间歇性或持续性不随意紧闭为特征。多发生于中、老年人，为眼科常见的疾病之一。

（二）临床分类

（1）眼病性睑痉挛。

（2）特发性眼睑痉挛。

（3）脑炎后眼睑痉挛。

（4）反射性眼睑痉挛。

（5）周围面神经刺激性损害。

（三）症状

（1）轻者眨眼次数增多，眼轮匝肌阵发性、不自主的、频繁的小抽搐，不影响睁眼。

（2）重症者抽搐明显，持续性眼睑闭合，以致睁眼困难，影响视物。隐匿起病，在精神紧张、情绪不佳时病情加重。

（四）治疗

（1）轻者采用地西泮、卡马西平、苯妥英钠等药物，以及中药针灸、理疗，效果尚不明确。

（2）重症者可用肉毒杆菌毒素 A 小剂量在眼轮匝肌肌肉内注射，或手术治疗。

方法：取肉毒杆菌毒素 A 注射于上、下眼睑内、外侧及外眦部眼轮匝肌内，以及眉头、眉梢分 7 个点注射，每个点注射 0.1mL，含（2.5～5）U（单位），注射后短期内（2～7 天）痉挛迅速缓解见效，总体疗效持续 4 个月（3～6 个月）复发者需重复注射，但注射不能过于频繁，最多 3 个月使用一次，而且重复使用时采取低剂量。

（五）作用机制

肉毒杆菌毒素 A 为厌氧梭形芽孢杆菌属,是神经毒素,有抑制周围运动神经末梢神经肌肉连接点释放乙酰胆碱的作用,而起到肌肉松弛性麻痹。但其会被机体逐渐代谢,作用逐渐减弱以至消失。

（六）不良反应

上睑下垂、复视、干眼症、暴露性角膜炎、瞬目减少、畏光、溢泪等,在注射后 1～6 周渐消退。

七、眼睑退缩

眼睑退缩是指原位注视时,上睑缘或下睑缘超过正常位置,致使上方角膜缘或巩膜暴露。

正常人原位注视时,上睑覆盖上方角膜 1.5～2mm,如果上睑缘位置在这上方,为上睑退缩,正常人下睑缘中央位置与角膜缘处于同一水平或略低,如果下睑缘超过下方角膜缘致使下方巩膜暴露,则为下睑退缩。

（一）症状及病因

（1）多见于上睑,也可上下睑合并出现,眼睑退缩必须与其他眼睑病变如瘢痕性睑外翻所致的眼睑闭合不全、巩膜暴露相鉴别。

（2）常见于甲状腺功能亢进或眼型 Graves 病,为甲状腺相关眼病最常见也是最早出现的体征;累及结膜、Muller 肌以及提上睑肌的瘢痕性病变、眼睑或结膜手术后所致的瘢痕牵引、先天性提上睑肌和上直肌纤维化、面神经麻痹都可以出现眼睑退缩。

（二）治疗

上睑退缩的矫正手术繁多,但手术基本原则是将提上睑肌延长,甲亢所致的眼睑退缩,如果有指征需做眶减压术或眼外肌手术者,应在眶减压手术后再做眼睑退缩矫正术。

第四节　眼睑肿瘤

一、睑黄色瘤

（一）概述

本病是很常见的眼睑良性肿物,多发生于中、老年人中,女性多于男性。部分患者合并遗传性高脂血症、糖尿病和其他继发性血脂过高,但多数患者的血脂是正常的。

（二）临床表现

（1）病变位于上睑近内眦角皮肤面,有时下睑也有。常为双侧。

（2）为黄色扁平状肿物,表面有皱褶。

（3）病理检查可见眼睑真皮内有含脂细胞聚集。

（三）诊断

根据上睑内眦上方黄色扁平状肿物，可以诊断。

（四）鉴别诊断

无特殊疾病与其鉴别。

（五）治疗

(1)为美容，可进行全厚皮肤和肿物切除，如果切除范围大，应植皮。

(2)冷冻治疗，但有复发可能。

(3)激光光凝治疗，也有复发倾向。

二、眼睑传染性软疣

（一）概述

本病是由痘病毒感染所致的传染性眼睑疾病，通过直接接触或污染物传染，好发于青少年和儿童，可呈暴发流行。

（二）临床表现

(1)眼睑或睑缘皮肤上一个或数个灰色或白色小的扁平状柔软结节。

(2)结节中央轻度凹陷，呈脐状。部分可被睫毛遮挡。

(3)对结节加压可挤出一堆灰黄色皮脂样皮质。

(4)结节一般在 3～12 个月吸收。

(5)如果软疣长入结膜囊内，可伴发结膜炎、角膜炎。

（三）诊断

(1)根据睑缘和眼睑出现的小结节，可以诊断。

(2)病理学检查有助于确诊。

（四）鉴别诊断

眼睑色素痣：属良性肿瘤，是先天性扁平或隆起的病变，境界清楚，由痣细胞构成。可在幼年即有色素，或直到青春期或成人时才有色素。

（五）治疗

(1)激光光凝治疗，但有可能出现皮肤脱色素。

(2)烧灼病变区。

三、眼睑鳞状细胞乳头瘤

（一）概述

本病是常见的眼睑良性肿瘤。

（二）临床表现

(1)发生于眼睑皮肤，好发于睑缘。

(2)为圆形隆起的小肿物，常有蒂。

(3)肿物表面可有色素。

（4）表面常有角化蛋白痂。

（5）生长缓慢或静止。

（6）依据病理检查可分为两种类型：①鳞状细胞型；②基底细胞型（皮脂溢性角化）。

（三）诊断

根据眼睑肿物的形态，可以诊断。

（四）鉴别诊断

眼睑色素痣：因为眼睑鳞状细胞乳头瘤表面有色素，应与色素痣鉴别。后者属良性肿瘤，是先天性扁平或隆起的病变，境界清楚，由痣细胞构成。

（五）治疗

手术切除，但过多切除可造成睑缘瘢痕。

四、眼睑皮样囊肿

（一）概述

本病为比较常见的眼睑良性肿瘤，因先天性发育异常引起。

（二）临床表现

（1）为发生于眼睑及内外眦部的囊样肿块。多发于眼睑颞上方，邻近眶缘处。

（2）为圆形囊状隆起，大小不一，质软。

（3）部分病例伴有眶缘缺损，甚或与颅内相通。

（4）一般不与周围组织粘连，但可与骨膜黏附在一起。

（5）囊肿缓慢生长，少数自行破裂，导致炎症和肉芽肿形成。

（三）诊断

（1）根据自幼发生于眼睑的囊性肿物，可以诊断。

（2）病理学检查可显示囊壁有皮脂腺，囊腔内有角蛋白和毛发，有助于诊断。

（四）鉴别诊断

睑板腺囊肿：为睑板腺排出口阻塞，腺体分泌物潴留在睑板内，对周围组织产生慢性刺激而引起的特发性无菌性慢性肉芽肿性炎症，不属于先天性病变。

（五）治疗

（1）肿物较小时应随诊观察。

（2）手术切除。术中应注意囊肿与颅内的关系，避免发生意外。

五、眼睑血管瘤

（一）概述

血管瘤是眼睑常见的良性肿瘤，为先天性血管组织发育畸形而引起。分为：①毛细血管瘤，系毛细血管内皮细胞增生所致，属先天性。②火焰痣，又称葡萄酒色痣，因先天性毛细血管壁薄弱、扩张而形成。肿物由扩张的窦状血管组成，出生时就已存在。③海绵状血管瘤，为发育性病变，其周围有纤维血管膜包绕，病变多在真皮深层或皮下组织内，由不规则的血管窦组成。

(二)临床表现

1.毛细血管瘤

(1)出生时或生后2~6周出现,生长较快。1岁后生长变慢,逐渐停止生长。有时可于1~5岁中完全消失。

(2)毛细血管瘤接近皮肤表面时为淡红色,因此又称"草莓痣";病变位于深层时呈蓝紫色,可向眶内蔓延。

(3)如果肿瘤大,压迫眼球,造成散光性弱视。

2.火焰痣

(1)出生时即有,静止不变。

(2)呈紫色扁平斑状肿物,边缘不规则,不像毛细血管瘤那样明显生长和退缩。常与Sturge-Weber综合征有联系。

3.海绵状血管瘤

(1)患者年龄较大,多在10岁左右发生。

(2)眼睑结节状淡紫色肿块,柔软,略具弹性,压之可消失,哭时迅速增大,颜色加深,有搏动感。

(三)诊断

根据发生眼睑肿物的年龄、肿物的颜色和形态,可以诊断。

(四)鉴别诊断

根据发生血管瘤的年龄、病变的颜色和形态,可对3种眼睑血管瘤做出鉴别诊断。

(五)治疗

(1)由于血管瘤为良性肿瘤,一般不需急于治疗。

(2)毛细血管瘤有自行退缩的趋向,因此可观察一段时间,到5岁后治疗。如果因肿瘤引起眼睑不能睁开,阻挡瞳孔,则不能等待,以免造成弱视。首选治疗方法是向血管瘤内注射长效糖皮质激素。治疗时注意不要将药液注入全身血循环。如果治疗失败,可改用冷冻或注射硬化剂,可采用手术切除肿物,但因肿物无包膜,手术有一定困难。

(3)对于火焰痣,如为美容可考虑激光或手术切除,常需植皮。如行冷冻治疗,则常有瘢痕。

(4)对于海绵状血管瘤,可行放射治疗或手术切除。

六、眼睑基底细胞癌

(一)概述

本病为我国最常见的眼睑恶性肿瘤,约占眼睑恶性肿瘤95%。多见于中老年人。好发于下睑近内眦部。

(二)临床表现

(1)初起时为小结节,表面可见小的毛细血管扩张。

(2)富含色素。

(3)隆起较高,质地坚硬。

(4)生长缓慢,患者无疼痛感。

(5)病程稍久的肿瘤中央部出现溃疡,其边缘潜行,形状如火山口,并逐渐向周围组织侵蚀,引起广泛破坏。

(6)罕有转移。如发生转移,最常转移至肺、骨、淋巴结、肝、脾和肾上腺。

(三)诊断

(1)根据老年人眼睑无痛性结节,可以诊断。

(2)病理学检查有助于确诊。

(四)鉴别诊断

1.眼睑色素痣

属良性肿瘤,是先天性扁平或隆起的病变,境界清楚,由痣细胞构成。

2.眼睑黑色素瘤

本病恶性程度高,来源于原先存在的交界痣、复合痣,也可自行发生。可为扁平斑状改变,边界不规则,有不同程度的色素沉着,或发展为结节。

(五)治疗

(1)此肿瘤对放射治疗敏感,因此应早期切除后再行放射治疗。

(2)肿瘤应彻底切除,手术切除范围应足够大,最好应用冰冻切片检查切除标本的边缘。

(3)光化学治疗:静脉注射光敏剂血卟啉衍生物,再进行激光照射。

(4)冷冻治疗:对于有凝血功能障碍者,或患者不同意,或全身情况不允许手术,肿瘤位于内眦部时,可行冷冻治疗。

七、眼睑鳞状细胞癌

(一)概述

本病是发生眼睑的恶性眼睑肿物,发病率低于基底细胞癌。好发于老年人,常见于睑缘皮肤与结膜交界处,上睑及外眦部易受累。鳞状细胞癌可以自发,也可发生于原先存在的病变,如上皮内癌、光射性角化病和放射治疗后。

(二)临床表现

(1)眼睑无痛性结节,生长缓慢。

(2)开始是过度角化的结节,以后出现溃疡。溃疡有一外翻的不规则边缘,坚实隆起。

(3)肿瘤可渐向邻近组织蔓延,后期可通过淋巴系统转移,最后破坏眼球。

(4)全身转移少见。患者可因颅内蔓延、继发感染、贫血、衰竭、恶病质而死亡。

(三)诊断

(1)根据老年患者、眼睑出现结节,并有溃疡等特点,可以诊断。

(2)病理学检查有助于确诊。

(四)鉴别诊断

1.假性上皮瘤增生症

可发生于眼睑任何部位。可因一些真菌感染、虫咬、药物或烧伤所致,呈现慢性炎性过程。

表面隆起不规则,可有溃疡或痂皮,好似鳞状细胞癌或基底细胞癌。组织病理学特征:真皮内有不连接的鳞状细胞岛侵入。细胞显示有丝分裂,但无角化不良。核深染或不典型有丝分裂。在鳞状增生间常有白细胞浸润。炎性浸润可围绕鳞状细胞或在其下,但炎性细胞几乎不直接浸润癌细胞。

2.眼睑基底细胞癌

好发于下睑近内眦部。初起时为小结节,富含色素。隆起较高,质地坚硬。生长缓慢,患者无疼痛感。病程稍久肿瘤中央部出现溃疡,其边缘潜行,并逐渐向周围组织侵蚀。组织病理学检查可以鉴别。

3.眼睑皮脂腺癌

多发于中老年妇女,好发于上睑。最常见起源于睑板腺和睫毛的皮脂腺。肿瘤初起时为眼睑皮下小结节,与睑板腺囊肿相似。以后逐渐增大,睑板弥散性斑块状增厚。相应的睑结膜呈黄色隆起。

(五)治疗

(1)广泛局部切除。

(2)发现有眶内侵犯时应行眶内容摘除术,但是预后差。

(3)放疗不敏感。

八、眼睑皮脂腺癌

(一)概述

本病占我国眼睑恶性肿瘤的第2位。多发于中老年妇女,好发于上睑。最常见起源于睑板腺和睫毛的皮脂腺。

(二)临床表现

(1)如起源于睑板腺,肿瘤初起时为眼睑皮下小结节,与睑板腺囊肿相似。以后逐渐增大,睑板弥散性斑块状增厚。相应的睑结膜呈黄色隆起。

(2)如起自皮脂腺,则在睑缘呈黄色小结节。

(3)表面皮肤正常。当肿块逐渐增大后,可形成溃疡或呈菜花状。

(4)可向眶内扩展,侵入淋巴管,并发生肝、肺、纵隔等全身转移。

(三)诊断

(1)根据中老年人睑缘类似睑板腺囊肿的硬结,或睑板腺囊肿手术后多次复发的病变,可以诊断。

(2)组织病理学检查有助于确诊。

(四)鉴别诊断

睑板腺囊肿:是睑板腺排出口阻塞,腺体分泌物潴留在睑板内,对周围组织产生慢性刺激而引起的特发性无菌性慢性肉芽肿性炎症。眼睑皮脂腺癌与其相似,但前者病变多近睑缘,结膜面不像睑板腺囊肿那样光滑。切开时组织硬,不见囊肿内容物流出。对于老年人复发性睑板腺囊肿,都应将切除的组织送病理学检查。

（五）治疗

（1）彻底切除肿瘤，进行病理检查，确定边缘有无肿瘤。

（2）对放射治疗和化疗均不敏感。

九、眼睑黑素细胞性肿瘤

（一）良性黑素细胞性肿瘤

眼睑良性黑素细胞性肿瘤也称为痣，是眼睑先天性扁平或隆起的病变，境界清楚，由痣细胞构成。根据痣细胞所在位置分为皮内痣、交界痣、复合痣、蓝痣及太田痣等。

1.皮内痣

皮内痣是最常见的痣，起源于真皮，多数为良性而不发生恶变。

（1）临床表现：乳头状或息肉状，少有色素，有色素者则为棕色或黑色，表面可有毛发。

（2）组织病理学表现：痣细胞位于真皮内，细胞由浅渐向真皮内深入，其核渐变小呈梭形。

（3）治疗：手术切除。

2.交界痣

起源于表皮深层和真皮的交界部位，可发展成恶性肿瘤。

（1）临床表现：扁平，边界清楚，一致性棕色病变。

（2）组织病理学表现：痣细胞位于表皮和真皮交界部位，细胞核呈多形性。

（3）治疗：如影响美观可手术切除。

3.复合痣

复合痣具有交界痣和皮内痣的特点。

（1）临床表现：略高起、棕色色素性肿瘤。

（2）组织病理学表现：痣细胞位于交界地带及真皮内，近表皮细胞较大，呈圆形，色浅。

眼睑分裂痣又称为"对吻痣"，发生于上下睑缘对应部位的皮肤黑色素病变，组织学属于复合痣。

（3）治疗：如影响美观可考虑手术治疗。

4.蓝痣

蓝痣起源于真皮色素细胞层。表现为扁平状，呈蓝色或灰色。组织病理学表现为痣细胞位置较深，位于真皮层内，细胞呈细长梭形。

5.太田痣

太田痣又称为先天性眼皮肤黑素细胞增多症，常为单侧，偶见于双侧者，为出生后即有或出生后1年内出现。表现为围绕眼睑、眼眶和眉部皮肤的一种蓝痣。

（二）眼睑恶性黑素细胞瘤

眼睑恶性黑素瘤是非常少见的肿瘤，占眼睑皮肤恶性肿瘤不到1%，占所有皮肤黑色素1%，以及头颈区皮肤恶性黑色素瘤7%。许多眼睑原发性黑素瘤累及眼睑和球结膜的表面。

1.前期病变

常起源于体积逐渐增大的长期静止的色素性病变。多发生于成年人和老年患者，发病高峰见于 60 岁和 70 岁的人群。报道的病例多数是白种人。日光照射(紫外线辐射)可能促使了眼睑黑色素的发病。

2.临床特征

眼睑皮肤黑色素瘤常起自下睑并侵犯睑缘。迅速生长、溃疡、出血、不规则的边缘,以及夹杂棕、红、白、绿或深黑色斑驳阴影者,均应怀疑黑色素瘤。

恶性黑素瘤需与黑痣鉴别,黑痣表面光滑,色素浓,质软,有的有毛;而黑素瘤表面粗糙,色素不等,质硬,表面有裂隙,形成溃疡、出血,淋巴结或内脏转移。

因本病为高度恶性,一经确诊应立即治疗。对放射治疗不敏感,故应手术切除,切除范围要大,距病变区需 3cm,如有睑及球结膜受累应作眶内容剜除术,如有淋巴结转移,应进行清扫。预后不良。

第五节　眼睑先天异常

一、内眦赘皮

内眦赘皮是指发生在内眦部的一种纵向弧形的皮肤皱褶,又称内眦皱褶。常见于 3～6 个月的婴儿,多见于东方人。目前多认为内眦赘皮与遗传、颅骨和鼻骨发育不良有关。常见内眦赘皮有 2 型,Ⅰ型由上睑向下延伸;Ⅱ型为倒向性,由下睑向上伸展。据统计,内眦赘皮群体发生率为 47.8%,10 岁以下儿童发生率最高达 79.5%。

(一)病史

1.发病年龄

先天发病者出生后即可发现,后天发病者可见于任何年龄。

2.发病程度

严重者遮盖内侧眼球部分,呈"对眼"外观,影响鼻侧视野,妨碍视功能。

3.发病诱因

先天发病者为常染色体显性遗传;后天发病者与外伤、烧伤及眦部手术有关。

4.伴随症状

常合并上睑下垂、睑裂缩小、内斜视及眼球运动障碍。

(二)体格检查

1.内眦赘皮的部位及走行

仔细观察内眦赘皮的起始与终止部位,注意其走行方向。

2.内眦相邻组织

检查有无鼻骨发育不良,有无睑裂狭小、上睑下垂及小眼球等其他先天异常。

(三)诊断

(1)多见于儿童,常为双眼。

（2）赘皮多位于上睑内上方，遮盖部分或全部内眦，同时患者鼻梁比较扁平。

（3）赘皮在下睑者常引起倒睫。

（4）由于双侧内眦赘皮遮盖内侧部分眼球，可造成内斜假象。

（四）临床类型

1.先天性内眦赘皮

多呈双侧性，常伴有眼部其他先天异常。如睑裂狭小、上睑下垂、小眼球等。

（1）眉型：皱襞起自眉部，向下延伸至泪囊区皮肤。

（2）睑型：起自上睑，经内眦至下睑。

（3）睑板型：起自上睑皱襞，在内眦部消失。

（4）倒向型：起自下睑，经内眦向上延伸至上睑。倒向型内眦赘皮常为 Komoto 综合征（内眦赘皮、上睑下垂、睑裂狭小、小眼球）的一部分。

除倒向型内眦赘皮外，其他类型的内眦赘皮随着年龄增长至成人时可减轻甚至消失。

2.后天性内眦赘皮

因外伤、烧伤及眦部手术后瘢痕收缩，内眦部皮肤牵拉、紧张而形成。其形态多不规则，单侧者多见，常伴有邻近组织损伤与畸形，如睑球粘连、泪道损伤等。

（五）鉴别诊断

内眦赘皮主要应与内斜视相鉴别。内眦赘皮两眼内眦间距增宽，有时易被误认为内斜视，可用交替遮盖试验鉴别。

（六）治疗原则

（1）轻者不需治疗，随着颅骨及鼻骨的发育，可自行缓解。

（2）如合并其他先天异常者应酌情手术矫正。

（七）治疗方案

1.手术时机

（1）内眦赘皮在婴幼儿及儿童时期多见，随着年龄增长，鼻骨及面部结构的发育，内眦赘皮可自行减轻或消失。此期一般不主张手术治疗。

（2）随着年龄增长，面部发育稳定后可根据内眦赘皮的程度和患者要求决定是否手术治疗。对于赘皮程度轻、未伴有其他眼部畸形、对容貌美观影响不明显者不必手术。若赘皮明显、影响美观，即便手术也应推迟到 18 岁后进行。

（3）合并有睑裂狭小、上睑下垂或倒向型内眦赘皮，多不随年龄增长而消失，主张尽早手术。最早可在 2～3 岁分期或联合手术。

（4）Komoto 综合征：应尽早手术，手术顺序为首先矫正上睑下垂，其次矫正内眦赘皮、睑裂狭小等畸形。

（5）继发性内眦赘皮的手术矫正应在外伤或炎症治愈 6～12 个月，待瘢痕成熟后方可手术矫正。若合并眼睑内、外翻，眼睑部分缺损、泪囊炎者需尽早修复治疗，以防产生并发症，影响视功能。

2.手术方法

内眦赘皮是因眦部的皮肤垂直向张力过大所致。其矫正方法较多，临床应根据赘皮类型、轻重程度及解剖学成因选择手术方式。

(1)单纯内眦赘皮部皮肤切除术("L"形皮肤切除术):适用于赘皮窄、短及范围不大的轻、中度内眦赘皮。该术式简单易行,但常可致继发性赘皮,目前多不主张采用。

(2)局部皮瓣移位(Stallard"Z"成形术或 Spaech 双"Z"成形术):主要是利用赘皮本身水平方向的一些相对过剩的皮肤补偿垂直方向的不足,缓解、解决赘皮垂直方向的皮肤张力,使皮肤重新分布而平复,达到矫正目的。该术式尽管效果可靠,但会留下切口瘢痕,影响外观。

(3)皮肤切除赘皮翻转术:适用于赘皮短、范围不大的单纯内眦赘皮。该术式主要解决了内眦赘皮的纵向张力,同时减少其横向松弛的皮肤。该术式简单,疗效可靠。缺点为仅适用于赘皮短、范围不大的单纯内眦赘皮,对伴有其他畸形者不适用。

(4)"Y"-"V"成形术:适用于严重的内眦赘皮。术中可联合内眦韧带缩短,也适用于伴有内眦远距的内眦赘皮。

(5)皮瓣转位术:采用各种类型的皮瓣转位,减轻和缓解垂直方向张力,达到矫正赘皮的目的。该术式效果多较理想,唯一不足是术后遗留局部瘢痕,患者可能不易接受。

(6)赘皮下轮匝肌切除皮肤深固定法:适用于睑板型、睑型、眉型内眦赘皮合并上睑下垂者。通过切除赘皮区域多余的轮匝肌并将皮肤固定于深层骨膜组织矫正内眦赘皮。

近年来,学者们不断探索各种改良方法和新方法,旨在简化操作、缩短手术时间和瘢痕愈合时间、减少复发,但是其长期效果有待进一步观察。

(八)术后处理

1.一般处理

(1)术后次日换药,常规抗生素预防感染,术后 5 天拆除皮肤缝线。

(2)术后手术部位常遗留皮肤瘢痕,术后早期可给予维生素 E 油液外用,并可做热敷、按摩与理疗。

2.并发症处理

(1)矫治不理想或内眦赘皮复发:多由术式选择不当、处理欠妥或缝线松脱所致。可于术后 3~6 个月重新矫治。

(2)误将内眦赘皮当成内斜视:术前应认真检查,交替遮盖试验可鉴别。

(3)局部瘢痕明显:术中操作粗暴、术式选择不当、缝线过粗、切口两缘张力过大或瘢痕体质所致。可行理疗、局部按摩与使用瘢痕软化类药物。对于瘢痕增生、明显有碍美观者,可在 6 个月后进行手术切除。

二、双行睫

(一)概述

双行睫为正常睫毛根部后方相当于睑板腺开口处生长另一排多余的睫毛,也称副睫毛。为先天性睫毛发育异常,可能为显性遗传。

(二)临床表现

(1)副睫毛少则 3~5 根,多则 20 余根。

（2）常见于双眼上下睑，但也有只发生于双眼下睑或单眼者。

（3）一般副睫毛短小细软，且色素少，但也有与正常睫毛相同者。

（4）如果副睫毛细软，对角膜的刺激并不重。如果副睫毛较粗硬，常引起角膜刺激症状，裂隙灯检查可发现角膜下半部荧光素着染。

（5）副睫毛排列规则，直立或向后倾斜。

（三）诊断

根据临床表现可做出诊断。

（四）鉴别诊断

1.内翻倒睫

指眼睑，特别是睑缘向眼球方向卷曲的位置异常。因此睑内翻和倒睫常同时存在。

2.倒睫和乱睫

倒睫指睫毛向后生长，乱睫是指睫毛不规则生长。两者都致睫毛触及眼球的不正常状况。

（五）治疗

（1）如副睫毛少和细软，触及角膜不多，刺激症状不重者，可常涂用眼膏或戴软角膜接触镜以保护角膜。

（2）如副睫毛多且硬，可电解其毛囊后拔除，或切开睑缘间部加以分离，暴露副睫毛毛囊后，在直视下逐一拔除，再将缘间部切口的前后唇对合复位。

三、先天性睑裂狭小综合征

（一）概述

本症的特征为睑裂狭小，是一种先天性异常，常为常染色体显性遗传，可能为胚胎3个月前后由于上颌突起发育抑制因子的增加与外鼻突起发育促进因子间平衡失调所致，因此本症还有两眼内眦间距扩大，下泪点外方偏位。

（二）临床表现

（1）睑裂左右径及上下径与正常相比明显变小。有的横径仅为13mm，上下径仅为1mm。

（2）同时有上睑下垂、逆向内眦赘皮、内眦距离过远、下睑外翻、鼻梁低平、上眶缘发育不良等一系列眼睑和颜面发育异常，面容十分特殊。

（3）偶有合并不同程度的智力缺陷或侏儒症。

（三）诊断

根据临床表现可做出诊断。

（四）鉴别诊断

1.上睑下垂

为提上睑肌和Müller平滑肌的功能不全或丧失，导致上睑部分或全部下垂。轻者影响外观。上睑下垂可以是先天性的或获得性的。它无先天性睑裂狭小综合征的特殊面容。

2.眼睑痉挛

为眼轮匝肌的痉挛性收缩，是一种不随意的不断重复的闭眼。睑裂也显得较小。但眼睑痉挛消失时睑裂可恢复正常。

（五）治疗

（1）睑裂过小或合并上睑下垂影响视功能者可分期进行整形手术,如外眦切开或外眦成形术、上睑下垂矫正术。

（2）合并小眼球者应做眼部全面检查,以尽可能地保护其视功能。

四、先天性眼睑缺损

（一）概述

本症为少见的先天发育异常,大多与遗传无关。怀孕妇女在孕期受X线照射及注射胆碱或萘,第一代发生眼睑缺损、先天性白内障及小眼球的可能性大。有的患者家族有血亲结婚史。

（二）临床表现

（1）多为单眼。发生于上睑者较多见。

（2）缺损部位以中央偏内侧者占绝大多数。

（3）缺损的形状多为三角形,基底位于睑缘。但也有呈梯形或横椭圆形者。

（4）眼睑缺损的大小很不一致,轻者仅为睑缘一小的切迹,严重者可累及大块组织而暴露角膜,引起暴露性角膜炎。

（5）常伴有眼部或全身其他先天异常,如睑球粘连、角膜混浊、白内障、小眼球、虹膜与脉络膜缺损、颌面部畸形、唇裂、腭裂、并指(趾)、智力低下等。

（三）诊断

根据临床表现可做出诊断。

（四）鉴别诊断

外伤或手术后眼睑缺损有外伤或手术史。

（五）治疗

手术修补可达到保护角膜或改善面容的目的。

第二章　泪器和结膜疾病

第一节　泪器病

一、先天性泪器异常

（一）概述

先天性泪器异常主要是指胚胎发育过程中胎儿受到某些因素影响，泪器发育异常和功能异常。先天性泪器异常主要包括先天性泪腺异常和先天性泪道异常，有些患者同时伴有隐眼畸形、先天性无结膜、上睑下垂、内眦赘皮等眼部异常和全身其他器官的先天异常。

（二）临床表现

1.泪腺缺如

出生后无眼泪、畏光、结膜干燥、角膜混浊等。病理检查见眼眶外上方穹隆部结膜上皮轻度向内生长，此处未分化为泪腺。

2.泪腺瘘管

常开口于上眼睑外上方，相当于睑板上缘处。周围皮肤长有一圈睫毛样毛发。瘘孔周围皮肤受瘘孔排出泪液的刺激而发生糜烂。如有继发感染可形成脓瘘。

3.泪腺囊肿

由于泪腺无导管开口于上穹隆，使眶外缘下可扪及波动性张力大的肿物，长期可引起眼睑肿胀，上睑下垂，眼球突出等。

4.泪点和泪小管缺如或闭锁

泪点很小或完全缺如，或被结膜上皮覆盖而只呈一个凹坑。多伴有溢泪。

5.多发泪点和泪小管

指正常泪点位置出现两个或两个以上泪点。这些泪点有的各通一个泪小管，有的共通一个泪小管，有的只是一个盲端。一般无症状。

6.泪囊和鼻泪管闭锁

在临床上较常见，阻塞多在下口，阻塞后流泪分泌物多形成黏液囊肿或有脓性分泌物形成新生儿泪囊炎。

7泪囊瘘

瘘孔位于内眦韧带偏下方处，有清黏液流出，有时也可保持干燥，冲洗泪道可发现有液体从瘘口溢出,偶可引起泪道狭窄或堵塞。

(三)诊断

(1)多为1岁以内的婴幼儿。

(2)有溢泪或无泪症状,有眼局部皮肤湿疹和继发感染,结膜干燥等。

(3)根据发现的泪腺或泪点异常的表现,可以诊断。

(四)鉴别诊断

1.后天的泪点、泪小管狭窄或阻塞等泪道疾病

在出生后并没有发现。

2.慢性泪囊炎、泪腺肿物等

根据发生时间可以鉴别。

(五)治疗

1.先天性无泪者

治疗原发病,同时对症治疗,如眼部滴用人工泪液,保持眼表面湿润。

2.泪腺瘘

将瘘管移植到结膜囊穹隆部,或将瘘管和与之相连的部分泪腺切除。

3.泪腺囊肿

可手术切除。

4.先天无泪点

单纯的泪点狭窄或闭锁可使用泪点扩张器将泪点穿通扩大,若无效则可做泪点切开成形手术或植入支撑管3~6个月;泪点外翻和异位可通过手术矫正。

5.先天无泪小管

可行结膜泪囊造口术。泪小管狭窄阻塞可在泪点扩大后使用泪道探针探通,植入支撑管3~6个月。

6.多个泪点和泪小管

无症状时可不治疗。

7.泪囊和鼻泪管闭锁

首先保守治疗,滴用抗生素滴眼液,每日4~5次,每日多次向下按摩泪囊区,冲洗泪道。无效者用较细的泪道探针探通。必要时行泪囊鼻腔吻合手术或植入泪道再通管治疗。

二、泪道阻塞

(一)概述

先天因素、创伤、烧伤、炎症粘连、异物、肿瘤或手术后瘢痕等均可造成泪道阻塞,可发生于泪点、泪小管、泪囊、鼻泪管等部位。

(二)临床表现

(1)流泪,由于流泪可造成内眦部皮肤潮红、粗糙,甚至出血糜烂。

(2)常伴有慢性结膜炎、湿疹性皮炎、下睑外翻。

（3）泪道冲洗不通或不畅，冲洗液反流，一般无泌物。

（4）泪道造影泪道完全不显影，或节段性显影，可发现堵塞部位。

（三）诊断

根据临床表现，及冲洗泪道的结果，可以明确诊断。

（四）鉴别诊断

1.泪小管炎

流泪，眼红，结膜囊多量分泌物，泪道冲洗多通畅，泪点充血，肿胀。轻压泪小管处，有黏液脓性分泌物或颗粒状分泌物自泪点溢出。

2.慢性泪囊炎

流泪，压迫泪囊区有较多黏液脓性分泌物自泪点溢出。

3.泪道肿物

可触及肿物。

4.泪道周围组织结膜睑缘等炎症

有炎症的表现。

（五）治疗

1.泪点阻塞

可用泪点扩张器反复扩大泪点。若无效可行泪点切开成形术。

2.泪小管阻塞

先滴用抗生素滴眼液后用泪道探针探通，开始时可用较细探针，以后逐渐使用粗的探针，直到泪小管通畅。亦可采用泪道激光探通术。必要时泪小管内留置塑料管支撑，保留3～6个月。

3.泪囊鼻泪管狭窄阻塞

在滴用抗生素滴眼液后用泪道探针探通，开始时可用较细探针，以后逐渐使用粗的探针，直到泪管通畅。或采用激光泪道疏通术治疗。如仍无效可再次激光治疗疏通，通畅后留置硅胶管3～6个月。

三、泪小管炎

（一）概述

主要是由于细菌、真菌或病毒从结膜囊下行或泪囊炎上行感染泪小管所致，可与泪囊炎同时存在。

（二）临床表现

（1）流泪、眼红，有分泌物，且拭之不尽，偶有血性分泌物，上睑或下睑鼻侧轻触痛。

（2）泪点发红、凸起，泪小管周围皮肤发红。可发生于上、下泪点，或上下均受累。

（3）压迫泪囊区，尤其是压迫泪小管区时，有黏液脓性分泌物或颗粒状结石从泪点溢出，可伴有出血。

（4）可发生局限于鼻侧的复发性结膜炎。

（5）用泪道探针探测泪点时有沙砾感。

（6）泪道冲洗可完全通畅,也可出现反流。

（7）泪道造影可发现泪小管扩张呈憩室状。

（三）诊断

根据病史和临床表现可以诊断。为确定致病菌需进行涂片或细菌培养。致病菌多为兼性厌氧菌,因此要增加厌氧菌培养的申请,否则可能导致阴性结果。

（四）鉴别诊断

1.急性泪囊炎

鼻侧泪囊区明显肿胀、触痛。疼痛和皮肤的肿胀比泪小管炎明显。

2.鼻泪管阻塞

溢泪明显,泪小管周围皮肤有轻度或没有红肿和触痛。

3.结膜炎

睑结膜有滤泡和乳头,有分泌物。无泪点隆起及分泌物溢出。

（五）治疗

（1）去除堵塞泪小管的结石。先在裂隙灯下试行挤压,促使结石从泪点排出。一般一次挤压不能将结石完全排出,需每隔1～2天挤压一次,直至完全没有结石排出。一旦没有结石和分泌物排出,泪点周围充血和肿胀情况立即好转。如要挤压无法彻底清除泪小管结石,则需行泪小管切开术。

（2）挤压泪小管或切开泪小管后,应用抗生素滴眼液冲洗泪道。

（3）涂片或细菌培养发现有细菌者,应用敏感的抗生素滴眼液滴眼,每日4～6次。如致病菌为真菌者,以1∶20000的制霉菌素滴眼,每日3次;或用相同浓度的药液每周冲洗泪小管数次。是单纯疱疹病毒时,可用阿昔洛韦滴眼液,每日4～6次,持续数周。

（4）热敷泪小管区,每日3次。

（5）如有大量脓液时,需进行泪小管切开治疗。

四、慢性泪囊炎

（一）概述

慢性泪囊炎为常见眼病,多见于成年和老人,女多于男,主要由鼻泪管狭窄或阻塞引起。开始时可由于鼻腔疾病致鼻黏膜水肿,影响到鼻泪管黏膜水肿而阻塞。泪囊内容物滞留,细菌繁殖引起炎症,黏膜更加充血水肿,形成一个恶性循环。此外,沙眼、外伤、结核和梅毒也可以引起。培养常有肺炎双球菌或葡萄球菌生长,是角膜外伤后引起严重的匐行性角膜溃疡和内眼手术后球内感染的重要原因。

（二）症状

临床表现主要是溢泪,严重时出现眼红、眼部多脓性分泌物。

（三）体征

一般外观正常,无红、肿或触痛,但压迫泪囊有黏液脓性分泌物溢出。可伴有结膜充血及眼睑皮肤湿疹样改变。部分患者出现泪囊区隆起,可触及囊性包块。

(四)辅助诊断

(1)实验室诊断分泌物培养。

(2)影像诊断泪囊造影(X线片或CT)。

(五)鉴别诊断

注意与泪小管炎相鉴别。

(六)治疗

治疗的目的,一是除去感染病灶;二是重建泪液引流的通道,如前述鼻泪管阻塞的治疗。滴抗生素液可以减少脓性分泌物,不能解除阻塞和滞留,只是作为手术前的准备。用盐水冲洗干净泪囊内脓液后,注入 $0.3\sim0.5mL$ 抗生素液,清除感染效果较好,但并不能根治。探扩鼻泪管,对于轻的膜性或纤维蛋白阻塞,可望治愈,但探通 $2\sim3$ 次无效者,应行泪囊鼻腔造口术。泪囊摘除术可以除去病灶,但却断了泪液引流通道,仍有溢泪症状,现多用于不能作鼻内引流手术者,如结核、肿瘤等。

五、急性泪囊炎

(一)概述

由于毒力强的细菌如链球菌或肺炎双球菌感染所致,多为慢性泪囊炎急性发作。也可以无溢泪史而突然发作。

(二)症状

泪囊区红、肿、热和疼痛。疼痛放射至额部及牙齿,局部压痛。肿胀蔓延至鼻根部,并沿下睑到本侧颊部。可有耳前淋巴结肿大,严重者肿痛加剧,皮肤似丹毒,全身不适,体温升高。

(三)体征

早期泪囊区红、肿,数日后脓肿形成,有波动,皮肤可破溃。

(四)辅助诊断

实验室诊断,血常规。

(五)鉴别诊断

需与局部的粉瘤感染相鉴别。

(六)治疗

治疗早期局部热敷,全身用抗生素。如肿胀局限有波动,证明已化脓,可切开引流。待急性炎症完全消退后,及早作泪囊摘除术或泪囊鼻腔造口术。在急性期期间进行手术治疗存在一定争议,有报道采用内镜手术取得了不错的临床疗效。

六、急性泪腺炎

(一)概述

急性泪腺炎为泪腺的急性炎症,临床较少见,多为单侧发病。主要由于细菌或病毒感染所致,以金黄色葡萄球菌或淋球菌常见。感染途径可由眼睑、结膜、眼眶或面部化脓性炎症直接扩散,远处化脓性病灶转移或来源于全身感染。流行性腮腺炎、流感、传染性单核细胞增多症和带状疱疹时可合并急性泪腺炎。

(二)临床表现

(1)上睑颞侧泪腺区红肿、疼痛,可有溢泪。有时出现复视。

(2)上睑水肿、下垂,以颞侧明显;患侧面部肿胀。

(3)颞侧结膜充血、水肿,有黏液性分泌物。

(4)泪腺区可扪及包块,压痛明显。

(5)眼球活动受限,甚至眼球突出。

(6)同侧耳前淋巴结肿大。可有发热、头痛等全身不适症状。

(7)外周血中性粒细胞计数升高。

(三)诊断

根据病史、临床表现,特别是病变的部位,可明确诊断。

(四)鉴别诊断

1.睑腺炎

位于上睑近颞侧的睑腺炎易与局限发生急性泪腺炎相混淆。睑腺炎时可触及眼睑皮下结节,有明显的限局性疼痛,一般无发热,外周血中性粒细胞计数不高。

2.急性结膜炎

腺病毒所致的结膜炎时眼睑肿胀、发红,有黏稠分泌物。耳前淋巴结肿大。典型表现为双侧下睑结膜滤泡。

3.眶隔前蜂窝织炎

眶周皮肤有裂伤或感染灶,眼睑及周围软组织红肿发热。

4.眶蜂窝组织炎

常有眼睑红肿,球结膜水肿,眼球突出,眼球运动障碍。

5.眼眶假瘤所致的泪腺炎

无耳前淋巴结肿大。常有眼球突出、向下移位、运动受限。一般不发热,外周血中性粒细胞计数可正常,但嗜酸性粒细胞计数升高。对抗生素治疗不敏感,全身应用糖皮质激素后症状明显好转。

6.泪腺恶性肿瘤

眼球向前下方移位、眼球突出,部分患者可出现疼痛,眼球上转受限,于眶内泪腺窝部可触及质地中等硬度肿物,CT 扫描可显示肿物。

(五)治疗

1.细菌性

(1)眼部和全身应用敏感的抗生素:眼部滴用抗生素滴眼液,每日 6～8 次,或结膜下注射抗生素每日或隔日 1 次,全身静脉滴注或口服抗生素。

(2)局部热敷:若有脓肿形成可局部切开引流(眶部泪腺炎从上睑外侧皮肤切开,睑部泪腺炎则从上穹隆外侧结膜切开)。

2.病毒性

(1)冷敷病变区。

(2)给予止痛药。

七、慢性泪腺炎

(一)概述

慢性泪腺炎为病程进展缓慢的一种增殖性泪腺炎症,多为原发性,常见于双侧。它可为急性泪腺炎的后遗症(多见单侧发病),也可由局部结膜慢性炎症,如沙眼所引发,但多数是由全身炎症病变的继发患病,如有结核、梅毒等原发病。

(二)临床表现

(1)多为双侧,泪腺部肿大,一般无疼痛,可伴有上睑下垂。向外上方看时可有复视。

(2)外上眶缘缘下可扪及质硬的包块,但多无压痛。

(3)眼球可向鼻下方偏位,活动受限,但眼球突出少见。

(4)X线检查泪腺区可发现钙化、液化等病灶区。

(三)诊断

(1)根据有无急性泪腺炎或全身慢性病,如结核、梅毒等病史,和临床表现而诊断。

(2)必要时进行 X 线检查、B 超检查、活组织病理检查,有助于诊断。

(四)鉴别诊断

1.Mikulicz 综合征

慢性泪腺炎伴有唾液腺炎症时,称为 Mikulicz 综合征。

2.甲状腺相关性眼病

大多有甲状腺功能的改变。

3.泪腺肿瘤

眼球向前下方移位,眼球突出,部分患者可出现疼痛,眼球上转受限,于眶内泪腺窝部可触及质地中等硬度肿物,CT 扫描可显示肿物。

(五)治疗

(1)抗炎治疗。

(2)针对病因及原发疾病治疗。

八、泪腺多形性腺瘤

(一)概述

泪腺多形性腺瘤又称泪腺混合瘤,是泪腺的良性肿瘤。它由上皮和间质成分组成。多数来源于泪腺的眶叶,也可来源于泪腺睑叶。

(二)临床表现

(1)多见于青壮年,单侧发病,病程进展缓慢。

(2)患侧眼眶前外上方相对固定、无压痛的包块。

（3）眼球向前下方突出，向颞上转动受限。

（4）患侧上睑肿胀，沿眶外上缘下可扪及肿物，质地有软有硬，或呈结节状，无明显压痛。

（5）肿物压迫眼球，可引起屈光不正，或视网膜水肿、脉络膜皱褶，视力下降。

（6）影像学检查 CT 扫描显示泪腺窝内有近圆形、边界清楚、均质或不均质的高密度团块影，可被增强剂增强，可发现泪腺窝有压迫性骨凹陷及眼眶扩大。B 超检查可见近圆形病变区，边界清楚，中等或强回声，透声性较强等典型声像。X 线平片可见眶外上方软组织密度增加，眼外上角变锐并向外上方隆起。

（三）诊断

根据缓慢发病史、肿物部位、没有疼痛、眼球运动障碍和骨质破坏，以及影像学检查结果，可做诊断。

（四）鉴别诊断

1.慢性泪腺炎

X 线检查泪腺区可发现钙化液化等病灶区。其影像学特征与泪腺混合瘤明显不同。

2.Mikulicz 综合征

除慢性泪腺炎外还伴有唾液腺炎症。

3.甲状腺相关眼病

常双眼发病，大多有甲状腺功能的改变。

4.泪腺囊肿

多为单侧，触之软，有波动，穿刺可抽出液体。

5.泪腺脱垂

上睑外半皮肤饱满，眼睑皱褶消失，上睑轻度下垂。在皮下可触及一较硬如杏仁大小分叶状、可移动肿物。可用手还纳到泪腺窝内，但松手后又自动脱出。

（五）治疗

（1）对无明显眼球突出和眼球运动障碍、视力正常者可临床观察。

（2）对有明显临床症状和骨质破坏者，做完整的肿瘤切除并做病理检查。

九、泪腺多形性腺癌

（一）概述

泪腺多形性腺癌又称泪腺恶性混合瘤，是泪腺的一种原发性恶性上皮癌。

（二）临床表现

（1）多见于青中年患者。

（2）可由泪腺多形性腺瘤转化而来。常为泪腺多形性腺瘤不全切除后复发，或泪腺区肿胀多年、近来短期内症状体征明显加重。

（3）肿瘤生长较快。

（4）单侧进行性眼球突出，上睑下垂和复视。

（5）肿瘤生长使眼球向内下方突出。

(6)颞上方眶缘处可触摸到坚硬的肿块,压痛。

(7)肿瘤可向颅内或淋巴结转移。

(8)影像学检查 CT 扫描可见肿物形状不规则,边界不清楚,不均质的眶骨破坏,肿物向鼻窦、颞窝或颅内扩展。X 线检查可见骨质破坏。

(三)诊断

根据泪腺多形性腺瘤不全切除后复发,或泪腺区肿胀多年、近来短期内症状体征明显加重的病史,以及临床表现,影像学检查所见,可以诊断。

(四)鉴别诊断

1.泪腺多形性腺瘤

一般无眶骨骨质的破坏。

2.慢性泪腺炎

X 线检查泪腺区可发现钙化、液化等病灶区。其影像学特征与泪腺腺样囊性癌明显不同。

3.Mikulicz 综合征

除慢性泪腺炎外还伴有唾液腺炎症。

4.甲状腺相关性眼病

常双眼发病,大多有甲状腺功能的改变。

(五)治疗

(1)一经确诊立即行眶内容摘除术彻底根治。

(2)切除受累的眶骨。

(3)术后辅以放射治疗。

十、泪腺腺样囊性癌

(一)概述

泪腺腺样囊性癌又称泪腺圆柱瘤,是泪腺原发性上皮性肿瘤之一。其高度恶性,易向周围骨质、神经及软组织浸润生长。易于复发,预后差。

(二)临床表现

(1)多见于青中年女性。

(2)发病缓慢。

(3)常有眼部疼痛,头痛等。

(4)肿瘤生长使眼球向前下方突出,眼球运动受限。

(5)颞上方眶缘处有坚硬的实体固定肿块,局部有压痛。

(6)影像学检查:CT 扫描可见泪腺负密度影不规则、边界不清、质地不均,骨质有破坏。X 线平片可发现泪腺窝骨质破坏。超声显示病变区内为不规则回声,透声性较差。

(三)诊断

根据患侧泪囊区坚硬、固定的肿块,眼球向前下方突出和运动受限的临床表现,以及影像学检查所见,可以诊断。

（四）鉴别诊断

1.泪腺的良性肿瘤

一般无眶骨骨质的破坏。

2.慢性泪腺炎

X线检查泪腺区可发现钙化、液化等病灶区。其影像学特征与泪腺腺样囊性癌明显不同。

3.Mikulicz综合征

除慢性泪腺炎外还伴有唾液腺炎症。

4.甲状腺相关性眼病

常双眼发病，大多有甲状腺功能的改变。

（五）治疗

（1）一经确诊立即行眶内容摘除术彻底根治。

（2）术后加局部放射治疗，防止复发。

（3）术后选择敏感的抗肿瘤药物化疗。

十一、泪囊肿瘤

（一）概述

泪囊肿瘤多为原发性，以恶性居多，多见于中老年，易扩展到周围组织。也可继发于邻近的睑结膜、眼睑、眼眶等组织器官。良性泪囊肿瘤较少见。

（二）临床表现

（1）溢泪。

（2）内眦部或泪囊区肿块，一般较硬，不可压缩，无触痛。但泪囊恶性肿瘤后期可有疼痛、鼻出血、眼球突出或全身症状。

（3）冲洗泪道通畅、部分通畅或可以探通，可伴有血性或黏液性分泌物反流。

（4）泪囊挤出分泌物后仍饱满，有弹性和波动感。

（5）如泪道阻塞后继发感染，可表现为急性泪囊炎或泪囊脓肿。

（6）影像学检查X线平片及泪道造影均显示泪囊不规则扩张、充盈、缺损，泪囊囊壁变形，周围骨质有破坏。

（三）诊断

泪囊肿瘤生长缓慢，初期常误诊为慢性泪囊炎或急性炎症。如抗炎治疗无效，可触及肿块时应怀疑为泪囊肿瘤。泪囊造影可有助于诊断。活组织病理检查可提供可靠的诊断依据。

（四）鉴别诊断

1.慢性泪囊炎

泪囊肿瘤的早期可有慢性泪囊炎的表现，容易误诊。泪囊造影可有助于鉴别诊断。X线平片可显示泪囊周围的骨质破坏。

2.泪小管肿物

泪点肿物位置偏向外侧。

3.内眦部炎性病变

有急性炎症的表现,但无溢泪。

(五)治疗

(1)对良性肿瘤可手术切除,行泪小管鼻腔吻合术或泪囊单纯切除术,后期再行泪道重建手术。

(2)对恶性肿瘤应尽可能完全切除瘤体。手术后辅以放射治疗加化疗。

十二、泪小管肿瘤

(一)概述

临床上泪小管肿瘤极少见,可分为良性肿瘤和恶性肿瘤。在良性肿瘤中以乳头状瘤最常见,其次是血管瘤。恶性肿瘤多为邻近组织扩散而来。

(二)临床表现

(1)溢泪,血泪。

(2)肿瘤可见有细蒂连接泪小管内,菜花状,呈红色或粉红色。

(3)泪小管睑缘部肿胀可触及肿物,质地柔软。

(4)冲洗泪道早期通畅,晚期狭窄阻塞有分泌物。

(5)晚期可向周围组织浸润转移。

(6)X线泪道造影检查:泪小管占位性扩张,或狭窄、阻塞,管壁粗细不均。

(三)诊断

根据临床表现可以诊断。泪道影像学检查有助于诊断。

(四)鉴别诊断

1.泪道狭窄阻塞

有溢泪,但无肿瘤可见。

2.慢性泪小管炎及泪囊炎

有炎症的表现,有时可见泪点充血,凸起,肿胀外翻,类似肿瘤,但是挤压泪囊区会出现脓性分泌物或结石溢出,触诊无实体感。

(五)治疗

(1)良性肿瘤一般行手术切除治疗;术中尽量避免泪小管、泪点损伤。

(2)恶性肿瘤要根据肿瘤的类型、有无扩散转移等决定治疗方法。对较局限的可手术切除治疗;对周围浸润较大的肿瘤,不宜手术治疗,可采用直接放射治疗或术后放射治疗加化疗。

第二节 结膜病

一、急性卡他性结膜炎

急性卡他性结膜炎是由细菌感染引起的常见的急性流行性眼病,其主要特征为结膜明显充血,有脓性或黏液脓性分泌物,通常为自限性疾病。

(一)病因

最常见的致病菌有表皮葡萄球菌和金黄色葡萄球菌,其他常见的革兰阳性球菌还有肺炎球菌、链球菌和革兰阴性球菌、流感嗜血杆菌、白喉杆菌和莫拉菌。流感嗜血杆菌是儿童急性结膜炎中最常见的致病菌,正常情况下可存在于成年人的上呼吸道。细菌可通过多种媒介造成接触传染,如手、毛巾、水等,在公共场所、集体单位如学校、幼儿园及家庭中迅速蔓延,导致流行,尤以春季为甚。在各种呼吸道疾病流行时,致病菌也可通过呼吸道分泌物飞沫传播。

(二)临床表现

起病急,自觉异物感、灼热感、疼痛,严重时有眼睑沉重,畏光流泪。有时因分泌物附着在角膜表面,造成暂时性视物不清,去除分泌物后即可恢复视力。由于炎症刺激产生大量黏液脓性分泌物,患者晨起时上下睑可被分泌物黏在一起,难以睁开,当病变侵及角膜时,畏光、疼痛等症状明显加重,依角膜病变的情况可出现轻度的视力减退,有些细菌的感染可伴发上呼吸道炎症。眼部检查可见眼睑肿胀、结膜充血,以睑部及穹窿部结膜最为显著。同时可伴乳头增生,结膜表面有脓性或黏液脓性分泌物,白喉杆菌感染可形成膜性渗出物,伴有全身中毒症状,所以又称膜性或伪膜性结膜炎。球结膜充血、水肿,有时甚至可突出于睑裂外。病情严重者可累及角膜,出现点状角膜上皮病变或周边部角膜浸润或溃疡。本病常双眼同时或相隔1~2日发病,一般来说,发病3~4日,病情达到高峰,随后逐渐减轻,约10~14天即可痊愈。

(三)诊断

根据典型的临床表现即可明确诊断,发病早期可取结膜囊分泌物涂片或睑结膜刮片检查及细菌培养,可确定致病菌和敏感药物,指导治疗,对于一般的细菌性结膜炎,细菌学检查并非常规。

(四)治疗

根据不同的病原菌选用敏感的抗菌药物点眼,在未作细菌培养的情况下,原则上应选用广谱抗菌药物,选择兼顾革兰阳性菌和阴性菌的两种抗菌药物联合用药,效果更佳。对分泌物多的患者,给药前应清除分泌物,可用4%硼酸溶液或生理盐水冲洗结膜囊或蘸取上述溶液的消毒棉棒清洁眼部,有伪膜者,可用生理盐水棉棒将其除去,然后再滴眼药水。早期治疗应频繁点眼,每15分钟1次,连续2小时,然后改为每小时1次,连续24~48小时,随后酌情减量,睡前涂抗菌药物眼膏,直至分泌物消失。对并发角膜炎者,应按角膜炎处理。目前临床较常用的抗菌药物包括以下几类。

1.喹诺酮类药物

包括诺氟沙星、氧氟沙星、环丙沙星、洛美沙星,是广谱抗菌药物,对绝大多数革兰阴性菌包括绿脓杆菌有很强的抗菌作用,对革兰阳性菌也有效。最近的研究发现,左旋氧氟沙星的敏感性更高、耐药菌株更少。此类药物毒性小,作用时间长,局部用药浓度通常是0.3%。

2.氨基糖苷类抗菌药物

目前最常用的是0.3%妥布霉素。由于耐药菌株的增加,庆大霉素已不作为首选用药。大量用药应注意药物毒性。

3.多肽类抗菌药物

常用药物为杆菌肽和多黏菌素 B,杆菌肽主要用于革兰阳性菌及耐药金黄色葡萄球菌引起的炎症,滴眼浓度为 100～500U/mL。多黏菌素 B 对绝大多数革兰阴性杆菌有高度的抗菌作用,滴眼浓度 1～2.5mg/mL。

4.抗菌药物眼膏

与眼药水相比,眼膏中的药物浓度高,作用时间长,由于涂抹后可能引起视物模糊,因而白天应用受到限制。睡前应用眼膏,可使药物在结膜囊内保留较长时间,以提供较长的药物作用时间。常用的眼膏有 0.5％四环素、0.5％红霉素、0.3％妥布霉素和 0.3％氧氟沙星。

(五)预防

本病虽然预后良好,但传染性很强,易造成广泛流行,所以预防工作十分重要,一旦发现患者,应严加消毒隔离,切断各种可能的传播途径。医务人员为患者检查及治疗后,应注意防止交叉感染。

二、慢性卡他性结膜炎

慢性卡他性结膜炎是多种原因引起的结膜慢性炎症,病程长而顽固,是常见的眼病,多双侧发病。

(一)病因

1.感染因素

最常见的细菌是金黄色葡萄球菌和莫拉菌,由于这两种细菌均有引起眼睑炎症的潜能,所以他们引起的急性结膜炎也可迁延不愈而转为慢性炎症;另外,表皮葡萄球菌、埃希杆菌、克雷伯肺炎杆菌、沙雷菌也是较为常见的致病菌;肺炎球菌、链球菌也可能引起慢性结膜炎,尤其是合并慢性泪囊炎者。

2.非感染因素

不良环境因素对眼部的长期刺激,可引起结膜的慢性炎症。如风沙、烟尘、有害气体;长期应用某些刺激性药物或化妆品等均可引起结膜慢性炎症。

(二)发病机制

金黄色葡萄球菌所致的炎症可缘于细菌的直接感染或菌体释放的毒素,外毒素可产生非特异性结膜炎或表层点状角膜炎;皮肤坏死素是产生外眦皮肤、睑缘溃疡的原因。莫拉菌可产生蛋白水解酶,造成眼睑和眦部皮肤的病变。

(三)临床表现

根据病因的不同,自觉症状和眼部表现各不相同。患者自觉异物感、干涩感、痒、刺痛及视力疲劳等。眼部检查时,轻者仅表现为睑结膜轻度充血,表面光滑,结膜囊内可有少许黏性分泌物;而慢性炎症长期刺激者,则表现为睑结膜充血、肥厚、乳头增生,呈天鹅绒样,有黏液或黏液脓性分泌物。如果患眼睑缘同时受累,出现睫毛脱落、倒睫、眼睑皮肤红斑,毛细血管扩张、眼睑炎症等表现,则提示金黄色葡萄球菌感染。金黄色葡萄球菌的外毒素可产生非特异性结膜炎或表层点状角膜炎,其特点是角膜上皮病变通常发生在下方,患者晨起时症状加重,异物感,有黏脓性分泌物。这是因为睡眠时眼睑闭合不但为细菌提供了一个良好的环境,也使细菌的毒素不被泪液稀释和冲走而充分作用于角膜和结膜表面,而白天由于毒素受到泪液的稀释和冲洗作用,症状自然减轻。莫拉菌引起的慢性结膜炎常有明显的结膜滤泡,可伴耳前淋巴结肿大,因此可被误诊为流行性角结膜炎或单疱病毒性角结膜炎。莫拉菌产生的蛋白水解酶可造成眼睑和眦部皮肤的炎性损害,甚至可以成为该病的主要临床表现。对于一些非感染因素引起的慢性结膜炎,其临床表现往往缺乏特异性。

角膜并发症:慢性结膜炎一般不发生角膜并发症,但金黄色葡萄球菌引起的角膜并发症也并非少见,细菌的外毒素常引起下方角膜上皮的点状角膜炎,严重者点状上皮病变可遍布全角膜。边缘性角膜炎也时有发生,通常在4点和8点方位的角膜缘出现浸润和溃疡,相应角膜缘充血;边缘性角膜炎的发生是由金黄色葡萄球菌细胞壁的代谢产物和细菌外毒素引起超敏反应;对细胞壁抗原的超敏反应,偶可引起泡性角膜炎。莫拉菌感染也可并发点状角膜炎,上皮下浸润,邻近外眦部的结节性巩膜炎。

(四)诊断

主要依靠病史和临床表现,对于顽固不愈的患者,应做睑缘和结膜细菌培养。

(五)治疗

治疗原则和急性结膜炎相同,由于金黄色葡萄球菌的感染常合并眼睑的炎症,所以单纯的短期局部治疗常常无效,需长期治疗,治疗应同时包括眼睑的清洁,可用稀释的比较温和的浴液清洗睑缘,晚上用杆菌肽等抗革兰阳性菌的眼膏;对病情顽固不愈或伴有酒渣鼻的患者,辅以全身用药,可口服强力霉素,100mg,每日1～2次,需持续用药数月之久,由于患者缺乏治疗依从性,常常导致治疗失败。常用的局部抗菌药物包括多黏菌素B、妥布霉素、环丙沙星、氧氟沙星,对于耐药金黄色葡萄球菌的感染可用1%甲氧西林滴眼液。对于非感染因素引起慢性结膜炎,首先要去除病因,改善工作和生活环境,谨慎应用抗菌药物,以免造成局部菌群失调,加重病情。

三、淋球菌性结膜炎

淋球菌性结膜炎是一种极为剧烈的急性化脓性结膜炎,传染性强,可严重危害视力。临床特点是眼睑和结膜高度充血水肿,大量脓性分泌物,如不及时治疗,可在短时间内发生角膜溃疡及穿孔。新中国成立后,随着性病的控制,此病在我国已很少见,但是近年来,淋菌性泌尿生殖系感染有逐渐增多的趋势,眼部感染相对少见,但淋球菌性结膜炎时有发生。

(一)病因

淋球菌,革兰染色阴性。成人淋球菌性结膜炎多因接触自身或他人的淋球菌性尿道炎分泌物或淋菌性结膜炎患者的眼部分泌物而传染所致;偶有经血行感染者,即所谓内因性淋菌性结膜炎。常双眼发病,良性经过,可伴体温升高,新生儿淋球菌性结膜炎则多因出生时为母体淋菌性阴道炎分泌物或被其污染的物品所感染。

(二)发病机制

淋球菌主要侵犯泌尿生殖道黏膜和结膜,并可由结膜扩展至角膜。细菌可寄生于感染的细胞内,菌体表面的纤毛或包膜可将细菌有力地黏附于宿主细胞,有利于淋球菌侵入结膜上皮细胞并能抵抗细胞的吞噬作用。淋球菌可产生氧化酶和自溶酶等多种酶,破坏细胞组织,细菌释放的内毒素可导致黏膜出血。淋球菌的感染也可引起结膜杯状细胞分泌增多和多形核白细胞的反应。

(三)临床表现

临床上将本病分为成人淋球菌性结膜炎和新生儿淋球菌性结膜炎。

成人淋球菌性结膜炎潜伏期短,为数小时至3天,通常从一侧开始,但大多累及双眼,起病急骤,病情呈进行性发展,眼痛、畏光、流泪等症状明显,眼睑高度肿胀、疼痛,睑结膜高度充血,伴小出血点及伪膜形成,球结膜水肿,重者突出于睑裂外,耳前淋巴结肿痛,重症患者甚至可出现耳前淋巴结的化脓。本病特点是有大量的分泌物,早期分泌物为浆液性或血性,结膜刮片上皮细胞质内可见双球菌存在;约3~5日后,眼睑肿胀有所减轻,并出现大量脓性分泌物,不断从结膜囊流出,形成典型的脓漏现象,此时分泌物中有大量淋球菌;大约经过2~3周,脓性分泌物逐渐减少,结膜水肿消退,睑结膜高度肥厚,乳头增生,可持续数月之久,最终炎症消退,睑结膜上可留有较深的瘢痕。多数患者有角膜并发症,细菌在角膜上皮细胞内繁殖,并可穿透角膜上皮浸润到角膜基质。轻者角膜出现点状上皮病变,周边角膜实质浅层发生部分或环形浸润,浸润数日后可吸收并留有云翳。重者可发生角膜周边的环形溃疡或中央部溃疡,角膜弥漫混浊,局部变薄,可迅速穿孔,甚至可在发病后24小时内穿孔,形成黏连性角膜白斑、角膜葡萄肿、继发青光眼或眼内炎。

新生儿淋球菌性结膜炎是新生儿眼炎的主要原因,大多经母亲产道感染,发病率约为0.04%,潜伏期约2~4天,双眼多同时受累。临床表现与成人相似,为严重的急性化脓性结膜炎,但临床过程较成人稍缓和,角膜并发症较成人少,且发生晚而轻,但如果治疗不及时也会发生角膜溃疡和穿孔,且多因发生在角膜中央而严重影响视力。

(四)诊断

根据淋病病史、典型的临床表现及结膜囊分泌物涂片或睑结膜刮片的细菌学检查即可确诊。

(五)治疗

由于淋球菌性结膜炎病情凶险,发展迅速,后果严重,所以应采取积极有效的治疗方法,在一般结膜炎局部抗菌药物治疗的同时,强调全身用药,以更加快速、有效地抑制病原菌。

1.全身治疗

(1)青霉素:淋球菌原对青霉素G敏感,但近年来耐药菌明显增多,因此需根据敏感试验结果决定是否用青霉素G。成人应用水剂青霉素G 600~1000万单位静脉滴注,每日1次,连续5天;新生儿的用量为每日5万单位/kg体重,分两次静脉滴注,连续7日。

(2)头孢曲松:每日1g,静脉滴注,是目前较为推崇的抗淋球菌药物。

(3)头孢噻肟:500mg静脉滴注,每日4次。

(4)大观霉素:2g,肌内注射,存在耐药性,适用于敏感菌株的淋球菌感染。

(5)诺氟沙星:对淋球菌也有一定效果,200mg,每日2~3次,儿童不宜应用。

2.局部治疗

(1)清洁结膜囊:用生理盐水冲洗结膜囊非常重要,以清除结膜囊内的致病菌。开始每5～10分钟1次,逐渐减为15、30分钟1次,1日后每小时1次,数日后每2小时1次,持续2周,直至分泌物消失。冲洗时,头偏向鼻侧,以免流入对侧眼。

(2)抗菌药物点眼:水剂青霉素G滴眼,10万～30万 U/mL,或0.3%诺氟沙星滴眼液,开始时每分钟点眼1次,半小时后每5分钟点眼1次,1小时后每30分钟点眼1次,病情缓解后,可适当延长点药间隔时间,每1～2小时点药1次,直至炎症消退为止,不可间断。也可应用氧氟沙星、环丙沙星眼水及妥布霉素或红霉素或杆菌肽眼膏。

(3)如果发生角膜并发症,应按角膜溃疡治疗。

(六)预防

本病为接触传染。对于患淋球菌性尿道炎的患者,应使其了解该病的传染性及后果,注意清洁,便后一定要洗手并消毒,严禁到游泳池游泳和公共浴池洗澡,积极治疗尿道炎。眼部患病后,应立即进行隔离治疗,如果一眼患病,睡觉时向患侧卧,医务人员检查和处理患者后应认真消毒,被患眼污染的敷料应妥善处理,患者的毛巾、脸盆等生活用品均应消毒。对于新生儿淋球菌结膜炎的预防,首先要作好产前检查,对患有淋病的孕妇,必须给予治疗。婴儿出生后,必须严格执行Grede滴眼预防法,即清洁眼睑上的污物后,立即在结膜囊内滴用0.5%～1%硝酸银眼药水或0.3%氧氟沙星眼药水。

四、沙眼

沙眼是由沙眼衣原体感染所致的一种慢性传染性结膜角膜炎,是导致盲目的主要疾病之一。全世界有3亿～6亿人感染沙眼,感染率和严重程度同当地居住条件以及个人卫生习惯密切相关。20世纪50年代以前该病曾在我国广泛流行,是当时致盲的首要病因,20世纪70年代后随着生活水平的提高、卫生常识的普及和医疗条件的改善,其发病率大大降低,但仍然是常见的结膜病之一。

(一)病因

沙眼衣原体由我国学者于1956年用鸡胚培养的方法在世界上首次分离出来。从抗株性上可分为A、B、Ba、C、D、E、F、G、H、I、J、K等12个免疫型,地方性流行性沙眼多由A、B、Ba、C抗原型所致,D-K型主要引起生殖泌尿系统感染以及包涵体性结膜炎。某学者对中国华北地区沙眼衣原体免疫型进行检测,结果表明华北地区沙眼以B型为主,C型次之,我国其他地区的发病情况缺乏流行病学资料。沙眼为双眼发病,通过直接接触或污染物间接传播,节肢昆虫也是传播媒介。易感危险因素包括不良的卫生条件、营养不良、酷热或沙尘气候。热带、亚热带区或干旱季节容易传播。

(二)临床表现

急性沙眼感染主要发生在学前和低年学龄儿童,但在20岁左右时,早期的瘢痕并发症才开始变得明显。成年后的各个时期均可以出现严重的眼睑和角膜合并症。男女的急性沙眼发生率和严重程度相当,但女性沙眼的严重瘢痕比男性高出2～3倍,推测这种差别与母亲和急性感染的儿童密切接触有关。

沙眼一般起病缓慢，多为双眼发病，但轻重程度可有不等。沙眼衣原体感染后潜伏期5~14天。幼儿患沙眼后，症状隐匿，可自行缓解，不留后遗症。成人沙眼为亚急性或急性发病过程，早期即出现并发症。沙眼初期表现为滤泡性慢性结膜炎，以后逐渐进展到结膜瘢痕形成。

急性期症状包括畏光、流泪、异物感，较多黏液或黏液脓性分泌物。可出现眼睑红肿，结膜明显充血，乳头增生，上下穹隆部结膜满布滤泡，可合并弥散性角膜上皮炎及耳前淋巴结肿大。

慢性期无明显不适，仅眼痒、异物感、干燥和烧灼感。结膜充血减轻，结膜污秽肥厚，同时有乳头及滤泡增生，病变以上穹隆及睑板上缘结膜显著，并可出现垂帘状的角膜血管翳。病变过程中，结膜的病变逐渐为结缔组织所取代，形成瘢痕。最早在上睑结膜的睑板下沟处，称之为 Arlt 线，渐成网状，以后全部变成白色平滑的瘢痕。角膜缘滤泡发生瘢痕化改变临床上称为 Herbet 小凹。沙眼性角膜血管翳及睑结膜瘢痕为沙眼的特有体征。

重复感染时，并发细菌感染时，刺激症状可更重，且可出现视力减退。晚期发生睑内翻与倒睫、上睑下垂、睑球黏连、角膜混浊、实质性结膜干燥症、慢性泪囊炎等并发症，导致症状更明显，可严重影响视力，甚至失明。

（三）诊断

多数沙眼根据乳头、滤泡、上皮及上皮下角膜炎，角膜血管翳（起自角膜缘的纤维血管膜进入透明角膜形成）、角膜缘滤泡、Herbert 小凹等特异性体征，可以作出诊断。由于睑结膜的乳头增生和滤泡形成并非为沙眼所特有，因此早期沙眼的诊断在临床病变尚不完全具备时较困难，有时只能诊断"疑似沙眼"，要确诊须辅以实验室检查。WHO 要求诊断沙眼时至少符合下述标准中的 2 条。

（1）上睑结膜 5 个以上滤泡。

（2）典型的睑结膜瘢痕。

（3）角膜缘滤泡或 Herbert 小凹。

（4）广泛的角膜血管翳。

除了临床表现，实验室检查可以确定诊断。沙眼细胞学的典型特点是可检出淋巴细胞、浆细胞和多形核白细胞，但细胞学检查的假阳性率高。结膜刮片后行 Giemsa 染色可显示位于核周围的蓝色或红色细胞质内的包涵体。改良的 Diff-Quik 染色将检测包涵体的时间缩短为几分钟。荧光标记的单克隆抗体试剂盒检测细胞刮片衣原体抗原、酶联免疫测定、聚合酶链反应都有高度敏感和高特异性，但要求操作者较熟练的掌握操作技术，费用也昂贵。沙眼衣原体培养需要放射线照射或细胞稳定剂（如放线菌酮）预处理，通常在生长 48~72 小时后用碘染色单层细胞，或通过特殊的抗衣原体单克隆抗体检测，是重要的实验室检查，但技术要求高，不能广泛应用。

为了统一进行流行病学调查和指导治疗，国际上对沙眼的表征进行了分期。1987 年世界卫生组织（WHO）介绍了一种新的简单分期法来评价沙眼严重程度。标准如下。

TF：上睑结膜 5 个以上滤泡。

TI：弥散性浸润、乳头增生、血管模糊区>50%。

TS：典型的睑结膜瘢痕。

TT:倒睫或睑内翻。

CO:角膜混浊。

其中 TF、TI 是活动期沙眼,要给予治疗,TS 是患过沙眼的依据,TT 有潜在致盲危险需行眼睑矫正手术,CO 是终末期沙眼。

我国在 1979 年也制定了适合我国国情的分期方法,如下。

Ⅰ期(进行活动期):上睑结膜乳头与滤泡并存,上穹隆结膜模糊不清,有角膜血管翳。

Ⅱ期(退行期):上睑结膜自瘢痕开始出现至大部分变为瘢痕。仅留少许活动病变。

Ⅲ期(完全瘢痕期):上睑结膜活动性病变完全消失,代之以瘢痕,无传染性。

(四)鉴别诊断

需和其他滤泡性结膜炎相鉴别。

1.慢性滤泡性结膜炎

原因不明。常见于儿童及青少年,皆为双侧。下穹隆及下睑结膜见大小均匀,排列整齐的滤泡,无融合倾向。结膜充血并有分泌物,但不肥厚,数年后不留痕迹而自愈,无角膜血管翳。无分泌物和结膜充血等炎症症状者谓之结膜滤泡症。一般不需治疗,只在有自觉症状时才按慢性结膜炎治疗。

2.春季结膜炎

本病睑结膜增生的乳头大而扁平,上穹隆部无病变,也无角膜血管翳。结膜分泌物涂片中可见大量嗜酸性细胞。

3.包涵体性结膜炎

本病与沙眼的主要不同之处在于,滤泡以下穹隆部和下睑结膜显著,没有角膜血管翳。实验室可通过针对不同衣原体抗原的单克隆抗体进行免疫荧光检测来鉴别其抗原血清型,从而与之鉴别。

4.巨乳头性结膜炎

本病所致的结膜乳头可与沙眼性滤泡相混淆,但有明确的角膜接触镜配戴史。

(五)治疗

包括全身和眼局部药物治疗及对并发症的治疗。局部用 0.1%利福平眼药水、0.1%酞丁胺眼药水或 0.5%新霉素眼药水等点眼,4 次/天。夜间使用红霉素类、四环素类眼膏,疗程最少 10~12 周,经过一段时间治疗后,在上睑结膜仍可能存在滤泡,但这并不是治疗失败的依据。

急性期或严重的沙眼应全身应用抗生素治疗,一般疗程为 3~4 周。可口服四环素 1~1.5g/天分为四次服用;或者强力霉素 100mg,2 次/天;或红霉素 1g/天分四次口服。7 岁以下儿童和孕期妇女忌用四环素,避免产生牙齿和骨骼损害。

手术矫正倒睫及睑内翻,是防止晚期沙眼瘢痕形成致盲的关键措施。

(六)预防及预后

沙眼是一种持续时间长的慢性疾病,现在已有 600~900 万人因沙眼致盲。相应治疗和改善卫生环境后,沙眼可缓解或症状减轻,避免严重并发症。在流行地区,再度感染常见,需要重复治疗。预防措施和重复治疗需结合进行。应培养良好的卫生习惯,避免接触传染,改善环境,加强对旅店业及理发业等服务行业的卫生管理。

五、包涵体性结膜炎

包涵体性结膜炎是 D～K 型沙眼衣原体引起的一种通过性接触或产道传播的急性或亚急性滤泡性结膜炎。包涵体结膜炎好发于性生活混乱的年轻人，多为双侧。衣原体感染男性尿道和女性子宫颈后，通过性接触或手-眼接触传播到结膜，游泳池可间接传播疾病。新生儿经产道分娩也可能感染。由于表现有所不同，临床上又分为新生儿和成人包涵体性结膜炎。

（一）临床表现

1.成人包涵体性结膜炎

接触病原体后 1～2 周，单眼或双眼发病。表现为轻、中度眼红、刺激和黏脓性分泌物。部分患者可无症状。眼睑肿胀，结膜充血显著，睑结膜和穹隆部结膜滤泡形成，并伴有不同程度的乳头增生反应，多位于下方。耳前淋巴结肿大。3～4 个月后急性炎症逐渐减轻消退，但结膜肥厚和滤泡持续存在 3～6 个月之久方可恢复正常。有时可见周边部角膜上皮或上皮下浸润，或细小表浅的血管翳（<1～2mm），无前房炎症反应。成人包涵体性结膜炎可有结膜瘢痕但无角膜瘢痕。从不引起虹膜睫状体炎。可能同时存在其他部位如生殖器、咽部的衣原体感染征象。

2.新生儿包涵体性结膜炎

潜伏期为出生后 5～14 天，有胎膜早破时可生后第 1 天即出现体征。感染多为双侧，新生儿开始有水样或少许黏液样分泌物，随着病程进展，分泌物明显增多并呈脓性。结膜炎持续 2～3 个月后，出现乳白色光泽滤泡，较病毒性结膜炎的滤泡更大。严重病例伪膜形成、结膜瘢痕化。大多数新生儿衣原体结膜炎是轻微自限的，但可能有角膜瘢痕和新生血管出现。衣原体还可引起新生儿其他部位的感染而威胁生命，如衣原体性中耳炎、呼吸道感染、肺炎等。

（二）诊断

根据临床表现诊断不难。实验室检测手段同沙眼。新生儿包涵体性结膜炎上皮细胞的胞质内容易检出嗜碱性包涵体。血清学的检测对眼部感染的诊断无多大价值，但是检测 IgM 抗体水平对于诊断婴幼儿衣原体肺炎有很大帮助。新生儿包涵体性结膜炎需要和沙眼衣原体、淋球菌引起的感染鉴别。

（三）治疗

衣原体感染可波及呼吸道、胃肠道，因此口服药物很有必要。婴幼儿可口服红霉素 [40mg/（kg·d）]，分 4 次服下，至少用药 14 天。如果有复发，需要再次全程给药。成人口服四环素（1～1.5g/d）或强力霉素（100mg，2 次/d）或红霉素（1g/d），治疗 3 周。局部使用抗生素眼药水及眼膏如 15％磺胺醋酸钠、0.1％利福平等。

（四）预后及预防

未治疗的包涵体结膜炎持续 3～9 个月，平均 5 个月。采用标准方案治疗后病程缩短，复发率较低。应加强对年轻人的卫生知识特别是性知识的教育。高质量的产前护理包括生殖道衣原体感染的检测和治疗是成功预防新生儿感染的关键。有效的预防药物包括 1％硝酸银、0.5％红霉素和 2.5％聚烯吡酮碘。其中 2.5％的聚烯吡酮碘点眼效果最好、毒性最小。

六、流行性出血性结膜炎

流行性出血性结膜炎又称急性出血性结膜炎,是一种高度传染性疾病,曾在世界许多国家和地区引起暴发流行,本病多发生于夏秋季;其临床特点是起病急剧,刺激症状重,可伴有结膜下出血、角膜上皮损害及耳前淋巴结肿大。

(一)病因

最常见的是微小 RNA 病毒中的肠道病毒 70 型和柯萨奇病毒 A24 的变异株,也有腺病毒11 型的报道。本病为接触传染,以手眼接触为最主要的传播途径。

(二)临床表现

本病潜伏期短,起病急,常双眼同时或先后发病,潜伏期最短约 2～3 小时,一般为 12～24 小时。自觉症状重,眼部疼痛、异物感、畏光及水样分泌物,最典型的体征是球结膜下点、片状出血,同时结膜高度充血水肿,部分患者可并发角膜病变,表现为浅层点状角膜病变,或上皮下浸润,多位于下方角膜;个别严重者可出现轻度前色素膜炎。此外,患者耳前淋巴结肿大,可伴有发热、周身不适及上呼吸道感染症状。本病的自然病程约 7～10 天。极个别患者可发生神经性并发症,如 Bell 面瘫、脊神经根炎等。

(三)诊断

根据流行性发病、临床上起病急、症状重、结膜下出血等特点可诊断本病。病毒分离或PCR 检测、血清学检查可协助病原学诊断。

(四)治疗

目前无特异性治疗药物,局部可用广谱抗病毒药,如 4％吗啉双胍、0.5％病毒唑或羟卞唑点眼,每 1～2 小时 1 次,或干扰素滴眼剂。

(五)预防

本病为高度传染性疾病,一经发现患者应立即采取严格的消毒隔离措施,切断传播途径。

七、流行性角结膜炎

流行性角结膜炎是一种传染性很强的眼病,曾在世界各地流行,但小范围流行更加常见,经常可在眼科诊所、学校和家庭中引起流行,散发病例也很常见。成人发病较儿童多见,其临床特点为急性滤泡性结膜炎,可同时伴有角膜上皮下圆形浸润。

(一)病因

由腺病毒 8、19、29 和 37 血清型感染所致,其他血清型也可引起。本病为接触传染,夏季更易流行。

(二)临床表现

本病潜伏期 5～12 天,常为双眼先后发病,患眼疼痛、异物感、流泪等症状明显。典型体征是结膜大量滤泡,并以下睑结膜最为显著,结膜高度充血、水肿,结膜下可有小出血点,严重者睑结膜尤其是下睑结膜可有伪膜形成,极少数严重者可形成睑球黏连;患者耳前淋巴结肿大,通常合并角膜炎,发病数日后,可出现浅层点状角膜病变,此后点状病变可进一步加重,形成中央局灶性上皮病变;大约发病 2 周后,急性结膜炎症状逐渐减退,角膜出现典型的上皮下浸润,呈圆形斑点状,散在分布,直径约 0.4～0.7mm,此系炎症细胞,主要是淋巴细胞在前弹力层和前基质层的浸润,是机体对病毒抗原的免疫反应。这种上皮下浸润可持续数月甚至数年之久,逐渐吸收。极个别情况下,浸润最终形成瘢痕,造成永久性视力损害。

(三)诊断

急性滤泡性结膜炎和炎症晚期出现的角膜上皮下浸润是本病的典型特征,病毒分离或 PCR 检测、血清学检查可协助病原学诊断。

(四)治疗

目前无特异性治疗药物,局部可用广谱抗病毒药,如干扰素滴眼剂、4%吗啉双胍、0.1%阿昔洛韦或更昔洛韦点眼,每 1～2 小时 1 次;局部应用低浓度糖皮质激素对于上皮下浸润的吸收非常有效,如 0.1%的可的松,应用中要注意逐渐减药,不要突然停药,以免复发;另外还要注意激素的不良反应。

(五)预防

本病的传染性很强,一经发现患者应立即采取严格的消毒隔离措施,切断传播途径。

八、免疫性结膜炎

(一)泡性角结膜炎

1.概述

泡性结膜炎是机体对微生物蛋白质发生迟发型免疫反应的一种结膜病变,以形成结膜泡性结节为特征。病变位于角膜缘者,称为泡性角结膜炎。引起本病的最常见微生物是结核分枝杆菌和金黄色葡萄球菌,其次还有表皮葡萄球菌、白色念珠菌等。

2.临床表现

(1)多见于营养不良、体质虚弱的儿童。

(2)起病时有异物感、流泪等刺激症状。

(3)球结膜圆形红色小隆起,位于角膜缘外,附近结膜充血,结节表面形成溃疡时疼痛。

(4)如果角膜受累,则有畏光、流泪,愈后遗留瘢痕和血管,会影响视力。

(5)本病易复发。

3.诊断

根据角膜缘或球结膜处典型的小圆形实性结节样小泡、病变周围局限性充血等特征,可以诊断。

4.鉴别诊断

球结膜、角膜缘处异物:可以看到异物。

5.治疗

(1)眼部滴用糖皮质激素滴眼液,可在 24 小时内缓解症状。

(2)葡萄球菌过敏者应加用抗生素滴眼液和眼膏。

(二)春季结膜炎

1.概述

春季结膜炎又称春季卡他性结膜炎,是一种季节性反复发作的免疫性结膜炎。春夏发作,秋冬天缓解。多见于20岁以下的儿童和青少年,男性多见,常侵犯双眼。每年发病,可持续5～10年,有自限性。发病与免疫反应有关,但是过敏原常难以确定。

2.临床表现

(1)有奇痒、畏光、流泪和异物感等症状。并有黏胶样分泌物。

(2)按其病变部位可分为睑结膜型、角膜缘型和混合型。

(3)睑结膜型病变主要位于上睑结膜。开始时整个结膜充血。睑结膜呈乳白色。出现巨大乳头,形状如铺路石样。

(4)角膜缘型表现为角膜缘呈黄褐色或污红色胶样增厚,以上角膜缘为明显。球结膜呈扇形充血。

(5)混合型睑结膜和角膜同时出现上述两型的改变。

3.诊断

(1)据患者症状和体征,结合发病季节,可以诊断。

(2)结膜分泌物涂片可找到很多嗜酸性粒细胞。

4.鉴别诊断

巨大乳头性结膜炎:睑结膜有巨大乳头,有佩戴角膜接触镜病史,无季节性。

5.治疗

(1)本病尚无根治方法,但有自限性。

(2)滴用抗组胺药物,联合血管收缩剂,滴用非甾体类抗炎类滴眼液,如双氯酚酸钠。

(3)滴用肥大细胞稳定剂,如2%色甘酸钠滴眼液。

(4)眼部滴用糖皮质激素滴眼液,但应警惕长期用药后引起糖皮质激素性青光眼。

(5)滴用免疫抑制剂滴眼液,如1%～2%环孢素A滴眼液。

(6)冷敷可减轻症状。

(三)过敏性结膜炎

1.概述

这里所指的过敏性结膜炎是由于接触药物或其他抗原物质而引起的结膜炎。患者常有过敏史,可伴有全身过敏症状。

2.临床表现

(1)眼痒、畏光、流泪、异物感和水性分泌物。

(2)结膜水肿,眼睑红肿,结膜乳头。

(3)耳前淋巴结无肿大。

3.诊断

(1)根据有药物或过敏原接触史,眼痒和眼部改变,可以诊断。

(2)结膜分泌物嗜酸性粒细胞增多,有助于诊断。

4.鉴别诊断

(1)沙眼:睑结膜乳头大小不一,结膜滤泡和角膜血管翳。

(2)春季结膜炎:睑结膜乳头巨大,形如铺路石样,有明显季节性。

5.治疗

(1)消除过敏因素。

(2)冷敷可缓解症状。

(3)滴用抗组胺药物、滴用肥大细胞稳定剂,或联合滴用血管收缩剂。

(4)对于病情较重者,滴用糖皮质激素滴眼液。

(5)必要时可口服抗组胺药,如苯海拉明 25mg,每日 3～4 次。

(四)巨大乳头性结膜炎

1.概述

因长期佩戴角膜接触镜或结膜表面尼龙缝线刺激所致。

2.临床表现

(1)眼痒、畏光、流泪和异物感等。黏液性分泌物。

(2)上睑结膜巨大乳头形成。

(3)角膜接触镜被沉淀物包裹。

(4)轻度结膜充血。

(5)可有上睑下垂。

3.诊断

根据佩戴角膜接触镜或结膜面有尼龙线刺激,眼痒,上睑结膜巨大乳头形成,可以诊断。

4.鉴别诊断

(1)沙眼:睑结膜乳头大小不一,结膜滤泡和角膜血管翳。

(2)春季结膜炎:睑结膜乳头巨大,形如铺路石样,有明显季节性。

5.治疗

(1)根据病情,酌情滴用肥大细胞膜稳定剂。滴用糖皮质激素滴眼液、非甾体类抗炎类滴眼液、免疫抑制剂滴眼液。

(2)应选用无防腐剂的角膜接触镜保存液,或更换不同品牌镜片。如果这些措施无效,则应停戴角膜接触镜。

(3)结膜表面尼龙线应及时拆除。

九、药物性结膜炎

(一)概述

长期滴用缩瞳剂、抗生素(如庆大霉素、新霉素等)以及含有刺激性防腐剂的其他滴眼液均可导致药物性结膜炎。

(二)临床表现

(1)眼痒,流泪。可有少量分泌物。

(2)结膜充血,有滤泡。

(3)氨基糖苷类抗生素、抗病毒成分及防腐剂的滴眼液,可引起下睑结膜的乳头反应。

(4)滴用阿托品、缩瞳剂、肾上腺素制剂、抗生素和抗病毒药物时,可出现滤泡反应。

（5）可伴有浅层点状角膜炎。

（三）诊断

根据眼部长期用药史和结膜的改变,可以诊断。

（四）鉴别诊断

沙眼:沙眼睑结膜乳头大小不一,结膜滤泡和角膜血管翳。而药物性结膜炎在停止用药数周后,症状和体征可消退。

（五）治疗

停止用药。

十、结膜干燥症

结膜干燥症是由结膜组织本身的病变或全身性疾病所引起的结膜干燥现象。临床上把结膜干燥症分为上皮性和实质性干燥症两种。

（一）上皮性结膜干燥症

本症是因为维生素 A 缺乏和全身营养紊乱所引起的结膜病。膜病。

1.病因

（1）摄入量不足:喂养不当或患病时忌口。

（2）吸收不良:如消化不良、胃肠炎、痢疾等维生素 A 的吸收,当维生素 A 缺乏时,则造成肠壁上皮的病变,如此形成恶性循环。

（3）消耗量过多:小儿生长发育快,对维生素 A 的需要量大,当患麻疹、肺炎、百日咳时维生素 A 消耗量增加。

（4）成人长期患消化道不良疾病,则维生素 A 吸收不良;当肝病变时,造成脂肪吸收不良而引起脂溶性维生素 A 缺乏。

2.病理

早期结膜杯状细胞消失,上皮细胞玻璃样变,色素沉着,其后上皮细胞变扁平、增厚,细胞核消失,呈角化改变,干燥斑内含有睑板腺分泌物、上皮碎屑、脂肪等,或有干燥杆菌。

3.诊断

（1）临床表现

①眼干涩、畏光、夜盲。

②球结膜干燥,失去正常的光泽和弹性,睑裂处可见三角形干燥斑（Bitot 斑）。严重者发生角膜软化。

（2）实验室检查:结膜刮片可发现上皮细胞角化颗粒和大量干燥杆菌。

（3）有营养不良或消化不良等病史。

4.治疗

（1）局部用消毒鱼肝油滴眼,每日 4～6 次,同时用抗生素眼药水（膏）。角膜软化者如有溃疡,加用 1% 阿托品眼药水（膏）,每日 1～2 次,20% 素高捷疗眼膏,睡前用。

（2）全身治疗改善营养状况,可口服维生素 AD（鱼肝油）或肌内注射鱼肝油,1mL/d,同时食用富含维生素 A 的食物,如猪肝、牛奶、鸡蛋、胡萝卜等。

(二)实质性结膜干燥症

本症是由结膜瘢痕或暴露所致的结膜病变。

1.病因

(1)各种理化因素引起的烧伤、沙眼或 X 线照射后造成的广泛性瘢痕,使泪腺、副泪腺杯状细胞被破坏形成阻塞。

(2)各种原因所引起的睑闭合不全,使角膜、结膜长期暴露在外而发生干燥。

2.病理

结膜上皮全层增厚,甚至呈复层扁平上皮结构;表层细胞出现角化,亦有空泡;中层胞核凝缩,染色不好,出现退行性变;上皮层下淋巴细胞浸润。

3.诊断

(1)临床表现

①有化学烧伤史和沙眼、睑闭合不全等症。

②结膜皱缩、干燥、角化,角膜上皮干燥混浊,视力下降。

(2)实验室检查:结膜刮片可发现上皮细胞角化颗粒和大量干燥杆菌。

4.治疗

(1)对症处理局部用人工泪液,1%甲基纤维素液。利奎芬滴眼,每日 4 次。20%素高捷疗眼膏,睡前涂用,每日 1~2 次。为防继发感染,可用抗生素眼药水(膏)。

(2)封闭泪点,减少泪液流出。

(3)戴亲水软角膜接触镜。

(4)睑成形术或睑缘缝合使睑闭合,保持眼湿润。

(5)可行腮腺管移植术改善症状,但有时造成流泪不止。

十一、其他常见结膜病

(一)翼状胬肉

翼状胬肉是在睑裂部出现肥厚的球结膜及结膜下组织向角膜呈三角形侵入,因其形状似昆虫的翅膀,故得名为翼状胬肉,是眼科常见病,单眼或双眼发病。

1.病因

(1)环境因素:人眼长期受风沙、烟尘、日光、花粉的刺激,见于渔民、农民、海员、沙石工人。

(2)身体因素:有人认为与遗传、营养缺乏、泪液分泌不足、过敏因素和解剖等因素有关。

2.病理

初期结膜上皮和上皮下结缔组织呈增生状态,结缔组织中有大量细胞浸润和新生血管。中期主要为结缔组织增生。后期上皮萎缩,上皮下结缔组织硬化,发生玻璃样变。

3.诊断

(1)临床表现

①初期在角膜缘处发生灰色混浊,球结膜充血、肥厚,以后发展成三角形的血管性组织,分

头、颈、体三部分。其尖端为头部,角膜缘处为颈部,球结膜部为体部。

②有长期接触外界刺激史。

(2)实验室检查:结膜刮片可找到浆细胞和淋巴细胞。免疫荧光检查 IgE、IgG 增加。

(3)鉴别诊断。假性翼状胬肉:有化学烧伤或其他外伤史,可发生在眼球任何部位,且不发展,无炎症表现,颈部可通过探针。

4.治疗

(1)原则:避免外来刺激,积极治疗眼部慢性炎症。

(2)局部:用 0.3%硫酸锌、0.1%利福平、15%磺胺醋酰钠或抗生素眼药水(膏),在充血明显时可用0.5%可的松眼药水。

(3)颈、体部注射药物:平阳霉素 8mg 加生理盐水 7.5mL,再加地塞米松 2.5mg,注射 0.1mL,每周一次,5 次为一疗程;或用 2000~3000U/mL 的博来霉素 0.3mL,每周一次,3~6 次为一疗程。

(4)冷冻疗法:用−40℃冷冻头接触胬肉头部、颈部,破坏其新生血管并使其萎缩。

(5)手术治疗:单纯切除或结膜瓣、口腔黏膜修补。

①适应证:a.胬肉为进行性,肥厚、充血。b.胬肉侵入瞳孔区影响视力。

②术后处理

a.定期复查。

b.预防胬肉复发:噻替派 1∶2000 即 15mg 噻替派溶在 30mL 林格溶液中滴眼,术后第 5 天开始,每 3 小时一次,连续 8 周或更长时间。0.5%可的松或 0.025%地塞米松液,每日 4~6 次,持续 6 周。

c.物理疗法:β射线照射,对防止术后复发有显效,常用 90Sr,术后第 2 天开始照射,总量为 2.6R,不要超剂量。激光照射,用氩离子激光对准胬肉颈、体部血管行光凝。

(二)睑裂斑

睑裂斑是由睑裂部结膜上皮下组织弹力纤维增生与玻璃样变所形成的一种结膜变性改变。见于成年人。

1.病因

可能与外界长期刺激有关。如阳光、风尘等因素。

2.诊断

睑裂鼻侧和(或)颞侧的球结膜上可见基底部向角膜缘呈三角形淡黄色局限性隆起,不向角膜发展。

(三)结膜下出血

结膜下出血是由眼外伤或某种出血性疾病使血液流入结膜下所致的一种临床表现。

1.病因

(1)最常见的原因是眼外伤。

(2)头颅伤眶壁或颅底骨折,血液从骨折处流入球结膜下。

(3)某种原因引起的剧烈咳嗽、呕吐、癫痫发作或颈静脉受压等,使头部静脉回流突然受阻而发生结膜下出血。

(4)急性结膜炎,尤其是流行性出血性结膜炎,可致结膜下出血。

(5)局部血管异常,如毛细血管扩张、动脉瘤,有血管肿瘤或自发性血管破裂。

(6)全身血管病,如动脉硬化、高血压、糖尿病。

(7)全身血液病,如血小板减少性紫癜、白血病、贫血、溶血性黄疸、败血症等。

(8)急性发热病引起的出血。

(9)月经期导致结膜下出血。

2.诊断

球结膜下可见片状红色出血。

3.治疗

(1)主要是找原因,对症处理,同时要解除患者恐惧心理,消除顾虑。

(2)小量出血,可不行处理。

(3)大量出血者,全身可用止血药,如卡巴克络(安络血)10mg,每日 3 次。维生素 P(路丁)20mg,每日 3 次;维生素 C 0.2g,每日 3 次。亦可静脉注射 50%葡萄糖液 60mL 加维生素 C 0.5～1.0g,每日 1 次。

4.预后

小量出血,约 1 周自行吸收;大量出血约 2 周或更长时间吸收。吸收后不留痕迹。

(四)结膜结石

结膜结石是结膜腺管内或结膜上发凹陷内脱落的上皮细胞和变性的白细胞凝固而成。

1.病因

由各种慢性炎症如沙眼、慢性结膜炎等引起。

2.诊断

(1)临床表现

①有异物感。

②在结膜面有小而硬的黄白点,周围可有轻度充血、数目不等、分布不均之突出物或位于结膜下。

(2)鉴别诊断

①睑板腺栓塞在睑结膜上可透见小黄白点,比结石大,位于深部,边界不太清楚。

②内睑腺炎稍隆起,局部充血,边界不清,触痛,有时可见脓点。

3.治疗

(1)有异物感时,在表面麻醉下用针剔出。

(2)局部可滴用抗生素或磺胺类眼药水(膏)。

十二、结膜囊肿及肿瘤

(一)结膜囊肿

结膜囊肿在临床上并不少见。结膜囊肿应当定义为由结膜上皮组织构成囊壁,其中充填了液体物质。引起结膜囊肿的原因很多,大多数是由于手术、外伤、感染、慢性炎症刺激等造成的植入性上皮性囊肿,发生于结膜穹窿部囊肿的体积可以较大;部分囊肿是先天性的。在分类中,部分作者习惯将位于结膜下的包裹性囊肿也列入结膜囊肿的范畴。

临床常见的结膜囊肿按病因分为：

1.先天性结膜囊肿

先天性结膜囊肿较少见。较小者见于结膜痣,痣本身含有小的透明囊肿。较大的结膜囊肿见于隐眼畸形,眼眶内有一发育很小的眼球及较大的囊肿,囊肿大时可充满眼眶。

(1)症状:患者无特殊不适。

(2)体征:先天性小眼球伴囊肿患者多无视力;部分患者眼窝表面找不到眼球,或很小的眼球位于下方穹窿部,余部为囊肿充填。结膜痣患者出生时结膜有隆起病灶,生长缓慢。

(3)辅助诊断:无特殊,病理切片为诊断的金标准。

(4)鉴别诊断:与结膜的实质性肿物相鉴别。与相邻组织的囊肿鉴别。

(5)治疗:本病药物治疗无效,根据患者美容的需要,选择手术摘除,局部美容手术。

2.获得性囊肿

获得性囊肿是结膜囊肿临床上最常见的类型,根据病因,有各种不同的临床表现。多数患者就诊原因为发现眼表肿物,部分囊肿是患者由于其他原因检查眼睛时偶然被发现。

①上皮植入性结膜囊肿:由于结膜外伤、手术等原因,结膜上皮被植入到结膜下,这些上皮细胞增生成团,继之在中央部分发生变性,形成囊腔,囊壁由结膜上皮细胞组成,菲薄而透明,其中可见杯细胞。囊内为透明液体及黏液,囊肿的一侧与巩膜表面或有粘连不易移动,周围组织炎症反应轻;当在囊腔内存在细菌等微生物时,囊肿周围组织可能有急慢性炎症。②上皮内生性结膜囊肿:由于结膜受到长期慢性炎症刺激,上皮细胞向内层生长,伸入到结膜下组织。新生的上皮细胞团,中央部变性而形成囊肿,充以液体。囊肿好发于上睑及穹窿部结膜,也见于泪阜、半月皱襞、下穹窿及下睑结膜。③腺体滞留性结膜囊肿:由于慢性炎症浸润刺激,使结膜本身腺体的排泄口阻塞、封闭,腺体分泌物不能排出,滞留而形成囊肿。这种囊肿一般很小,多见于穹窿部结膜,也可见于泪阜处。

(1)症状:患者无特殊不适,部分患者有结膜炎症表现,眼部异物感、流泪等。

(2)体征:半透明或不透明的结节状、半球形隆起,周围结膜血管或充血;位于穹窿部的囊肿可以较大,表面淡紫色,可使用暴露穹窿法使囊肿突起入结膜囊。

(3)辅助诊断:无特殊,病理切片为诊断的金标准。

(4)治疗:本病药物治疗无效,选择手术摘除,当怀疑结膜囊肿为感染性,切除肿物时尽量保证肿物完整,根据病理诊断报告,考虑术后是否使用抗感染药物;当手术中囊肿壁有破溃时,尽量取囊内容物(液)涂片,确定有无病原体以便于进一步治疗。

(二)结膜良性肿瘤

结膜肿瘤主要源于结膜上皮或黑色素细胞病变,结膜固有层的间质组织病变亦可引起瘤样增生。与其他部位的肿瘤类似,结膜肿瘤包括错构瘤与迷芽瘤两类。除原发外,炎症等因素也可以导致组织肿瘤性生长。

1.鳞状细胞乳头状瘤

结膜上皮增生,外生性生长。

(1)症状:大部分患者没有症状,以发现眼球表面肿块或色素为主诉。

(2)体征:多为暗粉红色,略隆起于结膜表面,桑葚状或菜花状,位于结膜表面,有时基底呈蒂状。

（3）辅助诊断：裂隙灯角膜显微镜检查，肿瘤表面不平，似有多数小的乳头状结构，半透明，可以隐约看到瘤体内含扩张弯曲血管。

（4）实验室诊断：手术切除标本送病理检查，进行诊断。

（5）鉴别诊断：对所有结膜良性肿瘤来说，重要的是判断肿物的性质，除外恶性肿物。临床医师根据肿瘤的外观、生长速度等可以对病灶性质进行初步诊断，帮助确定手术方案，病理检查是诊断的金标准。

（6）治疗：手术切除为首选治疗手段。目前有作者推荐局部冷冻与手术切除联合的治疗方案。

2.色素痣

属于良性黑色素细胞瘤。有先天性与获得性两类，病理学家 Peter 和 Folberg 博士，将成年人罹患的色素痣，归为原发性获得性结膜黑变病（PAM）的范畴。

（1）症状：结膜色素性病灶，多无自觉不适。

（2）体征：结膜表面棕黑色、蓝黑色或棕红色病灶，境界清晰，微隆起，表面平滑无血管。痣好发部位为角膜缘附近及睑裂部球结膜，缓慢增长。

（3）辅助检查：无特殊。

（4）实验室诊断：如手术切除，标本做病理诊断。

（5）鉴别诊断：对所有结膜良性肿瘤来说，重要的是判断肿物的性质，除外恶性肿物。临床医师根据肿瘤的外观、生长速度等可以对病灶性质进行初步诊断，帮助确定手术方案，病理检查是诊断的金标准。

（6）治疗：体积小，患者无感不适（包括生理与心理）的色素痣可以无须治疗。当痣突然增生，表面不平滑者或有出血、破溃等恶变的迹象时，应选择手术切除肿物。对于色素性肿物，临床上务求病灶一次性、全部、完整切除，切除病灶送病理检查。

3.血管瘤

有毛细血管瘤和海绵状血管瘤。毛细血管瘤为先天性瘤，出生后生长缓慢或停止生长。一般范围较小，有时也波及眼睑、眼眶等邻近组织。海绵状血管瘤一般范围较广，位置较深，常为眼眶、眼睑或颜面血管瘤的一部分。有时合并青光眼，称为 Sturge-Weber 综合征。

4.皮样瘤

为先天性良性瘤。好发于睑裂部角膜缘处。部分位于角膜浅层，部分位于结膜侧。瘤体与其下结角膜组织粘连牢固，呈淡红黄色，表面不平呈皮肤样、有纤细毛发。组织学检查含有表皮、真皮、毛囊、皮脂腺、汗腺等，手术切除，角膜部分进行板层角膜移植修补。

5.皮样脂瘤

为先天性瘤，因含大量脂肪故瘤体呈黄色，质软。好发于颞上侧近外眦部结膜下，与眶内组织相连。手术切除时，慎勿损伤外直肌。

6.骨瘤

为先天性瘤。很少见，好发于颞下侧外眦部结膜下，质硬，多呈圆形，如黄豆大小。应与畸胎瘤区别。

十三、结膜恶性肿瘤

(一)鳞状细胞癌

临床并不常见,本病变属于结膜鳞状上皮的病变,目前有部分作者将其归类为眼表鳞状细胞肿瘤(OSSN),可能与紫外线辐射有关。好发于上皮细胞性质移行的结合部。

1.临床表现

患者开始时并无特殊不适,以后可能有眼干涩、局部充血等;病变通常发生在睑裂部,发生在角巩膜缘处的病变,病灶外观类似泡性角膜结膜炎。病灶表面有血管,增长较迅速,可表现为菜花状、鱼肉状或胶冻状外观。结膜鳞状细胞癌病灶表面及周围结膜经常发生角化。在较少情况下,肿瘤可浸润进入眼内,并经淋巴转移到耳前淋巴结、颌下淋巴结及颈部淋巴结。

2.诊断

病理诊断为本病诊断的金标准。

3.治疗

临床首选手术切除病灶。在切除时,选用肿瘤非接触切除原则(NO TACHE),意为在手术中,切除缘距肿瘤肉眼病灶 2～3mm。肿瘤的复发率与肿瘤切除缘是否无肿瘤细胞相关。目前也有采用手术切除病灶联合局部冷冻、局部化疗和局部放疗法抑制肿瘤复发。

(二)恶性黑色素瘤

这一名称在目前国际通用的教科书中已经很少使用,常用的名称是结膜黑色素瘤。

结膜黑色素瘤占眼表恶性肿瘤的约 2%。其大部分来源于原发性获得性黑变病(PAM),1/5 源于色素痣恶变,仅很少量为原发性黑色素瘤。

1.临床表现

患者发现结膜表面黑色或灰褐黑色实质性病灶,伴有扩张的滋养血管;非色素性病灶呈现为表面平滑、鲜鱼肉样外观的结节。肿瘤的好发部位为角巩膜缘处的结膜表面。

2.鉴别诊断

①较大的色素痣:痣生长慢,不侵犯周围组织,如角膜;②眼内黑色素瘤穿破眼球壁:瘤体增长迅速,色黑,表面不平呈分叶状,结膜病灶与其下组织粘连牢固;③色素细胞瘤:少见,先天性黑色病灶,通常不易在眼表移动;④有色素的鳞状细胞癌:表面粗糙,隆起较明显的结节。

3.治疗

根据肿瘤状态,采取单纯切除、局部化疗或扩大切除、放疗等手段。色素性肿瘤常早期血行扩散,切除后复发率高,易发生全身转移。制订手术切除治疗方案要慎重,考虑周全并与患者进行良好沟通。

(三)卡波西肉瘤

发生于艾滋病(AIDS)患者。

临床表现:可孤立或多发,扁平斑状或结节状。瘤体呈红色、暗红或青紫色,常见的生长部位为下睑和下穹窿部,易被误诊为结膜下出血。

第三章　耳部先天性疾病

第一节　先天性耳前瘘管

先天性耳前瘘管是胚胎时期的第一鳃沟融合不全所形成的遗迹,是耳科常见的先天性畸形之一。

本病为一种遗传性疾病,先天性耳前瘘管感染的主要致病菌为厌氧菌及金黄色葡萄球菌等。

一、临床表现

未感染的先天性耳前瘘管一般无症状,可有少许分泌物自管口溢出。发生感染的先天性耳前瘘管局部有红肿、疼痛及流脓;感染可反复发作,致使局部皮肤溃烂、迁延不愈。

检查可见患耳前有小的瘘管口,以探针可探之有管腔。管口90%位于耳轮脚前,少数位于屏间切迹至同侧口角的连线上,或位于耳郭等少见部位。急性感染者局部可充血、水肿及压痛,成脓者有波动感;长期反复感染者局部可有肉芽组织及瘢痕形成,可有溢脓孔。

二、治疗

(1)无症状者可不做处理。局部瘙痒、有分泌物溢出者,宜行手术切除。

(2)急性感染时,先行抗感染治疗,对已形成脓肿者应切开引流,待炎症消退后行瘘管切除术。

(3)按瘘口位置和瘘管走向,注意与第一鳃裂瘘管相鉴别。术中可用探针引导,或术前注入染料等标记溶液示踪瘘管。

(4)手术时可沿皮纹方向在瘘口处做梭形切口,顺耳轮脚方向延长,沿瘘管走行方向分离,将瘘管及其分支彻底切除,并切除其末端附着的软骨。若有炎性肉芽组织应一并切除。

三、预后及预防

(1)无感染史者,应注意保持局部清洁,避免用手挤压刺激,以减少感染的机会。

(2)手术如果切除不干净,有上皮组织残留,易复发并反复感染。切除彻底者,预后良好。

第二节 第一腮裂瘘管

第一鳃裂瘘管是第一鳃裂发育异常导致,与外耳道关系密切,亦称先天性外耳道瘘。胚胎第 24 周第一腮沟腹侧消失不全,即可形成与外耳道关系密切的外胚层组织残留。可表现为囊肿、瘘管、窦道等多种形式,可单独存在,亦可伴有耳郭及外耳道畸形。

一、病理

病理特征与先天性耳前瘘管基本相同,但瘘口位置与瘘管走向不同。外瘘口多位于患侧下颌角附近、耳郭后下或乳突尖下方;内口或者盲端多位于或指向同侧外耳道的后壁和下壁。可表现为囊肿、瘘管或窦道等形式。

二、临床表现

瘘管开口较小,多位于患侧下颌角附近、耳郭后下方或乳突尖前下方。位于外耳道壁的瘘口难以察觉,多数出现症状后始被发现。按表现形式不同,可分为下列几种类型。

1.囊肿型

表现为耳垂下方进行性增大的囊性包块,常位于腮腺深面或部分包埋在腮腺内,与皮肤无明显粘连,与面神经颞骨外主干相邻。伴有炎症时,肿块明显增大并伴有疼痛,炎症消退后包块缩小,但不能消失。炎症加重时,局部脓肿形成,耳后或耳下区皮肤破溃,脓液排出形成耳后瘘管。

2.窦道型

表现为耳后或耳垂下方包块与囊肿型相同,区别在于有窦道与外耳道相连,在外耳道软骨段与骨段之间在瘘口残存,形成外耳道峡部伸向耳郭后方或下方的窦道。窦道狭小,远端膨大,代谢产物聚集于囊袋内而膨大,若感染排脓,则在耳后或耳下区皮肤破溃,形成瘘管。

3.瘘管型

该型病变,有内、外两个开口。外口在耳垂下方或胸锁乳突肌前上 1/3 某一部位,内口开口位置不同:

(1)单纯瘘管型:由第一鳃裂发育异常形成,内口位于外耳道峡部(骨部与软骨补交界处)。

(2)复合瘘管型:发育障碍出现在闭锁膜形成之前,第一咽囊与第一鳃裂之间沟通,此型由外胚层组成的瘘管内口可追溯至由咽囊发育形成的鼓室腔或咽鼓管。

三、诊断

瘘口位置,囊性包块的性质,是临床上诊断和鉴别诊断的依据。注入显影剂后 X 线检查可了解瘘管的位置,大小,走向,是否存在内口。表现为耳后包块,或者因继发感染破溃成瘘时,应注意与化脓性中耳炎之耳后脓肿、腮腺囊肿、皮脂腺囊肿、耳后淋巴结炎、淋巴结结核等相鉴别。

四、治疗

手术彻底切除瘘管或囊肿是唯一有效的根治方法。已有感染者应在炎症控制后施行手术。

五、注意要点

手术可在经外瘘口注入染料示踪或在探针的引导下进行。由于瘘管和面神经颞骨外段关系密切,尤其是复发病例,前期的手术或感染会使瘘管周围产生瘢痕粘连,增加手术难度,必要时需行面神经解剖,以避免面瘫的发生。

六、预后及预防

未经治疗者,难免反复感染。手术后切口不愈和(或)复发,为管壁上皮组织残留所致。麻醉或牵拉所致术后面瘫多为暂时性,若误伤神经干或其分支,则可能出现永久性面瘫。

第三节　先天性耳畸形

一、外耳畸形

(一)概述

先天性外耳畸形是由于胚胎时期第一、二鳃弓及其第一鳃沟的发育异常引起的一组颌面畸形,临床上常表现为耳廓畸形和外耳道闭锁,许多患者还同时伴有同侧下颌骨和面部软组织的发育不良。先天性小耳畸形是继唇、腭裂之后最为常见的面部畸形,也是导致面部不对称的最常见先天性畸形。

(二)诊断要点

根据耳廓形态异常很容易做出先天性外耳畸形的诊断。根据外观形态表现可将对先天性外耳畸形分为3级。

1.Ⅰ级

外耳主要解剖结构存在,每部分结构能够被清晰地辨认,但与正常耳相比稍小。

2.Ⅱ级

耳廓的大小相当于正常的1/2～2/3,解剖结构有更明显的缺失(如缺失耳垂或耳轮)。

3.Ⅲ级

最为常见,外观呈现花生状、腊肠状和舟状,大多伴外耳道闭锁、耳甲腔消失。

耳发育异常也可伴有颌面部及其他系统的发育异常,因此,外耳畸形可作为某些综合征的耳部异常表现,如第一、二鳃弓综合征、Godenhar 综合征(眼-耳-椎骨畸形综合征)、Treacher

Collins 综合征及腮-耳-肾综合征等。

(三)鉴别诊断

根据病史,排除其他后天性耳廓畸形即可明确诊断。

(四)治疗要点

手术是先天性耳廓畸形的主要治疗方法。对于中年以上、肋软骨钙(骨)化失去弹性的患者,可考虑佩戴赝复体义耳。

1.手术时机

耳廓再造手术时机的选择应从心理及生理两方面考虑。耳廓畸形患儿上学后可能受到同学的嘲讽,很容易影响到患儿的心理发育,造成患儿性格孤僻、自卑等性格缺陷,所以,手术应考虑在学龄前完成。6 岁儿童耳廓与成人相比仅差数毫米,耳垂部分几乎与成人一致,肋软骨的发育程度也可满足作为支架的需要。目前普遍认为耳廓再造手术的适宜年龄在 6 岁左右。

2.手术方式

(1)部分 Ⅰ 级的外耳畸形可以采用患耳卷曲软骨舒展和(或)复合组织移植的方法进行治疗,而不需选择耳廓再造的方法。

(2)Ⅱ、Ⅲ 级小耳畸形的治疗主要采用耳廓再造术。目前国内外常应用肋软骨支架移植结合局部皮瓣、筋膜瓣加游离植皮覆盖的方法进行分期的耳廓再造术。手术分 3 期完成:

①1 期手术:将扩张器置入残耳后方乳突皮下,扩张器植入后 3～4 天开始每日少量注水,注射量至 50～60mL,维持扩张 2～3 个月后,可以获得足够覆盖耳廓支架的皮肤。

②2 期手术:全耳廓再造。通常取右侧第 6、7、8 肋软骨雕刻耳廓支架,做蒂在前的耳后筋膜瓣及耳后皮瓣,将耳支架植入耳后皮瓣与耳后筋膜瓣之间,耳后创面植入中厚皮片。

③3 期手术:切除残耳,塑造耳屏并加深耳甲腔。

二、先天性中耳畸形

先天性中耳畸形,可能单独存在,也可合并外耳畸形或合并内耳畸形。先天性中耳畸形包括鼓室畸形、听小骨畸形、咽鼓管畸形、面神经畸形及其他畸形。

(一)分类

1.鼓室畸形

伴有外耳道闭锁的患者,大部分合并鼓膜缺失,外耳道狭窄患者常合有小鼓膜。除了鼓膜畸形,鼓室其他各壁常见的畸形表现为先天性骨质缺损:鼓室天盖骨质缺损可合并硬脑膜及脑组织下垂,疝入鼓室内;鼓室底壁骨质缺失,颈静脉球可向鼓室内突出;鼓室内壁可出现前庭窗及蜗窗的狭窄、闭锁或窗裂;颞骨发育不全时,鼓室发育也会出现改变,鼓室变小较多见,完全缺失少见,鼓室被横行或纵行的骨性/膜性隔板分隔,形成上、下或内、外两室。

2.听小骨畸形

在听小骨畸形中,单个听骨或两个听骨畸形较多见,三个听骨均未发育罕见。合并外耳道闭锁者,以锤砧骨骨性融合,听骨链固定最为常见,其次是砧骨长脚、豆状突畸形,砧镫关节断裂或被纤维带替代,锤骨柄缺失或弯曲,锤砧关节中断,锤骨头及其周围韧带硬化固定,锤骨柄与鼓沟之间形成骨桥,砧骨体与相邻的骨壁硬化固定等。镫骨畸形包括镫骨头部断裂或缺失,镫骨足弓增粗或融合,镫骨足板固定、断裂或穿孔,镫骨环韧带缺失等。在单纯中耳畸形中,镫骨和前庭窗畸形较常见。

3.咽鼓管畸形

包括全程闭锁、狭窄,咽鼓管软骨段畸形,圆枕低平,咽鼓管咽口或鼓室口闭锁,以及先天性憩室、息肉、水平移位等。

4.面神经畸形

中耳畸形时常合并面神经畸形,但中耳畸形的严重程度与面神经畸形严重程度并不相关。常见的面神经畸形包括骨管部分或全部缺失,多发生于面神经鼓室段,裸露的面神经表面仅有薄层黏膜覆盖;面神经骨管增厚狭窄,情况严重时可发生完全性或不完全性面瘫。面神经行程可发生异常,出现鼓室段向下移位、锥曲段向后上或前下移位、垂直段向前移位。面神经可形成异常分支,如鼓室段、乳突段可分为两支或数支,位置异常等。

5.其他

鼓室内肌肉出现畸形,如镫骨肌腱缺失、镫骨肌过长、过短或走行方向异常及附着点异常等。鼓膜张肌缺失少见,鼓室或面神经管内出现多余肌肉等。

(二)临床表现

患者常表现为患耳听力下降,外观畸形。患儿双耳听力下降者,常伴有言语功能障碍。外、中耳畸形常合并有其他部位、特别是颌面部畸形。

(三)辅助检查

1.听力学检查

尚有残存听力,能够配合的患者可行音叉试验或纯音听力检查。对于婴幼儿或不能配合的患者可行客观听力检查,包括声导抗测试、耳声发射及听觉诱发电位检查如耳蜗电图、听性脑干反应、听觉稳态反应、中潜伏期反应、听觉皮质反应、听觉事件相关电位等。

2.颞骨高分辨率薄层 CT 及 MRI 检查

了解外耳、中耳发育情况,鼓室、乳突气化情况及面神经有无畸形等。还应注意内耳、内耳道有无畸形。

(四)诊断及治疗

依据患者病史、症状、体征及辅助检查,可确诊先天性外、中耳畸形。治疗主要依靠手术治疗。通过重建外耳道及中耳,提高听力。对于有残余听力不愿手术或因各种原因不能手术的患者,可佩戴助听器。也可以行耳郭、外耳道成形术,改善外观后佩戴助听器。如果患者合并有胆脂瘤,无论是否能矫正畸形,均应手术清除胆脂瘤病变。

三、先天性内耳畸形

先天性内耳畸形可能的原因包括遗传因素,母孕早期感染性疾病,或受 X 射线、微波、电磁辐射、药物中毒的伤害,至内耳发育异常。

(一)分类

目前的分类方法并不全面,有待于进一步完善。

1.米歇尔畸形

内耳完全未发育,部分患者颞骨岩部也未发育,常染色体显性遗传,常伴有其他器官畸形和智力发育障碍。

2.蒙底尼畸形

耳蜗底周已发育,第2周及顶周发育不全;耳蜗水管、内淋巴管、前庭池可合并畸形;半规管可缺如或两侧半规管大小不一;两窗可伴有畸形。CT显示耳蜗扁平,除底周外,其余部分仅表现为骨瘘样结构。常染色体显性遗传,单耳或双耳受累,可伴发短颈畸形综合征、甲状腺耳聋综合征、额部白化、鼻根增宽、耳聋综合征以及颌面部发育不全等。

3.宾-亚历山大畸形

骨迷路发育正常,蜗管分化不全,主要病变位于耳蜗底周螺旋器及螺旋神经节。常染色体显性遗传,患者高频听力损失严重,低频残存听力尚可利用。

4.赛贝畸形

骨迷路及膜迷路上部结构包括椭圆囊、半规管发育正常,畸形局限于蜗管和球囊,又称为耳蜗球囊畸形。常染色体隐性遗传。

5.共同腔

耳蜗和前庭形成一个共同的大腔,内部结构不全,又称囊状耳蜗。半规管正常或发育不全。

6.前庭-外半规管发育不全

前庭扩大,外半规管短而宽,其余半规管正常。

7.大前庭导水管

前庭导水管扩大,合并正常的半规管,前庭正常或扩大。

(二)临床表现

1.听力障碍

先天性内耳畸形患儿大多数患有严重的听力下降,出生后即为重度聋或极重度聋。Mondini畸形耳蜗底周已发育,可能保留部分高频听力,单纯前庭导水管扩大患者出生时听力可以较差,也可以正常。听力正常者幼年或青年时出现突聋或波动性耳聋。

2.耳鸣

临床上较少见。

3.眩晕

伴有前庭器畸形时,可出现眩晕和平衡失调。大前庭导水管综合征患者受到强声刺激时,可出现眩晕和眼震(Tullio现象)。

4.脑脊液耳漏或鼻漏

某些先天性内耳畸形患者,蛛网膜下隙与内耳、中耳之间存在先天性瘘管,在人工耳蜗植入手术时可出现脑脊液耳漏或鼻漏。

(三)辅助检查

1.听力学检查

包括主观听力检查和客观听力检查。

2.颞骨高分辨率薄层CT及三维重建

可显示内耳骨迷路、耳蜗、前庭、前庭导水管的多种畸形。

3.膜迷路 MR 三维重建及水成像

可显示内耳膜迷路及立体形态,判断其发言情况及畸形。

4.家系调查

对患者家系行全面调查,特别是行听力学检查,尽可能行耳聋基因筛查,画出家系图。

(四)诊断及治疗

依据病史、症状、体征及辅助检查可确诊,根据患者病情及意愿行佩戴助听器,人工听觉装置植入(振动声桥、骨桥或骨锚式助听器)和人工耳蜗植入。

第四章　耳部外伤

第一节　耳郭外伤

耳郭突出于头部两侧,易遭受各种挫伤、切伤、撕裂伤、断离伤及火器伤。若处理不当、可发生软骨膜炎、软骨坏死,遗留耳郭畸形。

一、症状

(1)耳痛。

(2)出血或渗血。

二、检查

(1)耳郭挫伤:耳郭表面皮肤紫红色。可形成血肿,多发生于耳郭上部,前外侧面,呈半圆形紫红色肿块,质软。严重时可致耳郭增厚变形。

(2)耳郭切伤及撕裂伤,轻者为一裂口,重者有组织缺损,或耳郭撕裂或全部撕脱断离,软骨暴露,可有部分缺损。

三、诊断要点

(1)耳外伤史。

(2)耳郭切伤及撕裂伤。

(3)耳郭表面挫伤。

四、治疗

1.裂伤

先消毒清创。皮肤对位良好、缺损不大时可以直接缝合,或游离皮下组织后缝合。如果创面较大,无法缝合,可以油纱覆盖后包扎,避免敷料与伤口粘连。

2.血肿

早期未凝成血凝块时可以抽吸,体积较大,可能无法自行吸收时应给予手术切开,清理积血。

3.耳道外伤

除清创对位缝合外,可以在外耳道填塞碘仿纱条,防止继发瘢痕狭窄或者闭锁。

第二节　鼓膜穿孔和听骨链损伤

多因直接或间接外力损伤所致,如挖耳、手术、颞骨骨折、压力伤如掌击耳面部、高台跳水或者潜水都有可能损伤鼓膜,导致鼓膜穿孔。外力过大时可能造成砧镫和锤砧关节脱位而导致听骨链中断,各种听骨损伤中,以砧骨占多数,锤、镫二骨的损伤较少见。

一、临床表现

患者常有明显的耳痛、有时伴有耳流血、听力减退、耳鸣和眩晕。使用电耳镜或者耳内镜检查可见不同形状的鼓膜穿孔,多位于紧张部,有时可见听骨链、穿孔边缘血迹或者血痂。纯音测听:鼓膜穿孔一般表现为传导性听力下降,如果气骨导差过大(>50db HL),则可能有听骨链的中断,如同时伤及内耳可能会同时出现一过性或者永久的骨导下降,听力图表现为混合型听力下降。声导抗测试:鼓膜完整而听骨链损伤情况下表现为声顺值增高,鼓压曲线呈 Ad 型,有粘连或固定形成时呈 As 型曲线。影像学检查:高分辨率的颞骨 CT 扫描有时可见听骨链中断。

二、治疗

1.鼓膜穿孔

①抗生素预防感染;②保持耳道干燥清洁,如局部无感染,不要使用滴耳剂;③可用清洁的干棉球放在耳道口,防止异物进入,勿擤鼻;④无感染的情况下多数穿孔可以自行愈合,如果穿孔无法自行愈合,可行鼓膜修补手术。

2.听骨链损伤

听骨链的损伤多数需要手术治疗。

(1)关节脱位:砧镫关节脱位是最常见的外伤性听骨链中断病变。砧骨往往移位,也可仅为关节松懈,复位后即可使其重新连接。若砧骨严重脱位,可试行复位,否则择期行听骨链重建手术。

(2)镫骨足弓骨折:外伤时砧骨的扭转可使整个镫骨自前庭窗脱位。比较常见的是镫骨足弓在薄弱的部位骨折。可以行镫骨部分切除术、砧骨移置术或者应用自体或者人工材料修复、重建听骨链。

(3)锤骨骨折:难以复位者,择期行重建手术。

第三节 颞骨骨折和脑脊液耳漏

颞骨位于头颅两侧,为颅骨底部和侧壁的一部分,其上方与顶骨,前方与蝶骨及颧骨,后方与枕骨相接,参与组成颅中窝和颅后窝,故与大脑、小脑紧密相邻。颞骨为一复合骨块,由鳞部、鼓部、乳突部、岩部和茎突所组成。外耳道骨部、中耳、内耳和内耳道均包含在颞骨内。

1.鳞部

外面光滑略外凸,有颞肌附着,内面为大脑面有大脑沟回的压迹与脑膜中动脉沟。颞线之下,有外耳道上棘,它向深部的投影,由浅而深依次可遇鼓窦、外半规管、后半规管和内淋巴囊。棘之后方为道上三角区,此处骨面有许多小血管穿过的小孔,故又称筛区。

2.鼓部

位于鳞部之下,岩部之外,乳突部之前,前上方以鳞鼓裂和鳞部相连,后方以鼓乳裂和乳突部毗邻,内侧以岩鼓裂和岩部相连。岩鼓裂位于下颌窝中,在鼓室前壁,内有鼓索神经穿出,并有颌内动脉的鼓室支进入鼓室。

3.乳突部

位于鳞部后下方,乳突尖内侧有一沟,名乳突切迹,二腹肌后腹附着于此,切迹的内侧有一浅沟,有枕动脉经过乳突。乳突内侧面为颅后窝的前下方,有一弯曲的深沟,称乙状沟,乙状窦位于其中。乳突气房发育良好者,乙状窦骨板较薄且位置偏后,其与外耳道后壁之间的距离较大;乳突气房发育较差者,则乙状窦骨质坚实,位置前移,其与外耳道后壁的距离较小,或甚为接近。后者在乳突手术时易损伤乙状窦而引起严重出血,妨碍手术进行或可发生气栓,导致生命危险。

4.岩部

位于颅底,嵌于枕骨和蝶骨之间,内藏听觉和平衡器官。

一、纵行骨折

最多见,占颞骨骨折的70%~80%。暴力作用于颞顶区,骨折线多由骨性外耳道顶后部越过鳞部,撕裂鼓膜,横贯鼓室盖,沿鼓膜张肌管向内,抵达膝状神经节,或沿颈动脉管向前抵达棘孔,向着斜坡,严重者可从破裂孔经蝶骨底延至对侧。骨折经过处可引起砧骨长突、锤骨颈、镫骨足弓和底板发生骨折。又因鼓室盖骨折,脑膜和鼓膜破裂,可发生脑脊液耳漏。

1.临床表现

(1)全身症状:颞骨骨折时常合并有不同程度的颅脑外伤(脑挫伤、脑水肿、颅内出血)等神经系统症状。

(2)出血:外耳道后上骨折,耳后软组织水肿、皮下瘀血,鼓膜破裂和鼓室损伤者,血液自外耳道流出。

(3)听力下降:骨折与岩部长轴垂直,主要伤及中耳,极少伤及迷路,故听力下降较轻,多为传音性聋,偶有全聋,一般无耳鸣,若有以低频为主。

(4)脑脊液漏:外耳道和(或)鼻孔流粉红色或清水样液体,如凝固后不呈痂状,提示脑脊液耳鼻漏可能。

(5)周围性面瘫:发生率较低,见于 20%～25%的病例。一般损伤较轻,预后好。

2.诊断

X 线颅底摄片不易发现纵形骨折,故 X 线片阴性不能排除骨折。一般说来,凡颅脑外伤合并有脑脊液耳漏者提示有岩骨骨折。CT 扫描则可反映颞骨骨折的走向,也可发现颅内血肿积气等。漏出液葡萄糖定量试验、核素扫描(ECT)可协助明确诊断。

3.治疗原则

急性期多合并不同程度的颅内损伤,脑水肿和出血,应及早抢救,如扩创缝合、清除颅内血肿和异物、纠正休克、脱水、控制感染、纠正水电解质和酸碱平衡紊乱。所以早期处理耳部损伤并非主要,临床上常由神经外科先处理,耳鼻喉科的处理应在病情许可后再酌情处理并发症,如治疗脑脊液耳漏、面瘫和听觉障碍等。耳道出血或脑脊液漏一般禁用堵塞,忌擤鼻、喷嚏,也不宜进行腰穿。

二、横行骨折

较纵形者少见,占颞骨骨折的 15%～20%。暴力作用于枕乳部,骨折线由颅后窝伸向颅中窝,越过骨迷路呈多发性骨折。常见的是从枕大孔、颈静脉孔、前庭、内听道,向前到达或接近破裂孔。可分两类:①外骨折:经全段内听道、耳蜗到面神经管;②内骨折:横越内听道,损伤前庭、耳蜗和面神经。

1.临床表现

(1)全身症状(同纵行骨折)

(2)出血:因骨折较少伤及鼓膜和外耳道软组织,外耳道很少出血,血鼓室常见积血多于 1～2 周内消退。

(3)听力下降:骨折易伤及内耳的前庭及内耳道,耳蜗和半规管也可累及,但较少伤及中耳,听力损失较严重,呈重度感音性聋;耳鸣严重,多为持续高频耳鸣。

(4)眩晕:有严重的眩晕和自发性眼震,症状可持续 2～3 周,后期前庭功能检查可表现为功能消失。

(5)面瘫:周围性面瘫可见于 50%的病例。多为面神经水平段至内耳道段直接损伤所致,常为永久性面瘫。

(6)脑脊液漏:脑脊液可经咽鼓管流入鼻腔。

2.诊断和治疗原则

基本上同纵形骨折。

三、混合骨折

更少见,见于 5%的病例,即多发性骨折,外耳、中耳、内耳均有损伤。

四、外伤性脑脊液耳漏

脑脊液通过颅骨外伤、缺损流入颞骨的气化空间,再经外耳道或咽鼓管流出体外者称为脑脊液耳漏。多见于颞骨骨折和手术后,先天性自发者少见。

1.临床表现

间歇或持续性地经外耳道向外流脑脊液,如鼓膜或外耳道没有裂孔,脑脊液便可经鼓室、咽鼓管而流入鼻咽部或由鼻孔流出,则为脑脊液耳鼻漏。如脑脊液流出过多,可出现头痛和水电解质紊乱。由于逆行感染,可反复发生化脓性脑膜炎。为了与其他漏出液体鉴别,可将收集的液体进行化验,检测糖和蛋白的含量。为确定漏孔位置,可行椎管内荧光造影或用同位素进行扫描检查。

2.治疗原则

早期患者应采用头高位或半坐位。颅脑外伤或迷路后手术并发者,应在药物控制感染下进行脱水治疗,观察7~10天,一般多能自愈。如保守治疗无效,应采用手术治疗。

颞骨骨折引起者,应在急性期过后,病情稳定后采用颞部进路开颅探查,首先将硬脑膜从颅中窝底分离向上,在岩锥表面及其前面寻找骨折线;裂隙小者可用小骨片或骨蜡封闭,裂隙大者用颞肌块充填,然后取颞肌筋膜覆盖在断裂面上,脑膜破裂者用丝线缝合。

迷路或迷路后进路手术引起者,应将乳突腔重新打开,找出漏孔进行修补。脑膜缺损较大无法修补时,可采用大块颞肌筋膜或大腿阔筋膜覆盖于脑膜和乳突腔骨面上,凿取附近的骨片覆盖在筋膜上。另外应堵塞鼓窦入口(鼓室未打开)或咽鼓管鼓口(鼓室已打开),术后继续脱水和使用抗生素。

第五章　外耳疾病

第一节　外耳湿疹

湿疹是一种常见的皮肤病,由多种内外因素引起的变态反应性多形性皮炎。主要特征为瘙痒、多形性皮疹,易反复发作。湿疹性反应与化脓性炎症反应不同,组织学上表现为淋巴细胞而非多形核白细胞浸润,有浆液性渗出、水疱形成等。发生在外耳道内称外耳道湿疹。若不仅发生在外耳道,而且还包括耳郭和耳周皮肤则为外耳湿疹。

一、病因

湿疹的病因和发病机制尚不清楚,多认为与免疫或变态反应、毒素和物理化学因素有关,还可能和精神因素、神经功能障碍、内分泌功能失调、代谢障碍、肝或胃肠功能障碍等因素有关。潮湿和高温常是诱因。

二、分类

对外耳湿疹有不同的分类,有根据病程进行分类,分急性湿疹、亚急性湿疹和慢性湿疹。

三、临床表现

不同阶段湿疹的表现不同。

1.急性湿疹

主要症状为患处奇痒,多伴烧灼感,挖耳后流出黄色水样分泌物,凝固后形成黄痂。婴幼儿因不能诉说,可表现有各种止痒动作,烦躁不安,不能熟睡。累及外耳道深部皮肤及鼓膜表面,则可有耳鸣和轻度传导性聋。检查可见外耳皮肤红肿,散在红斑、粟粒状小丘疹及半透明的小水疱。水疱抓破后,即出现红色糜烂面,并流出淡黄色水样分泌物,分泌物干燥凝固后形成痂皮,黏附于糜烂面上。

2.亚急性湿疹

多由急性湿疹未经治疗、治疗不当或久治不愈迁延所致。局部仍瘙痒,渗液比急性湿疹少,但有结痂和脱屑。

3.慢性湿疹

常因急性、亚急性湿疹反复发作或久治不愈发展而来。自觉局部剧痒,表现为外耳道皮肤增厚、粗糙、表皮皲裂、苔藓样变、脱屑及色素沉着等。

四、诊断及鉴别诊断

患者均有不同程度的耳部局部瘙痒症状,非感染性湿疹往往有某种物质接触史,发病的部位一般在该物质接触的部位;在病情不同阶段局部检查可见皮肤充血、粟粒状丘疹或水疱,皮肤糜烂或渗出,表皮皲裂、增厚、脱屑和结痂。感染性湿疹有脓液流出。

五、治疗

1.病因治疗

尽可能找出病因,避免变应原的接触。如本病由慢性化脓性中耳炎长期外耳道流脓引起,应积极治疗慢性化脓性中耳炎。

2.局部药物治疗

(1)急性湿疹渗液较多时,用炉甘石洗剂清洗并去除痂皮后,再用硼酸溶液或醋酸铝溶液湿敷。干燥后可选用氧化锌糊剂或硼酸氧化锌糊剂涂擦。

(2)亚急性湿疹渗液不多时,局部涂擦2％甲紫溶液,干燥后选用氧化锌糊剂或硼酸氧化锌糊剂涂擦。

(3)慢性湿疹可选用氧化锌糊剂或硼酸氧化锌糊剂、抗生素激素软膏或糠酸莫米松软膏等。皮肤明显增厚时可用3％水杨酸软膏。

3.全身治疗

口服抗过敏药物。如继发感染,应全身应用抗生素。

第二节　外耳道疖

一、概述

外耳道疖是发生于外耳道软骨部皮肤的单个毛囊及其周围组织的急性局限性化脓性炎症。多为单发,常见于夏季或炎热潮湿地区。外耳道软骨部皮肤含毛囊、皮脂腺和耵聍腺等皮肤附属器,遭细菌侵入感染而形成脓肿,常见致病菌为金黄色葡萄球菌。常见病因为:①挖耳,外耳道皮肤损伤,细菌感染;②外耳道进入不洁水,如游泳、洗头或外耳道冲洗,长期浸泡致感染;③周围炎症刺激,如化脓性中耳炎中耳流脓及外耳道湿疹均可诱发本病;④全身或局部免疫力下降,如糖尿病、慢性肾炎、慢性便秘、营养不良等。

二、诊断要点

1.剧烈耳痛

可放射至同侧头部,颞下颌关节运动时可加剧。婴幼儿可表现为原因不明的哭闹伴体温升高,患儿不愿卧向患侧,触碰患耳时哭闹不止。

2.流脓

疖肿成熟,尖端中央现黄白色脓点;疖溃破,可有稠脓流出伴血迹,特点为量少、稠厚、无黏液。

3.听力下降

如疖肿堵塞外耳道可影响听力。

4.外耳道红肿

外耳道软骨部皮肤局限性红肿,触痛、耳屏压痛及耳廓牵拉痛明显。

5.淋巴结肿大

据疖肿发生部位,可有耳前、耳后或耳下淋巴结肿大伴压痛。

6.耳廓后沟消失

发生于后壁之疖肿,重者耳后软组织可现红肿,致耳廓后沟消失,耳廓耸立。

7.全身症状

重者体温升高,全身不适。

三、鉴别诊断

需要与急性乳突炎、慢性化脓性中耳炎耳后骨膜下脓肿相鉴别。

四、治疗

1.局部治疗

根据疖的不同阶段,采取不同的治疗方法。疖肿未成熟时,用鱼石脂甘油纱条置于疖肿处,每日更换一次;也可局部物理治疗、微波治疗,促进炎症消散。疖肿已成熟而未破时,较小疖肿可用细棉签蘸30%～50%硝酸银或纯苯酚烧灼脓头,使其溃破或针头刺破脓头,用棉棍轻轻将脓头压出;如疖肿较大则顺外耳道长轴方向切开排脓,脓液应做细菌培养和药物敏感试验,脓腔置橡皮片引流。如疖已经破溃,用3%的过氧化氢溶液将脓液清洗干净,必要时也需在脓腔放置引流条,根据病情逐日或隔日换药,直到痊愈。

2.全身治疗

疼痛较剧时给予镇痛剂;严重的疖除局部治疗外,另需口服抗生素;因外耳道疖大多数是金黄色葡萄球菌感染,首选青霉素或大环内酯类抗生素。如已做细菌培养和药物敏感试验,则根据试验结果首选敏感的抗生素。

第三节　外耳道炎

外耳解剖特点使外耳炎性疾病有其特殊性。外耳皮肤菲薄,皮下组织少,皮肤与骨膜和软骨膜紧贴,神经支配丰富,故轻微炎症即可引起剧烈的疼痛;骨部皮肤富含毛囊、皮脂腺和耵聍腺,易被感染;外耳道后上缺少软骨,前下部有软骨裂,外耳或腮腺的感染可相互蔓延;耵聍呈酸性,含溶菌酶,有抗感染作用。

一、弥散性外耳道炎

弥散性外耳道炎是外耳道皮肤和皮下组织广泛的急性炎性疾病。可分为急、慢性两类。

(一)临床表现

1.急性外耳道炎

(1)外耳道皮肤弥散性肿胀,剧烈疼痛,有浆液或脓液渗出及上皮脱落,重者可引起耳道狭窄或闭锁。

(2)可伴发烧,耳周淋巴结肿大。

(3)牵拉耳廓时疼痛加剧。

2.慢性外耳道炎

(1)耳内不适及瘙痒感。

(2)耳道皮肤呈暗红色肿胀、湿润、增厚,附着鳞屑状痂皮。鼓膜可增厚,标志不清,表面可有少量肉芽组织形成影响听力。

(二)诊断要点

(1)外耳道灼热、痒、疼,弥散性充血。

(2)有浆液或脓液渗出,耳道变窄,脓痂形成。

(三)治疗方案及原则

(1)控制感染全身和局部应用抗生素。

(2)保持耳道清洁,定期清洗分泌物和痂皮。

(3)局部用药要注意剂型。渗出液多时用各类糊剂,如硼锌糊。当外耳道皮肤增厚并有结痂时,应选用软膏类药物。

(4)外耳道细菌和真菌培养。

二、坏死性外耳道炎

(一)概述

坏死性外耳道炎是外耳道皮肤、骨质、颅底及周围软组织的进行性坏死性炎性疾病,又称恶性外耳道炎。以耳痛、流脓、外耳道蜂窝织炎和肉芽肿为特征,可累及面神经及多组脑神经。50%发生于中、老年糖尿患者,亦有发生于获得性免疫缺陷综合征、肾移植、骨髓移植和急性白血病等机体免疫力低下患者。病原菌多为铜绿假单胞菌,约占90%。

(二)诊断要点

1.症状与体征

(1)起病急,持续剧烈耳痛,逐渐加重,可放射至同侧头部;耳流脓,可为血性;可引起相关脑神经损害,如面瘫、颈静脉孔综合征等。

(2)耳屏、耳廓肿胀,可有耳周软组织肿胀,明显触痛和牵拉痛。外耳道皮肤红肿,触痛,有水肿的肉芽和坏死物,或可探及坏无效腔。

(3)外耳道流脓或脓血性分泌物。

2.特殊检查

CT检查可见外耳道骨部和颅底骨质破坏。病变侵犯脑神经可见相关脑神经受损体征。

3.坏死性外耳道炎临床分期

Ⅰ期:炎症局限于外耳道及乳突气房。

Ⅱ期:Ⅰ期加颅底骨质骨髓炎及脑神经麻痹。

Ⅲ期:Ⅱ期加炎症波及颅内。

(三)鉴别诊断

本病早期易误诊为外耳道普通炎症和疖肿,因此,对中老年糖尿病患者的进行性加重的外耳道炎,经积极抗感染治疗无效者应怀疑此病。应鉴别严重外耳道炎或良性坏死性外耳道炎。除典型症状体征外,本病CT检查可见骨皮质破坏,MR示颞骨下软组织异常。而严重外耳道炎无邻近骨质破坏。

(四)治疗要点

本病为可致死性感染性疾病,如合并面瘫,死亡率50%,合并多发脑神经损害,死亡率80%以上。因此,早期诊断和治疗尤其重要。

1.全身治疗

积极控制糖尿病,免疫功能障碍等全身性疾病。加强营养,纠正贫血,增强机体免疫力。另外,行高压氧治疗可解决组织缺氧,增强对病原菌的杀伤力。

2.全身抗感染治疗

依据细菌培养和药物敏感试验选择敏感抗生素。以早期、大剂量、足疗程为原则,一般持续6周以上,至病灶完全吸收为止,可选用氨基糖苷类抗生素联合半合成青霉素、头孢他啶或环丙沙星,同时应注意抗生素的耳毒性和肾毒性。

3.手术治疗

依据病变累及的范围,实施根治性清创术十分重要,以达到彻底清除病灶,防止炎症扩散的目的。

第四节　耵聍栓塞

耵聍为外耳道皮肤内耵聍腺的分泌物,少量耵聍具有保护外耳道皮肤及防止异物进入的作用,但如果耵聍过多、阻塞外耳道则称为耵聍栓塞。

一、诊断

耵聍栓塞可引起耳闷塞感和听力减退,压迫鼓膜时可引起耳鸣或眩晕。常于游泳或进水后耵聍膨胀、听力明显下降。若继发感染可引起耳痛。查体可见棕褐色耵聍块,质软如枣泥或质硬如石块。

二、治疗

1.耵聍钩取出法

将耵聍钩沿外耳道后、上壁与耵聍栓之间轻轻伸至耵聍后方,将其钩出。

2.外耳道冲洗法

耵聍钩取出法困难者,可先用5％～10％碳酸氢钠溶液滴耳,每1～2小时1次,3～4小时后待其部分或全部融化,再冲洗。但注意,如合并外耳道感染或急、慢性化脓性中耳炎时,禁用冲洗法。

3.吸引法

对于水渍、感染或经药物软化后的耵聍均可采用此法。对于外耳道狭窄者更为适宜。

第五节　外耳道胆脂瘤

一、概述

原发于外耳道的胆脂瘤称外耳道胆脂瘤,又称外耳道栓塞性角化病,多见于30岁以上成人。目前病因尚不明确,多认为外耳道皮肤受炎症等刺激后,生发层的基底细胞生长活跃,角化上皮细胞加速脱落,若其自洁功能障碍,则堆积于外耳道内,形成胆脂瘤。

二、诊断要点

(一)症状与体征

1.症状

早期可无症状,随其体积增加,出现外耳道阻塞感,耳鸣,听力下降。继发感染则多出现耳痛,重者耳痛剧烈,可放射至头部;耳内流脓或脓血,多具臭味。

2.体征

外耳道深部白色胆脂瘤样物阻塞,有时胆脂瘤表面呈棕黑色或棕褐色。清除后见外耳道皮肤红肿糜烂,骨质暴露、破坏、吸收、骨部明显扩大,可有死骨形成;重者经外耳道后壁侵犯乳突,破坏乳突骨质,并发中耳胆脂瘤,面神经乳突段及鼓索神经可因骨质破坏而直接裸露于病灶下,甚或并发颈侧脓肿和瘘管;鼓膜多完整,受压可内陷、充血。当伴感染时,外耳道内有臭脓、肉芽,局部触压痛。

(二)特殊检查

CT检查见外耳道骨部破坏和外耳道扩大,可见死骨。

三、鉴别诊断

(1)耵聍栓塞:当耳镜下见胆脂瘤表面呈棕黑色或棕褐色时,需与外耳道耵聍栓塞相鉴别。

后者从表及里颜色一致,且较易与外耳道壁分离,而外耳道胆脂瘤内部仍为白色上皮脱屑堆积。

(2)中耳胆脂瘤:当伴有感染,外耳道内有臭脓、肉芽时,应与中耳胆脂瘤相鉴别。外耳道胆脂瘤病影像学改变以外耳道为中心,中耳胆脂瘤以中耳乳突为主。

(3)表皮栓:此病无骨质侵蚀和坏死,易与外耳道壁分离。

(4)尚需要注意鉴别外耳道癌及坏死性外耳道炎。

四、治疗

手术彻底清除胆脂瘤是唯一的治疗方法。不合并感染的胆脂瘤较易取出。合并感染时,由于外耳道肿胀,胆脂瘤嵌顿于扩大的外耳道深部,取出较为困难,可在全麻及手术显微镜下清除胆脂瘤和肉芽。若有耳道破坏或狭窄,可同期行外耳道成形手术。

第六节 大疱性鼓膜炎

大疱性鼓膜炎为一种急性鼓膜炎症,病变局限于鼓膜及其邻近的外耳道皮肤,一般不侵及中耳。目前认为大疱性鼓膜炎系病毒感染所致。本病冬季多发,好发于30岁以内的青年和儿童,无性别差异。单侧发病,有时也可连续的双侧发病。

一、临床表现

起病前数日可有流感或感冒症状,发病时可有低热,乏力等轻微的全身症状。突然发生患耳深部剧痛,呈持续性,多发刺痛或胀痛,有时伴患侧头痛。不能诉痛的幼儿可苦恼不安及抓耳。耳闷胀感,可有轻微的听力障碍及耳鸣,偶有眩晕。大疱破裂后,外耳道有血性或血浆样液体流出,此时儿童有所缓解,但不能立即解除。

早期鼓膜后上方及其邻近的外耳道皮肤充血,继之出现一个或数个血疱,颜色可为红色、紫色、灰色及淡蓝色;疱壁薄而软;也可融合成一个大疱。疱疹破溃后局部可有浅表溃疡及血性渗出物,多于数日内愈合。如无细菌继发感染,中耳不受累及。

二、治疗

1.抗生素

泼尼松5～10mg/次,口服,3次/天。

2.镇痛剂

吲哚美辛25mg/次,2～3次/天,口服。用于耳痛重者。

三、外治

(1)血疱大者可用鼓膜切开刀挑破。

(2)有血性渗出物者,先用络素碘外耳道消毒,再吹入氯冰散,1～2 次/天。

(3)酌情用黄连滴耳液滴耳,1～2 次/天。

(4)耳部热敷或透热疗法,1～2 次/天,以促进疱疹吸收或炎症消散。

四、预防调护

(1)保持外耳道清洁、干燥,防止污水入耳。

(2)病中注意休息,多饮水,忌辛辣油腻煎炸之品。

(3)流行性感冒期间,可用板蓝根、金银花、板蓝根、连翘,薄荷等煎水代茶饮以预防。

第六章　鼻部先天性疾病

第一节　面部及外鼻畸形

一、概述

面部及外鼻畸形是由于遗传、内外环境等多种因素的影响,所致患者面部以及外鼻形态异常或缺失。大多数的此类患者由先天性发育异常所致,少数为后天性病因引起。

二、临床分类

1.面部畸形

(1)唇裂:由遗传因素和环境因素相互作用所致的一种常见的出生缺陷,常伴发其他畸形如腭裂及鼻翼、鼻小柱、鼻中隔等畸形。

(2)先天性小颌畸形:由于妊娠期下颌发育受到障碍,如营养不良、机械压迫、放射损害等,所造成的舌在口腔的异常高位,最终导致小颌畸形,患者常伴有上呼吸道阻塞症状。

2.外鼻畸形

(1)歪鼻:由于先天性因素或者外伤所致的鼻部骨、软骨支架的偏斜,通常伴发鼻中隔偏曲或鼻中隔软骨前脱位。

(2)鞍鼻:由外伤、感染或先天畸形所引起的鼻梁塌陷或凹陷呈马鞍状的畸形。

(3)驼鼻:是一种常见的外鼻畸形,轻度者表现为鼻骨棘状突起,严重者呈鹰钩状。多为先天发育所致,外伤亦可引起。

三、诊断

由于此类患者均具有特征性的临床表现,故通常不难诊断。但需注意,对于先天性小颌的婴幼儿患者,应注意与后鼻孔或鼻咽闭锁、下颌面骨发育不全、舌根囊肿、会厌畸形、颈椎前凸、气管食管瘘等进行鉴别。

四、治疗

面部与鼻部独特的美学、功能以及解剖学特性,决定了本类型疾病的治疗可覆盖多个学科,如耳鼻咽喉科、口腔科以及烧伤整形科。手术整形修复为改善此类患者症状的最佳治疗选择,但临床医师也应充分认识到整形手术的挑战与风险,严格把握适应证与禁忌证。

1.唇裂

单侧唇裂,宜在 3～6 个月时手术;双侧唇裂宜在 6～12 个月时手术。但对于血红蛋白过低或胸腺肥大者应推迟手术。

2.先天性小颌畸形

应根据其所处的不同年龄段,给予相应的治疗措施。新生儿和婴幼儿时期以解除呼吸困难和进食障碍为主;出牙以后的儿童以解除呼吸困难为重点;接近成年以后的患者,则以矫正畸形为主。应当注意的是,由于该病患者常出现吸入性呼吸困难与喘鸣,故必要时可行气管切开术以解除上呼吸道阻塞。

3.外鼻畸形

考虑患者面部骨骼发育,18 岁以下患者不宜手术。同时,对瘢痕体质以及对鼻外形改善要求过高者,临床医师应在术前对其进行充分的心理评估和情感支持,不宜积极手术。

第二节　脑膜脑膨出

一、概述

脑膜脑膨出是指颅内组织通过颅底的骨性缺损突出颅外形成疝。根据疝出的结构可分为:脑膜膨出(先天性软脑膜突出)、脑膜脑膨出(软脑膜和脑组织突出)以及积水性脑膜脑膨出(脑膜脑膨出加部分脑室突出)。多数脑膜脑膨出是由于先天性发育缺陷引起,但是也有很少数病例继发于外伤后,尤其是前颅底骨折。

二、临床分类

前颅底脑膜脑膨出可分为两类:

1.囟门型

骨性缺损位于筛骨鸡冠前方盲孔处,脑膜脑膨出肿块可见于眉间、前额或眼眶附近的中线旁。

2.颅底型

骨性缺损位于筛骨鸡冠之后,脑膜脑膨出肿块主要可见于鼻腔和鼻咽部。

三、诊断要点

(一)症状与体征

1.鼻外型

对应于囟门型脑膜脑膨出,新生儿前额、眉间或外鼻上方近中线处圆形肿块,伴宽鼻背或眼距增宽,肿块表面光滑,质软,可有波动性,啼哭或压迫颈内静脉时肿块变大。

2.鼻内型

对应于颅底型脑膜脑膨出,新生儿鼻不通气,哺乳困难,或婴幼儿鼻腔或鼻咽部检查时可见表面光滑的肿块。位于鼻腔者很像鼻息肉,但往往为单侧,根蒂来源鼻顶部。伴有鼻内水样分泌物是重要体征,说明有可能伴有脑脊液漏。

(二)特殊检查

(1)鼻颏位 X 线可见前颅底骨质缺损或鸡冠消失。

(2)CT 和 MRI 检查可显示脑膜脑膨出肿块的位置和范围以及相应的颅底骨性缺损。应用冠状位 CT 骨窗可显示前颅底的骨性缺损,而 CT 软组织窗可显示脑膜脑膨出肿块。

四、鉴别诊断

要特别注意与鼻息肉和鼻腔肿瘤相鉴别。新生儿或婴幼儿如有鼻塞、哺乳困难,检查发现鼻腔或鼻咽部表面光滑的圆形肿物,应首先考虑脑膜脑膨出,切不可试行穿刺或取活检,以避免造成脑脊液漏和颅内感染。

五、治疗

治疗原则为切除膨出物或使膨出组织复位,缝合硬脑膜,封闭颅骨缺损。除膨出部皮肤有破裂倾向者应急行手术外,一般以 2～3 岁时手术为宜。有颅内法和颅外法两种手术进路。主要手术并发症包括硬脑膜下血肿和脑脊液鼻漏,术中应注意仔细止血,选择恰当的颅底骨缺损修补材料。随着鼻内镜技术日臻完善,经鼻内镜切除膨出组织,并根据颅底缺损的不同情况选择使用自体肌肉、筋膜、软骨、骨、脑膜修补材料等行一期修补,相比开颅手术具有安全、简单、微创以及并发症少等优点。

第三节　先天性鼻孔闭锁

先天性后鼻孔闭锁是胚胎 6 周时鼻颊腔内的间质组织不能吸收穿透而遗留,鼻腔无法与口腔相通,构成原始后鼻孔闭锁的间隔。可为单侧或双侧。

一、病因

胚胎期鼻颊膜遗留或颊咽膜遗留;后鼻孔被上皮栓块所堵塞;后鼻孔周围组织增生形成闭锁等。

二、临床表现

新生儿出生后不会经口呼吸,后鼻孔闭锁可导致吸气困难,甚至窒息。如能经过大约 4 周的时间,建立吸奶和呼吸交替进行的动作,则可进入童年期。单侧闭锁可无症状。

三、诊断

新生儿出生即呼吸困难,啼哭时呼吸可改善,不能正常吸吮者应考虑此病。用细吸痰管尝试经鼻腔插入口咽、棉絮试探前鼻孔、亚甲蓝滴鼻、碘油造影、电子鼻咽镜、鼻内镜及鼻部 CT 检查等方法可帮助诊断,具体要根据医院现有条件及患儿情况确定。

四、治疗

(1)对行将窒息的婴儿应紧急处理,保持呼吸通畅,防止窒息。可将剪去顶端的橡皮奶头放入患儿口内,用系带固定于头部,待患儿已习惯经口呼吸时方可取出口中奶头,以训练用口呼吸的能力。

(2)手术可经鼻内镜鼻腔途径或腭途径切除闭锁部,严重者术后需扩张 3～6 个月。部分患者术后可出现闭锁复发。手术年龄以两岁后为宜。也有人认为,为防止新生儿窒息,一旦确诊立即进行手术,可降低此病的病死率。

第七章 鼻部外伤

第一节 鼻骨骨折

鼻处于颜面部较突出部位,较易受外伤累及。鼻骨骨折为鼻外伤中最常见者。鼻骨骨折可单独发生,严重者可合并鼻中隔骨折,软骨脱位,眶壁骨折等其他颌面骨折。

一、病因

鼻骨骨折多由直接暴力引起,如运动时的碰撞、拳击、斗殴、交通肇事、生产事故、小儿跌伤等。

二、分类

鼻骨上部厚而窄,下部薄而宽,故多数鼻骨骨折仅累及鼻骨下部。同时由于暴力的大小、方向、着力部位及受伤者年龄不同,因而产生不同程度和类型的骨折。根据皮肤的完整性与否,分为闭合性和开放性;根据鼻骨骨折的程度、对鼻梁外形的影响、累及鼻骨外结构的范围,鼻骨骨折分为:①单纯型,包括单侧鼻骨骨折、双侧鼻骨骨折、鼻骨骨折伴鼻缝分离;②复合型,包括鼻骨骨折伴鼻中隔骨折、鼻骨骨折伴上颌骨额突骨折、鼻骨骨折伴眼眶骨折等。根据骨折线方向也可分为:横向骨折、斜行骨折、粉碎性骨折等。

三、临床表现

本病可发生于各个年龄段;男性多见,男女发病率之比约为 2∶1。因外伤原因和骨质类型不同,临床表现也不一。

常见症状有鼻出血、局部及其周围疼痛;如骨质移位,受伤后立即出现鼻梁歪斜或下陷,数小时后因局部软组织肿胀,轻度畸形可被掩盖,消肿后畸形复现。由于鼻腔内有血块积聚、鼻黏膜胀或鼻中隔血肿,可有鼻塞。检查可见外鼻软组织皮下淤血或裂伤。触诊可发现压痛点,骨质凹陷、移位或骨摩擦感。擤鼻后可出现皮下气肿,触之有捻发感。前鼻镜或鼻内镜检查,可见鼻出血或血块、黏膜肿胀、鼻中隔软骨脱位偏离中线或血肿和黏膜撕裂及骨折片外露。重度复合伤可有严重并发症:头痛、呕吐、意识障碍、脑脊液鼻漏、颅骨骨折等颅脑外伤表现,以及颌面骨骨折、四肢躯干脊柱骨折等。

四、辅助检查

鼻骨 X 线侧位片可显示鼻骨横行骨折线,上下有无移位;鼻颏位显示鼻背有无塌陷。但 X 线平片检查受投照体位、曝光条件、组织器官重叠、密度分辨率较差的影响,对诊断有一定的局限。CT 冠状位扫描可以很清晰地显示双侧鼻骨及鼻中隔有无骨折及移位。CT 水平位扫描能显示鼻骨周围情况。多层螺旋 CT 三维成像可立体显示鼻骨、上颌骨额突及周围细致结构的正常解剖,明确骨折的部位、类型和周围骨质情况。

五、诊断

依据外伤史、鼻部视诊和触诊、影像学检查等,诊断并不困难。交通事故等高速撞击所致鼻骨骨折,可能伴有眼眶、鼻窦、颅底骨折,甚至颅脑损伤。

六、治疗

尽早治疗,预防感染。

(1)单纯鼻骨骨折而无移位者不需处理。

(2)发生外鼻畸形者,须在肿胀发生前或消肿后进行手术复位,最好在鼻骨骨折后 2~3 小时或 10 天之内进行,不宜超过 14 天,以免发生畸形愈合。

(3)鼻骨骨折复位术可在局麻下行鼻内或鼻外法复位。大多可用闭合性复位法加以矫正。注意经鼻内复位时鼻骨复位的器械不可超越两侧内眦连线,以免损伤筛板。骨折超过 2 周者,则因骨痂形成而使复位发生困难,有时需行开放性复位。

(4)清除鼻中隔血肿和脓肿。对于鼻骨外伤伴鼻中隔血肿,要及时清除鼻中隔血肿。通常做血肿前下缘行"L"形切口,彻底引流。术后鼻腔填塞,并使用抗生素预防感染。

第二节 鼻窦外伤性骨折

鼻窦外伤性骨折是常见的颌面部外伤,多由交通事故、撞伤、斗殴伤及战时火器伤所致。临床可分为闭合性和开放性鼻窦骨折;也可依据骨折鼻窦多少,分为单个鼻窦的单纯型骨折和多个鼻窦受累的复合型骨折。单个鼻窦骨折常见于上颌窦及额窦,而筛窦及蝶窦骨折见于严重复合型骨折。

一、临床表现

鼻窦骨折症状有骨折局部出现的症状和继发损伤并发症状。

1.上颌窦骨折

面部肿胀、塌陷畸形、咬合不良、张口困难、颌面部皮下气肿、鼻出血或涕血、下眼睑皮下瘀血、眶下区和上唇麻木、复视等。

2.额窦骨折

眼球结膜下出血、眶周淤血肿胀、皮下气肿、脑脊液鼻漏等。

3.筛窦骨折

鼻梁凹陷、眶周瘀血或气肿、眼结膜淤血、眶内瘀血、眼球突出、眼球凹陷、复视、溢泪、脑脊液鼻漏、视力下降及鼻出血等。

4.蝶窦骨折

脑脊液鼻漏、脑震荡、颅底骨折、严重鼻出血、视力下降或失明。

二、诊断

(1)明确的外伤病史,并出现上述临床症状。

(2)局部软组织凹陷或淤血肿胀,可能扪及骨擦感或骨擦音。

(3)鼻窦 X 线或 CT 检查提示骨折存在。

三、治疗

(1)鼻窦单纯骨折而无移位,且无功能受损者,无需特殊治疗;面部创口按常规清创缝合处理,鼻出血一般不剧烈,常规鼻腔填塞即可止血。

(2)鼻窦骨折且骨壁移位者,根据伤及的鼻窦和部位酌情处理。

①上颌窦前壁凹陷性骨折:可以经鼻内镜下行上颌窦自然开口扩大、下鼻道开窗或泪前隐窝入路进入上颌窦,直视下用弯形金属器械或球囊扩张将骨折部分抬起复位;亦可行柯-陆氏切口,暴露凹陷区域骨质,然后用鼻中隔剥离子将凹陷骨片撬起复位。如无明显颌面畸形者可不作骨折处理。

②上颌窦上壁骨折(眶下缘完整):经鼻内镜或柯-陆氏切口上颌窦根治术径路,凿开上颌窦前壁,用器械抬起骨折区域,观察眼球复位是否满意,窦内填塞碘仿纱条5~7 天后,经下鼻道开窗处抽出纱条。上颌窦下壁骨折:因伤及牙槽骨出现咬合异常,复位后用不锈钢丝进行牙间固定。

③额窦前壁骨折:如果凹陷性骨折明显,需要复位。额部皮肤有创口时可直接经创口暴露额窦前壁,或适当调整为眶内上角弧形皮肤切口;如为闭合性损伤,可以经鼻内镜手术使用器械或球囊扩张复位;内镜手术复位困难者,可考虑行额部冠状切口。单纯凹陷性额窦前壁骨折可用金属器械撬起复位,粉碎性骨折者清理无生命活力的碎骨片,将有生命活力的骨片复位拼接,再用钢丝或螺丝金属网固定。

④额窦后壁骨折:一般伴有前壁骨折,径路与前壁骨折相同。单纯后壁无明显移位骨折,无须特殊处理。骨折明显移位影响额窦引流或脑脊液漏保守治疗无效者,采取眉弓切口或冠状切口暴露整个额窦,复位骨折并行脑脊液鼻漏修补,同时应保持窦腔引流通畅。

单纯筛窦或蝶窦骨折甚少见,如不出现严重鼻出血、视神经损伤、脑脊液鼻漏或其他颅内并发症,则无须特殊处理。

第八章　外鼻及鼻前庭疾病

第一节　鼻前庭炎

鼻前庭炎为鼻前庭皮肤的弥散性炎症,多为两侧性,分急性和慢性两种。经常挖鼻,急、慢性鼻炎和鼻窦炎、变态反应或鼻腔异物(多见于小儿)的分泌物刺激,长期在粉尘(如水泥、石棉、皮毛、烟草等)环境中工作,易诱发或加重本病。糖尿病或体力衰弱者较多见,并易反复发作。

一、临床表现

急性鼻前庭炎患者表现分为急性和慢性两种。急性者鼻前庭皮肤红肿,疼痛,严重者可扩及上唇交界处,有压痛,表皮糜烂并盖有痂皮。慢性者鼻前庭部发痒,灼热和结痂,鼻毛脱落,皮肤增厚,皲裂或盖有鳞屑样痂皮。

二、诊断

(1)急性者,鼻前庭剧痛,皮肤弥散性红、肿、糜烂。

(2)慢性者,鼻前庭不适,有异物感,干燥、发痒、灼热、鼻毛脱落、皮肤增厚乃至结痂、皲裂。

(3)注意与鼻前庭湿疹鉴别,此病瘙痒较剧,多见于儿童,病因与过敏有关。还应注意除外梅毒和结核。

三、治疗

(1)去除病因,积极有效治疗鼻腔、鼻窦疾病。

(2)急性期抗感染治疗,选择敏感抗生素,局部红外线照射或湿热敷。

(3)慢性期用抗生素软膏,如 0.5% 金霉素软膏或 1%～2% 黄氧化汞软膏涂搽,渗液较多者涂 5% 氧化锌软膏。

(4)加强鼻腔保护,改正不良的挖鼻习惯,避免有害粉尘刺激。

第二节 鼻疖

鼻疖是鼻前庭毛囊、皮脂腺或汗腺的局限性化脓性炎症,有时也可发生于鼻尖或鼻翼。

一、病因

挖鼻、拔鼻毛或外伤致鼻前庭皮肤损伤,继发细菌感染,最常见的致病菌是金黄色葡萄球菌。糖尿病、全身免疫力低者、鼻疖常继发于慢性鼻前庭炎。

二、临床表现

鼻前庭、鼻尖、鼻翼处触痛、灼热、红肿,可伴有低热和全身不适。随着病情发展,出现自发性疼痛,日益加重。检查时见一侧鼻前庭内有隆起,周围浸润发硬、发红。疖肿成熟后,顶部出现黄色脓点,溃破则流出脓液。病重者可引起上唇及颊部蜂窝组织炎,由于面部静脉无瓣膜,血液可正、逆向流动。鼻疖如被挤压,感染可由小静脉、面静脉、眼上静脉向上直达海绵窦,形成海绵窦血栓性静脉炎,其临床表现为寒战、高热、头痛剧烈、患侧眼睑及结膜水肿、眼球突出固定、视盘水肿,甚至失明,严重者危及生命。另外,还可并发眶内、颅内感染。

三、诊断

鼻尖部或鼻前庭皮肤红肿,肿胀可能侵及面部周围组织,有触痛。晚期有脓头突出,破溃后流出脓液。

四、治疗

鼻疖位于鼻面部危险三角区内,该区的静脉没有静脉瓣膜,血液可通过内眦静脉、眼静脉汇入颅内海绵窦。若挤压疖肿,使细菌和脓栓循血流逆向流入海绵窦,引发严重的颅内并发症如海绵窦栓塞性静脉炎,此病死亡率高。所以,鼻疖一旦形成,严禁挤压,对未成熟者禁行切开,以免炎症扩散。如鼻疖出现下列症状时应考虑发生颅内并发症:高热、寒战、剧烈头痛、患侧眼睑及结膜水肿、眼球突出固定甚至失明。

1.局部治疗

(1)鼻疖未形成脓头者,可涂用抗生素软膏。

(2)鼻疖已形成脓栓而未溃破者,可使用 50％硝酸银烧灼促使破溃出脓。

(3)该部位疖肿不做切开引流,禁止挤压排脓。

2.全身治疗

(1)有全身症状者需细菌培养,给予口服抗生素治疗。

(2)并发海绵窦血栓性静脉炎,全身使用大剂量抗生素。

3.辅助治疗

鼻疖肿初期未形成脓头者,可给予热敷、理疗。

第三节　酒渣鼻

酒渣鼻为外鼻的慢性皮肤损害,中老年人多发,男性多于女性,为鼻部常见疾病。颜面部弥散性潮红,伴发丘疹、脓疮及毛细血管扩张。嗜酒、食辛辣刺激性食物、高温、严寒、胃肠功能紊乱等是其主要诱发因素。尘螨,特别是毛囊蠕形螨,亦是引起本病的病因。

一、症状

(1)鼻尖和鼻翼皮肤潮红、皮脂腺开口扩大,分泌物增加。

(2)后期可见鼻部皮脂腺增大、结缔组织增生使鼻尖肥大,形成大小不等的结节状隆起,称之鼻赘,其表面凹凸不平,挤压有白色黏稠皮脂腺分泌物溢出,毛细血管明显扩张。

二、检查

(1)外鼻皮肤潮红、毛细血管扩张。

(2)丘疹、脓疱或结痂,鼻部软组织增生等。

三、诊断要点

(1)长期嗜酒、食辛辣刺激性食物等。

(2)鼻部皮肤潮红,毛细血管扩张,表面凹凸不平。

四、治疗

(1)积极治疗病因,矫治诱因,戒酒、戒烟,避免辛辣食物。

(2)局部感染较重者,给予抗生素治疗。

(3)局部皮肤用温水或肥皂水洗净,涂搽 5%～10% 硫黄软膏;有脓疱及急性炎症者,用 4% 硼酸液湿敷。

(4)疑有毛囊蠕形螨感染者,试服甲硝唑(灭滴灵)。

(5)鼻赘可在局部麻醉下将增生部分切除或用二氧化碳激光切除或气化。

(6)中医中药,红斑期用消肺饮加减,鼻赘期用桃红四物汤。

第四节　鼻前庭湿疹

鼻前庭湿疹是发生在鼻前庭的一种皮肤损害,可蔓延至鼻翼、鼻尖及上唇等处皮肤,瘙痒较剧,多见于儿童,可分为急性和慢性两类。

一、病因

湿疹是过敏性皮肤疾病,属于Ⅳ型变态反应。鼻前庭湿疹可能是面部或全身湿疹的局部表现,也可单独发生。鼻腔脓性分泌物的经常刺激、浸渍是引起鼻前庭湿疹的主要原因,搔抓、摩擦、局部药物刺激亦可诱发本病。慢性消化系统疾病、胃肠功能紊乱、新陈代谢障碍和内分泌失调等均可产生或加重湿疹病情。

二、诊断

(1)主要根据病史、皮疹形态及病程。急性湿疹以局部渗液、瘙痒及烧灼感为主要症状,时有疼痛。慢性湿疹表现为明显鼻瘙痒,患儿经常以手挖鼻。

(2)检查见鼻前庭皮肤增厚、浸润或皲裂,表面粗糙,覆以少许糠秕样鳞屑,或因抓破而结痂,境界一般清楚,病变大多局限。

(3)应注意与鼻前庭炎相鉴别。

三、治疗

1.全身治疗

抗组胺药在早期使用效果较好。常用的有苯海拉明、赛庚啶、氯苯那敏、氯雷他定、西替利嗪等。抗组胺药对疾病的过程大多没有明显的影响,但能缓解瘙痒,减少因搔抓而造成的刺激和损害。积极治疗急、慢性鼻炎及鼻,鼻窦炎及其他病因明确的诱发疾病。

2.局部治疗

皮质类固醇激素霜剂,如复方醋酸地塞米松霜、氟轻松霜等,酌情交替使用抗生素软膏。可用炉甘石洗剂局部处理。

3.注意要点

局部用药前先洗净皮肤表面的结痂,使药物更好的接触患病皮肤。该病常与过敏有关,所以极易反复,维持治疗时间应适当延长。治疗期间尽可能减少进食辛辣食物,避免搔抓。

第九章 喉部先天性疾病

第一节 先天性喉蹼

胚胎早期,在喉腔间的膜状物,名为喉蹼,大者可占喉腔之大部称为喉隔。喉蹼厚薄不一,为结缔组织,有少数毛细胞血管、覆有喉部黏膜上皮质。喉蹼分声门上、声门及声门下三型,以发生于声门区者多见,发生于声门上、下及喉后部者极少,偶有近于完全闭锁的。在喉先天性疾病中发病率较高。

一、病因

其发生原因与胚胎发育异常有关,当胚胎第 10 周左右,胚胎 30mm 时,原声门杓间的封闭上皮开始吸收,重新建立管道,若吸收不全,则可形成声门处先天性喉蹼。喉蹼之厚薄不一,为结缔组织,有少数毛细胞血管、覆有喉部黏膜上皮质。

二、临床表现

根据患者年龄,喉蹼处于不同的部位和累及的范围不同,症状也不同。婴幼儿喉蹼与儿童或成人喉蹼的症状不同,症状亦随喉蹼的大小而异。范围较大的喉蹼婴幼患儿,于出生后无哭声,呼吸困难或窒息,有呼噜样之喉鸣音,吸气时有喉阻塞现象,常有口唇发绀及不能吮乳的症状。喉蹼中等度大者,喉腔尚可通气,但声音嘶哑,伴吸气性呼吸困难。喉蹼较小者,则哭声低哑,无明显呼吸困难。成人和儿童喉蹼一般皆无明显症状,偶有声嘶或发音易感疲倦,在剧烈活动时有呼吸不畅感。

三、检查

新生儿和婴幼儿必须用直接喉镜检查诊断。儿童或成人喉蹼可行间接喉镜检查或电子喉镜等检查诊断。在喉镜下可见喉腔有膜样蹼或隔,呈白色或淡红色,其后缘整齐,多呈弧形,少数呈三角形。当发音时此膜折皱,被挤于声带之上部或下部,吸气时蹼扯平,但在哭或发音声门关闭时,蹼向下隐藏或向上突起如声门肿物。

喉蹼长度和厚度各不相同,声门型喉蹼较薄,为一透明"U"形膜覆盖于真声带前 2/3 表面,外侧端附着声带突,中间成拱形。这种变化包括声带表面一层很薄的膜及声带前面一半的融合,甲状软骨畸形通常伴有声门下喉蹼。

四、诊断

喉蹼呈现为蹼样突起,色泽淡红。成人行间接喉镜即可观察到,小儿不能配合者需行直接喉镜检查,硬质喉内镜、纤维或电子喉镜检查对确定喉蹼具体部位、累及范围很有帮助。影像学 CT 扫描、MRI 对确定喉蹼的厚度,尤其是声门下和少见的双喉蹼有一定的作用。

五、鉴别诊断

婴幼儿先天性喉蹼应与其他先天性喉发育异常,如先天性声门下梗阻及先天性喉鸣等相鉴别。对儿童或成人,还应根据病史鉴别喉蹼为先天性或属后天性。先天性喉蹼患者常伴有其他部位先天性异常,诊断时应注意。

六、治疗

(1)喉蹼较小,无明显症状可不予处理。

(2)新生儿患喉蹼若发生窒息时,应立即在直接喉镜下将婴儿型硬式气管镜插入气管,吸出分泌物,给氧和人工呼吸,以挽救患儿生命。

(3)手术主要目的为通畅气道及改善音质,目前对于喉蹼的手术方式主要包括以下几种。

①喉内喉蹼切除、反复粘连松解术:此种术式最早由 Jackson 和 Coates 在 1930 年提出,由于切除喉蹼后,创面上皮化瘢痕形成导致前部再粘连,需反复多次手术。

②喉裂开喉蹼切除,喉模植入:McNaugh 于 1950 年对其进行了系统描述。有报道使用钽膜、硅胶膜、银板等材料作为支撑物,术后发音功能得到提高,Tunker 使用硅胶和上端封闭的 T 形管,作为声门下扩张和声门模。此种术式缺点在于:a.需要二次手术取出喉模;b.需要行气管切开防止气道阻塞;c.喉模一般放置 3~4 周,延迟移除,有可能导致前部切口处肉芽形成。

③喉内喉蹼切除,喉板、喉模植入或声带内侧缘成形术:为目前最受欢迎的手术方式。由 Haslinger 在 1922 年提出。喉显微镜下切除或激光切除喉蹼,放置扩张管。

④喉内黏膜翻瓣或移植:分离喉蹼后使用黏膜瓣或游离组织覆盖单侧或双侧声带暴露的上皮表面。

⑤术中使用药物预防粘连:丝裂霉素为一种抗肿瘤药物。它可以抑制 RNA 和蛋白合成,但目前还没有明确丝裂霉素使用的浓度、持续时间或使用频率。

第二节　先天性喉软化症

先天性喉软化症是新生儿和婴儿喉喘鸣的最常见的原因,2 周左右出现明显症状,大多数于 1 岁半~2 岁时症状消失。10%左右的喉软骨软化症需要手术干预。

一、病因

由于妊娠期营养不良，胎儿缺钙，致使喉软骨软弱，吸气时负压增大，使会厌软骨两侧边缘向内卷曲接触，或会厌软骨过大而柔软，两侧杓会厌襞互相接近，喉腔变窄成活瓣状震颤而发生喉鸣。吸气性杓状软骨脱垂为另一原因。这种患儿之喉鸣并非因喉软骨软弱所致，而是当吸气时杓状软骨向前向下转动，其上的松弛组织向声门前部突起，阻塞声门而发生喉鸣。

二、发病机制

喉软化症的特征表现为极度松弛的声门上软组织坠入喉口引起喘鸣。喉喘鸣仅发生于吸气时，喉阻塞和喘鸣的程度决定于声门上软组织坠陷的程度，常因活动、啼哭等刺激使喘鸣或呼吸困难加重，俯卧位声门上组织前移使喘鸣减轻，因上呼吸道感染黏膜充血水肿而加重。

三、临床表现

婴儿出生时呼吸尚正常，于出生后1~2个月逐渐发生喉鸣。多为持续性或呈间歇性加重。喉软化症的特征表现为两个方面：一方面极度松弛的声门上软组织坠入喉入口引起喘鸣。喉喘鸣仅发生于吸气时，喉阻塞和喘鸣的程度决定声门上软组织坠陷的程度，常因活动、啼哭等刺激使喘鸣或呼吸困难加重，俯卧位声门上组织前移使喘鸣减轻，因上呼吸道感染黏膜充血水肿而加重。喘鸣发生时多为持续性。另一方面由于呼吸困难，导致患儿喂食困难、呛咳、肺部感染、发育迟缓等。

严重的喉软骨软化症婴幼儿常常有以下8种症状：吸气性喉鸣、胸骨上窝凹陷、胸骨下窝凹陷、喂养困难、呼吸困难、吐奶、发育迟缓及发绀、脸色苍白。

纤维喉镜或电子喉镜检查，可见会厌软骨两侧边缘向内卷曲接触，或会厌软骨过度柔软，两侧杓会厌襞互相接近，喉腔窄小。

根据检查临床将喉软化症分为3型。Ⅰ型：杓状软骨黏膜脱垂。Ⅱ型：杓会厌襞缩短。Ⅲ型：会厌后移。部分患儿为Ⅰ、Ⅱ型的混合型。

四、诊断

主要依据婴儿出生后不久即发生喘鸣，直接喉镜或纤维声带镜检见有喉软化症表现，另外可在喉镜下将金属吸引管置于喉入口处，其吸引负压会引起会厌和杓状软骨向喉腔内脱垂，此称Narcy征阳性，为本病直接的诊断依据。影像学检查，如CT扫描和MRI检查也有助于诊断和排除其他先天性喉疾病。

Roger等制定了重度喉软化症的诊断标准：①平静时呼吸困难和（或）活动时重度呼吸困难。②进食困难。③身高和体重增长迟缓。④睡眠窒息或阻塞性通气不足。⑤无法控制的胃食管反流。⑥有因阻塞性呼吸困难而行气管插管的病史。⑦活动时低氧血症。⑧活动时高二氧化碳血症。⑨随窒息或阻塞性通气不足加重而出现睡眠监测的异常记录。

五、治疗

喉软骨软化病的治疗以保持气道通畅为原则。应注意增强体质,预防为主,减少气道感染的机会,适当补充钙及包括维生素 D 在内的多种维生素及矿物质。喘息发作时,可以通过改变体位使气道保持通畅和超声雾化加强排痰,合并细菌感染时应加用抗生素。

1.一般处理

本病多数预后良好,大多数病例无需进行任何治疗即可自愈。小儿的体位调整对疾病的恢复具有重要的价值,仰卧和激惹会使症状加重。同时,避免或减少胃食管反流发生,必要时使用药物治疗原发性或继发性胃食管反流。

2.外科治疗

外科治疗技术近年出现了巨大进展,传统的气管切开术是 20 世纪 80 年代之前唯一有效的手段,直至自愈。目前仅用于极度严重病例,只在出现严重威胁生命的气道阻塞症状时采用。

根据分型采用不同的声门上成形术,即Ⅰ型予切除杓状软骨后外侧多余的黏膜,Ⅱ型则切断缩短的杓状会厌襞,Ⅲ型予切除舌会厌韧带,将会厌拉向前,并缝合会厌和舌根部。

根据 Roger 等制定的标准,若满足其中 3 项或 3 项以上,则需手术;若仅有 1 项或 2 项,只需严密随访观察。

常用的手术器械包括喉显微器械、二氧化碳激光、低温等离子刀、微动力切削钻等。

第三节　先天性喉囊肿

先天性喉囊肿种类较多,包括先天性囊肿、喉黏膜下单纯潴留囊肿、内源性甲状舌管囊肿以及喉室和附属器异常等。

喉气囊即与喉腔相通的喉室附器,与喉小囊为一充满气体的扩张囊腔。此气囊可以向上沿血管神经束,形成限于假声带和杓会厌襞水平的囊腔(内源性),也可向上外经甲舌膜形成囊腔(外源性),另外两者均有混合型。

喉小囊囊肿或是喉黏液囊肿,均为黏液充满喉的囊而又未能与喉腔相通。外源性从后上延伸至假声带和会厌襞,前型延伸至中后的真假声带之间。

一、病因及发病机制

喉囊肿的发病机制不清楚。病因有鳃裂口发育异常、喉囊发育障碍、甲状舌管喉内型、来源于喉气囊和黏液腺管阻塞以及来自于异位甲状腺等学说。组织学上大多数先天性喉囊肿限于呼吸道上皮,其他的有复层鳞状上皮、柱状上皮、立方上皮,以及部分混合性上皮。大约一半以上的病例可观察到弥散或聚集的淋巴组织,但显示有淋巴组织既不能诊断本病,也不支持这类囊肿的鳃裂口异常病因学说,因为喉发生于内脏性小囊的中间部。

二、临床表现

先天性喉囊肿的症状可发生于新生儿期至生长过程的任何时候,也有病例症状出现于数十年以后。症状主要决定于囊肿的大小和位置,以及患者的年龄。这些症状包括囊肿顶部较大引起的呼吸不畅吞咽不畅,喂养时憋气、喘鸣、间断性哭声。喉气囊囊肿常无临床症状,有的可能有咽喉梗阻感。婴幼儿常有声嘶、哭声微弱,小儿或成人鼓气时有气肿性肿块。

三、诊断及鉴别诊断

根据症状,小儿可行直接喉镜或较细的电子喉镜纤维喉镜等检查,成人可行间接喉镜、电子喉镜或纤维喉镜检查,也可行喉气管和颈部的 CT、MRI、超声等影像学检查,可显示一边界清楚的肿块。直接喉镜下用空针抽吸如有液体或气体可确定诊断。

四、治疗

先天性喉囊肿优先考虑手术切除。先天性喉囊肿喉内型者,如症状轻,可待其年龄稍大再处理。切除术可在内镜下进行并彻底去除囊壁,对于气道堵塞严重的患者需先行气管切开术。对于无明显症状的喉气囊肿,无需手术,如有感染可先用抗生素治疗炎症消退后再行手术切除。喉外型者如囊肿较大,可采用颈外途径切除。

第四节 婴幼儿喉喘鸣

一、概述

喘鸣即在吸气和(或)呼气时,气流急速通过狭窄气道而产生的一种粗糙的高音调声音,是小儿呼吸系统疾病较常见症状。各种原因所致的传导气道(咽、喉、气管、支气管及细支气管)阻塞或口径变窄时,皆可导致不同程度、不同类型的喘鸣。喘鸣既是一种症状,又是一种重要且有鉴别意义的体征。

婴幼儿发生喉部喘息性疾病的机会明显高于年长儿及成人,其原因如下:①婴幼儿喉部结构和功能尚未发育成熟,喉部管腔狭小,外周气道阻力增高;②婴幼儿喉软骨未发育完全,弹性弱,受周围组织压迫后内腔易变窄;③婴幼儿喉部黏膜富含血管,发炎时极易肿胀、黏液分泌增多、潴留,引起管腔狭小;④婴幼儿期喉部敏感性较成人明显增高,对外界各种刺激的耐受性低,易诱发喉痉挛;⑤喉部先天发育异常所致的喘息在婴儿期即可有所表现。

二、临床分型

喘鸣依其产生的部位可表现为呼气性、吸气性及混合性,其中吸气性喘鸣是喉部阻塞性疾病的标志性症状;依据喘鸣的音调和音频的高低分为鼾鸣音(低调)、哮鸣音或哨鸣音(高调)。低调的喘鸣音(鼾鸣音),多发生于喉、气管或主支气管;而高调的喘鸣音多发生于支气管、细支气管。喘鸣音明显时,不用听诊器也能听到。

三、诊断要点

(一)症状与体征

由于在婴幼儿期可引起喉部喘鸣症状及体征的疾病较多,病因复杂,缺乏特异性体征,鉴别难度大,因此,耳鼻咽喉科医师需要从多角度全面分析喉喘鸣症状及体征,否则极易误诊或漏诊。

1.临床症状分析

(1)从喉喘鸣发病的年龄分析:先天性喉性喘鸣可见于喉软骨软化病、喉闭锁、喉蹼、喉囊肿、声门下血管瘤、喉肌麻痹及腺瘤、声带息肉等;后天性喉性喘鸣常可见于喉咽部异物、急性喉炎、白喉、喉损伤、低钙血症。

(2)从不同喘息因素分析

①感染因素:反复呼吸道感染、真菌性喉炎、喉结核等。

②先天性因素:喉软骨软化病、喉闭锁、喉蹼、喉囊肿,先天异常所致胸腔内气道狭窄,原发性纤毛不动综合征,免疫缺陷病,先天性心脏病等。

③喉部周围组织异常受压也可引起,如异位甲状腺、胸腺肥大、重复大动脉弓等畸形动脉压迫等。

④机械刺激性因素:异物吸入、胃食管反流等。

(3)从喉喘鸣病因部位分析:可分喉部原因和喉外原因,前者有喉软骨软化病、儿童急性喉炎和急性喉气管支气管炎、急性会厌炎、喉水肿、喉异物、外伤性喉狭窄、先天性喉发育异常、喉囊肿与肿物、声带麻痹;后者有先天性气管异常、气管受压狭窄、纵隔大血管异常、咽后脓肿等。

(4)从喉喘鸣的发作类型分析急性发病,如急性会厌炎、喉气管支气管炎、异物吸入等;缓慢发病,如声门下狭窄、喉蹼、喉囊肿、声门下血管瘤、声带功能障碍等;进行性加重,如喉乳头状瘤病等。

2.体征分析

(1)吸气性喉鸣主要伴有吸气性呼吸困难及吸气性喘鸣,特点是吸气相延长,呼气多正常;吸气性喘鸣的音调高低往往与梗阻程度平行,但在呼吸趋向衰竭时,喘鸣反而减轻,喉喘鸣同时还伴有胸骨上窝、肋间、上腹部凹陷等呼吸性困难症状。

(2)喘鸣的音调:低调的喘鸣音(鼾鸣音)多发生于喉气管或主支气管;高调的喘鸣音(哮鸣音)多发生于下呼吸道。

(3)喘鸣音的变化:是持续性还是间歇性喘鸣,是否与体位、睡眠或其他诱发因素(运动、哭闹等)有关等。

(二)特殊检查

所有以喉喘鸣为表现的喉软骨软化患者都应进行耳鼻咽喉科的全面检查,包括纤维喉镜。

持续出现喉软骨软化病所不能解释的严重症状或症状加重时,有必要行直接喉镜或支气管镜检查以除外气道有其他合并症。影像学检查,如 CT 扫描和 MRI 也有助于排除其他先天性喉疾病。

1.喘息与进食、咳嗽或呕吐相关

注意胃食管反流,需检查 24 小时 pH 监测、钡剂透视。

2.喘息与体位变化有关

注意气管软化及大血管异常,需做血管造影、支气管镜、胸部 CT 或 MRI、心脏超声检查。

3.听诊湿性啰音、发热

注意肺炎,需做胸部影像学检查。

4.颈部弯曲时喘息加重,伸直时减轻

注意大血管异常,如血管环等,需做血管造影、钡剂透视、支气管镜、胸部 CT 或 MRI。

5.喘息伴有心脏杂音或心脏增大,没有呼吸窘迫的发绀

注意心脏性疾病,需行血管造影、胸部影像、心脏超声检查。

四、鉴别诊断

喉喘鸣是许多病的共同特征,而并非先天性喉软骨软化病的唯一表现,故先天性喉软骨软化病为一排除性诊断,必须排除引起喉喘鸣的其他病理因素方可确诊,应特别注意除外能够引起喉喘鸣的其他相关疾病。

常见的喉部占位性疾病如舌根甲状舌管囊肿、会厌囊肿等;喉部先天发育畸形如喉蹼等,某些神经系统疾病也可表现为喉喘鸣,如皮-罗综合征,其特点为下颌骨发育不全(小颌畸形或颌后缩),舌后坠及其所致的上气道梗阻,常伴发腭裂,故称为罗宾三联征;一些染色体病如猫叫综合征(5P 综合征)等在诊断过程中也应引起注意。此外,鼻咽部及纵隔占位病变和气管支气管软化、气管周围血管发育异常等也是可能的病因,故应需除外。

五、治疗

1.先天性喉气道异常

(1)保守治疗:轻症喉软骨软化病患儿,一般可随年龄增长而减轻或消除,可采取补充维生素 D 及钙剂、阿法骨化醇治疗,同时避免仰卧激惹和胃食管反流,抗酸等保守治疗。

(2)气管切开术或其他修整手术:严重喉阻塞有呼吸困难或发绀者,应行气管切开术或其他修整手术。

2.喉内外占位性病变

舌根囊肿、淋巴管瘤、会厌囊肿、血管瘤、甲状舌管囊肿、咽旁囊肿、喉乳头状瘤等病变,查明病因后,均应给予手术治疗。声门下血管瘤,给予口服普萘洛尔治疗,若病情进展,必要时急诊行气管切开术。

3.获得性病变

急性咽喉炎,给予抗炎、雾化吸入、能量支持治疗。喉气道异物,明确诊断后,应急诊行硬

性支气管镜手术取出异物。

4.神经性疾病

先天性双侧声带麻痹患儿,经保守治疗无效者,应给予气管切开术。

第十章　喉部外伤

第一节　喉外伤

一、闭合性喉外伤

闭合性喉外伤指颈部皮肤及软组织无伤口,喉气管管腔与颈部伤口无贯通的损伤,轻者仅有颈部软组织损伤,重者可发生喉软骨移位、骨折、喉软骨骨膜、喉黏膜损伤。包括挫伤、挤压伤、扼伤等。

(一)病因

颈部遭受外来暴力直接打击,如拳击、交通事故、工伤事故、钝器打击、扼伤、自缢等。偶尔强烈张口与剧烈呕吐可致环甲关节与环杓关节脱位而至喉损伤。喉部损伤程度可因外力大小及作用方向而有很大差别。来自侧方的外力,因喉体可向对侧移动,故伤情多较轻,常无骨折、仅有黏膜损伤、环杓关节脱位等;来自正前方的外力多损伤较重,因此时头或颈部处于相对固定状态,外力由前向后将喉部推挤到颈椎上,常造成甲状软骨中部及上角处骨折,环状软骨骨折较少见,但可造成喉黏膜损伤、环甲关节及环杓关节脱位。

(二)临床表现

1.疼痛

喉及颈部为著,触痛多明显。随发声、吞咽、咀嚼、咳嗽而加重,且可向耳部放射。

2.声音嘶哑或失声

因声带、室带充血、肿胀、软骨脱位、喉返神经损伤所致。

3.咳嗽及咯血

由于挫伤刺激而引起咳嗽,喉黏膜破裂轻者仅有痰中带血,重者可致严重咯血。

4.颈部皮下气肿

喉软骨骨折、黏软骨膜破裂的严重喉挫伤、咳嗽时空气易于进入喉部周围组织,轻者气肿局限于颈部,重者可扩展到颏颌下、面颊、胸、腰部,若累及则出现严重呼吸困难。

5.呼吸困难

喉黏膜出血、水肿、软骨断裂均可致喉狭窄,双侧喉返神经损伤可引起吸气性呼吸困难。若出血较多,血液流入下呼吸道,引起呼吸喘鸣,重则可导致窒息。

6.休克

严重喉挫伤(喉气管离断)可导致外伤性或出血性休克。

(三)检查

1.查体

颈部肿胀变形,皮肤片状、条索状淤斑。喉部触痛明显,可触及喉软骨碎片之摩擦音,有气肿者可扪及捻发音。

2.间接喉镜检查和纤维喉镜检查

常见喉黏膜水肿、血肿、出血、撕裂、喉软骨裸露及假性通道等。声门狭窄变形、声带活动受限或固定。

3.影像学检查

颈部正侧位片、体层片可显示喉骨折部位、气管损伤情况。胸部 X 线片可显示是否有气胸及气肿。颈部 CT 扫描对诊断舌骨、甲状软骨及环状软骨骨折、移位及喉结构变形极有价值。颈部 MRI 对喉部、颈部软组织、血管损伤情况的判断具有重要价值。

(四)诊断

根据外伤史、临床症状及检查所见多不难确诊。如仅有颈部皮肤红肿和淤斑,则难以确立诊断,若有咯血则可确定诊断。喉部 X 线片、CT 扫描、MR1 对确定诊断有重要价值。

(五)治疗

1.按一般外科挫伤治疗

适于仅有软组织损伤,无咯血、无喉软骨移位或骨折及气道阻塞的喉部外伤。让患者保持安静、颈部制动、进流质或软食、减少吞咽动作。疼痛剧烈者可给予止痛剂、喉黏膜水肿、充血者可给予抗生素及糖皮质激素。严密观察患者呼吸及皮下气肿变化情况,做好气管切开术准备。

2.气管切开术

有较明显吸气性呼吸困难者应行气管切开术。极危急情况下可行喉内插管术或环甲膜切开术,但要尽快施行标准的气管切开术。

3.直接喉镜下喉软骨固定术

适用于中度喉挫伤、有喉软骨骨折及轻度移位的患者。先行气管切开术,然后行直接喉镜或支撑喉镜检查,将移位的喉软骨复位,最后经喉镜放入塑料或硅胶制的喉模,上端用丝线经鼻腔引出固定,下端经气管造口固定于气管套管。

4.喉裂开喉软骨复位术

适用于喉挫伤严重、喉软骨破碎移位、颈部气肿、呼吸困难及直接喉镜下复位固定术失败的患者。先行气管切开术,然后行喉裂开术,将破裂的软骨尽量保留,复位、仔细缝合黏膜。局部组织瓣或会厌、颊黏膜游离黏膜瓣、颈前肌肌膜瓣均可用于修复喉内黏膜缺损。如果一侧杓状软骨完全撕脱并移位,可予以切除。部分杓状软骨撕裂可行复位并用黏膜修复之。将喉软骨骨折进行复位,用钢丝或尼龙线固定,喉内放置喉模,其上端丝线经鼻腔引出,下端经气管切开口引出,并分别加以固定,以扩张喉腔,防止术后喉狭窄的发生。术后8～12周经口取出喉模,继续随访。如有狭窄趋势,可行喉扩张术。

5.鼻饲饮食

伤后 10 天内应给予鼻饲饮食,以减少喉部活动,减轻疼痛及呛咳,以利于创面愈合。

二、开放性喉外伤

开放性喉外伤临床以喉切割伤、刺伤及火器伤多见。创伤可累及喉软骨、喉筋膜等,未造成喉腔与皮肤外界相通的称为盲管伤,否则称为贯通伤。如累及颈部大血管,可引起大出血。火器伤还可损伤颈椎甚至脊髓。

(一)病因和发病机制

斗殴时喉部锐器切割或刺伤,或使用刀剪等锐器自杀;交通意外中喉部被尖锐异物损伤;爆炸事故中爆炸物碎片击伤;战争中枪弹伤。一般来说,弹片伤范围较枪伤大。

(二)临床表现

出血多来自面动脉舌下支、喉上下动脉、甲状腺组织和甲状腺上下动脉,出血严重者常引起休克。血液误吸进入下呼吸道,可引起窒息。伤及颈动脉、颈内静脉,往往未及救治而亡。

声音嘶哑或失声。

1.呼吸困难

如喉黏膜发生严重的肿胀或血肿,喉骨性支架骨折塌陷(尤其是环状软骨弓),双侧喉返神经损伤可引起,血液流入下呼吸道或纵隔气肿、气胸使肺受压,均可引起。

2.吞咽困难

外伤导致喉痛,吞咽时喉体上下活动,导致喉痛加剧,患者不敢吞咽,如贯通性喉外伤与喉咽或食管上端相通,会发生唾液、食物自颈部伤口流出。

3.体征

(1)不同致伤器械引起伤口形态不一。①利器损伤,边缘较整齐;②锐器刺伤,伤口较小;③枪弹伤,皮肤伤口较小;④弹片伤皮肤伤口较大。

(2)喉部压痛,触及骨折断端、软骨碎片、局部塌陷或异物存留。

(3)颈部皮下气肿咳嗽时,气体可自喉腔沿损伤缝隙扩散至皮下,也可沿颈深筋膜进入纵隔。如肺尖胸膜壁层损伤,可出现气胸。

(三)辅助检查

间接喉镜、纤维喉镜或电子喉镜检查:见喉黏膜肿胀,血肿,声门变形、声带断裂或运动障碍。

喉部影像学:喉正位片及断层可显示气道狭窄情况及严重程度。喉 CT 可显示软骨骨折情况。如有不透过 X 线的异物,也可显示。上消化道造影可显示瘘道,经伤口注入染色剂或显影剂可显示伤道。

(四)治疗

1.抢救

主要是止血、抗休克和解除呼吸困难。如有明显活动性出血,首先找到出血点结扎;如出血位置深在,难以暴露出血点,则填塞压迫止血。如患者出现血压下降、脉搏细数、皮肤发冷等休克症状,应迅速建立静脉通道,给予抗休克治疗。如有呼吸困难,迅速查明原因,解除呼吸困难。如有喉黏膜肿胀血肿,环状软骨弓骨折等引起喉阻塞,应及早气管切开。如血液流入下呼吸道,还需及时吸出。纵隔气肿、气胸可行引流。尽早使用抗生素、止血药,注意预防破伤风。

2.手术治疗

(1)清创:按外科清创术进行。锐器伤组织应尽可能保留。火器伤应注意去除坏死组织,并排除异物存留可能。

(2)气管切开:贯通伤一般在伤口缝合前施行低位气管切开。未穿透喉腔的软组织伤则不需气管切开。

(3)修复:黏膜仔细对合,软骨尽量复位固定,逐层缝合,避免无效腔、软骨暴露,喉腔不留创面。留置喉部支架放置喉模或 T 型硅胶管,防止后期喉狭窄。

(4)鼻饲:关闭喉腔前留置鼻饲管。减少吞咽,以利伤口愈合。

第二节　喉烫伤及烧灼伤

喉、气管、支气管黏膜受到强的物理因素刺激或接触化学物质后,引起局部组织充血、水肿,以至坏死等病变,称为喉部与呼吸道烧伤。它包括物理因素所致的喉烧灼伤、喉烫伤、放射损伤及化学物质腐蚀伤。呼吸道烧伤占全身烧伤的 2%～3%。由于声门在热气、有毒烟雾或化学物质刺激下反射性关闭,因而上呼吸道烧灼伤较下呼吸道者多见且伤情较重。

一、病因

(1)咽、喉与气管直接吸入或喷入高温液体、蒸气或化学气体。

(2)火灾时吸入火焰、烟尘及氧化不全的刺激物等。

(3)误吞或误吸化学腐蚀剂,如强酸、强碱、酚类等。

(4)遭受战用毒剂如芥子气、氯气等侵袭。

(5)放射线损伤,包括深度 X 线、钴 60、直线加速器等放射治疗时损伤及战时核武器辐射损伤。

二、发病机制

上呼吸道黏膜具有自然冷却能力,可吸收热气中的热能。当上呼吸道受热力损害时,声门可反射性关闭,保护支气管和肺。蒸气在声门反射未出现前即进入下呼吸道,故下呼吸道受损害较重。烧伤后表现为鼻、口、咽、喉及下呼吸道黏膜充血、水肿及坏死,可累及黏膜下层、软骨,引起窒息、肺不张、肺感染。放射性损伤早期有炎症反应,数月后可发生纤维化、放射性软骨炎、软骨坏死。

三、临床表现

1.轻度

损伤在声门及声门以上。有声音嘶哑、喉痛、唾液增多、咽干、咳嗽多痰、吞咽困难等。检查可见头面部皮肤烧伤,鼻、口、咽、喉黏膜充血、肿胀、水疱、溃疡、出血及假膜形成等。吞食腐蚀剂及热液者可见口周皮肤烫伤,食管、胃黏膜烧灼伤及全身中毒症状。

2.中度

损伤在隆突以上。除上述症状外,有吸气性呼吸困难或窒息,检查除轻度烧灼伤所见外,还可有喉黏膜水肿和糜烂,听诊肺呼吸音粗糙,闻及干啰音及哮鸣音。常伴有下呼吸道黏膜烧伤,易遗留喉瘢痕狭窄。

3.重度

损伤在支气管、甚至达肺泡。除有上述喉烧伤的表现外,有下呼吸道黏膜水肿、糜烂及溃疡,甚至坏死。患者呼吸急促、咳嗽剧烈,可并发肺炎或膜性喉气管炎,可咳出脓血痰和坏死脱落的气管黏膜。误吞腐蚀剂者可致喉、气管、食管瘘。若烧伤范围广泛,可导致严重而广泛的阻塞性肺不张、支气管肺炎、肺水肿,进而出现呼吸功能衰竭。

四、治疗

1.急救措施

(1)早期处理:热液烫伤可口含冰块或冷开水漱口、颈部冷敷。强酸、强碱烧伤者应立即用清水冲洗口腔、咽部并采用中和疗法。强酸烧伤者可给予牛奶、蛋清或2%～5%碳酸氢钠溶液;强碱烧伤者可给予食醋、1%稀盐酸或5%氯化氨等涂布伤处或吞服、用中和药物雾化吸入。

(2)全身治疗:充分补液,维持水、电解质平衡,吸氧。重度者需行紧急气管插管,也可给予高压氧治疗。纠正休克、保护心肺功能。全身应用抗生素预防感染,糖皮质激素防止呼吸道黏膜水肿。

2.保持呼吸道通畅

(1)上呼吸道阻塞、分泌物多而咳出困难者,为防止窒息,可行气管内插管或气管切开。Ⅲ度以上呼吸困难必须行气管切开,因为这种病例多有会厌或喉入口处高度水肿,可形成急性喉梗阻或有喉梗阻的趋势。

(2)会厌高度水肿者切开排液减压,杓间区水肿行点状穿刺或点状切开黏膜为宜,因为杓间区过长的切口可能影响术后功能。

(3)应用解痉药物,以解除支气管痉挛。

(4)每日雾化吸入,气管内滴入抗生素生理盐水,以防气道被干痂阻塞。

3.营养支持

早期以静脉营养为主。能否放置胃管及放置时间取决于并存的下咽、食管烧伤情况。严重烧伤时,早期放置胃管有引起穿孔、感染之危险,故不建议使用,但2～4周后又可因为下咽、食管的粘连、闭锁而不能实施,而被迫行胃造瘘术。

第三节 喉插管损伤

喉插管损伤多发生于全身麻醉、危重患者抢救等需要经口、经鼻行喉气管插管术的情况下。因此,近年来此类喉部损伤日渐增加;长期留置鼻饲管亦可造成环后区黏膜损伤。其发病率国内外报道在 10%～60% 之间。

一、病因

(1)插管技术不熟练,操作粗暴,声门暴露不清时盲目地强行插入;清醒插管时,表面麻醉不充分,致使患者频频咳嗽或声门痉挛;插管过程中过多地搬动患者头部;插管过浅,气囊压迫声带黏膜;经鼻腔盲目插管时,更易造成喉腔内损伤。

(2)选用插管型号偏大、过长;套管外气囊充气过多。

(3)插管时间久、喉黏膜受压迫、摩擦时间过长。

(4)插管质量不佳,质地过硬,或管壁含有对黏膜有害的成分,压迫、刺激喉气管黏膜。

(5)鼻饲管留置时间过长,摩擦环后区黏膜,造成局部损伤。

(6)患者呕吐物或鼻咽分泌物吸入喉腔,对喉黏膜产生刺激。

(7)患者自身有过敏体质,对外界刺激反应敏感而强烈。

二、临床表现

1.溃疡及假膜形成

由于插管损伤乃至撕裂喉黏膜,上皮剥脱并继发感染而形成溃疡,多见于声带后部,位于杓状软骨声带突处,继而发生纤维蛋白及白细胞沉积,形成假膜。表现为喉部不适、声嘶、喉痛、咳嗽及痰中带血。喉镜检查可见喉黏膜水肿、充血、局部溃疡及假膜。

2.肉芽肿

系在上述喉黏膜溃疡及假膜基础上发生炎症及浆细胞浸润,大量成纤维细胞及血管内皮细胞增生而形成的。喉镜检查可见声带后联合区肉芽肿,表面光滑、色灰白或淡红,如息肉样。患者感喉部不适,有异物感,发声嘶哑,经久不愈。若肉芽肿过大,可阻塞声门,引起呼吸困难。

3.环杓关节脱位

患者拔管后即出现声嘶,说话无力、咽部疼痛,且长期不愈。多为一侧脱位,双侧同时脱位者罕见。杓状软骨可向前或向后移位,但以向前并向外侧移位者多见。喉镜检查可见一侧杓状软骨和杓会厌襞充血、水肿,且突出于声门上,掩盖声门的后部。声带运动受限,发声时杓状软骨多不活动,使声门不能完全闭合。

4.声带瘫痪

由于膨胀的气囊位于喉室部而未完全到达气管内,因而压迫喉返神经前支所致。患者术后即出现声嘶。喉镜检查见一侧声带固定于旁正中位。

三、治疗

(1)插管术后发现喉黏膜有溃疡及假膜形成时,应嘱患者少讲话,禁烟酒,不要做用力屏气动作。给予抗生素、糖皮质激素等超声雾化吸入。

(2)肉芽肿形成者,有蒂者可于喉镜下钳除;无蒂者可于全麻下行支撑喉镜下切除;若采用纤维内镜或支撑喉镜下激光切除,效果更佳。

(3)环杓关节脱位者,应尽早于间接喉镜下行环杓关节复位术,以免形成瘢痕后不易复位,如果间接喉镜下复位失败者可尝试全麻支撑喉镜下环杓关节复位术。

(4)声带瘫痪者,可行音频物理疗法并给予神经营养药物,以促进其恢复。

第十一章 喉部炎性疾病

第一节 急性会厌炎

急性会厌炎是一种特殊的、主要累及喉部声门上区的会厌及其周围组织(包括会厌谷、杓会厌襞等)的急性炎症病变,以会厌高度水肿为主要特征。可分急性感染性会厌炎和急性变态反应性会厌炎二类。

一、急性感染性会厌炎

急性感染性会厌炎为以会厌为主的声门上区喉黏膜急性非特异性炎症。Woo 利用纤维喉镜观察,炎症不仅累及会厌,同时或多或少地波及声门上区各结构,因此称为"急性声门上喉炎"。成人、儿童皆可发生,男性多于女性,男女之比(2~7):1,早春、秋末发病者多见。

(一)病因

1.细菌或病毒感染

最常见的原因,以 B 型嗜血流感杆菌最多,血培养阳性率儿童为 $80\%\sim90\%$,成人为 $16\%\sim70\%$。身体免疫力降低,喉部创伤、年老体弱者均易感染细菌而发病。其他常见的致病菌有金黄色葡萄球菌、链球菌、肺炎双球菌、奈瑟卡他球菌、类白喉杆菌等,也可与病毒混合感染,如呼吸道合胞病毒、鼻病毒及 A 型流感病毒。各种致病微生物可由呼吸道吸入,也可由血行感染,或由邻近器官蔓延。

2.创伤、异物、刺激性食物、有害气体、放射线损伤

这些都可引起声门上黏膜的炎性病变。

3.邻近病灶蔓延

如急性扁桃体炎、咽炎、口腔炎、鼻炎等蔓延而侵及声门上黏膜。亦可继发于急性传染病后。

(二)病理

声门上区如会厌舌面与侧缘、杓会厌襞、声门下区等黏膜下结缔组织较疏松,炎症常从此处开始,引起会厌高度的充血肿胀,有时可增厚至正常的 6~10 倍。炎症逐渐延及杓状软骨或室带,严重者可向杓会厌皱襞、咽侧邻近组织及颈前软组织蔓延。因声带黏膜附着声带黏膜下层较紧,故黏膜下水肿常以声带为界,声门上区炎症一般不会向声门下扩展。

病理组织学的改变可分 3 型：

1.急性卡他型

黏膜弥散性充血、水肿，有单核及多形核细胞浸润，会厌舌面之黏膜较松弛，肿胀更明显，可增厚到正常的 6～10 倍。

2.急性水肿型

会厌显著肿大如圆球状，间质水肿，炎性细胞浸润增加，局部可形成脓肿。

3.急性溃疡型

较少见，病情发展迅速而严重，病菌常侵及黏膜下层及腺体组织，可发生化脓、溃疡。血管壁如被侵蚀，可引起糜烂出血。

（三）临床表现

1.症状

(1)发病情况：起病急骤，常在夜间突然发生，病史很少超过 6～12 小时。多数患者入睡时正常，半夜突感咽喉疼痛或呼吸困难而惊醒。

(2)畏寒、发热：成人在发病前可出现畏寒发热，多数患者体温在 37.5～39.5℃，少数可达 40℃以上。患者烦躁不安，精神萎靡不振，全身乏力。发热程度与致病菌的种类有关，如为混合感染，体温大多较高。幼儿饮水时呛咳、呕吐。

(3)咽喉疼痛：为其主要症状，疼痛剧烈，吞咽时加重。

(4)吞咽困难：吞咽动作或食团直接刺激会厌，导致咽喉疼痛，口涎外流，拒食。疼痛时可放射至下颌、颈、耳或背部。如会厌及杓状软骨处黏膜极度肿胀，可发生吞咽困难。

(5)呼吸困难：因会厌黏膜肿胀向后下移位，同时杓状软骨、杓会厌襞、咽后壁等处黏膜也水肿，使喉入口明显缩小，阻塞声门而出现吸气性呼吸困难。如病情继续恶化，可在 4～6 小时内突然因喉部黏痰阻塞而发生窒息。患者虽有呼吸困难，但发音多正常，声音低钝、含糊，很少发生嘶哑。

(6)昏厥、休克：患者可在短时间内出现昏厥或休克，表现为呼吸困难、精神萎靡、体弱、四肢发冷、面色苍白、脉快而细、血压下降等。因此要密切观察，做好抢救准备，一旦出现上述情况，应立即抗休克治疗。

(7)颈淋巴结肿大：一侧或两侧颈深淋巴结肿大、压痛，有时向耳部放射。

2.检查

(1)喉外部检查：先观察颈部外形，再进行触诊。急性会厌炎严重者炎症可向邻近组织扩散，出现颈前皮下红肿、甲状舌骨膜处压痛。一侧或两侧颈深上群淋巴结肿大伴压痛。手指触压颈部舌骨和甲状软骨上部时压痛明显。

(2)咽部检查：由于幼儿咽短、会厌位置较高，张大口时稍一恶心，约 30% 可见红肿的会厌。压舌根检查时宜轻巧，尽量避免引起恶心，以免加重呼吸困难而发生窒息。切勿用力过猛，以免引起迷走神经反射发生心跳停止。卧位检查偶可引起暂时窒息。

(3)间接喉镜检查：可见会厌舌面弥散性水肿，重者如球形，如有脓肿形成，常于会厌舌面的一侧肿胀，急性充血，表面出现黄色脓点。室带、杓状突黏膜充血肿胀。由于会厌明显肿胀，使声带、声门无法看清。

（4）硬质喉内镜或纤维喉/电子镜检查：一般可以看到会厌及杓状软骨，检查时应注意吸痰、吸氧，减少刺激。最好在有立即建立人工气道的条件下进行，以防意外。

（5）实验室检查：白细胞总数增加，常在 1.0 万～2.5 万/mm^3，中性粒细胞增多，有核左移现象。

（6）影像学检查：必要时可行影像学检查，CT 扫描可显示会厌等声门上结构肿胀，喉咽腔阴影缩小，界线清楚，喉前庭如漏斗状缩小，会厌谷闭塞。CT 扫描还有助于识别有无脓肿形成。

（四）诊断

对急性咽痛、吞咽时疼痛加重，口咽部检查无特殊病变，或口咽部虽有炎症但不足以解释其症状者，应考虑到急性会厌炎，应行间接喉镜检查。咽痛和吞咽困难是成人急性会厌炎最常见的症状，呼吸困难、喘鸣、声嘶和流涎在重症患者中出现。成人急性会厌炎亦有缓慢型和速发型之分。呼吸道梗阻主要见于速发型，在病程早期出现，一般在起病后 8 小时内。可危及生命，因而早期诊断十分重要。

（五）鉴别诊断

此病易与其他急性上呼吸道疾病混淆，必须与以下疾病鉴别。

1.急性喉气管支气管炎

多见于 3 岁以内的婴幼儿，常先有轻微咳嗽，随后出现哮吼性干咳、喘鸣、声音嘶哑及吸气性呼吸困难。检查可见鼻腔、咽部和声带黏膜充血，声门下及气管黏膜亦显著充血肿胀，会厌及杓状软骨正常。

2.喉白喉

常见于儿童，约占白喉的 20%，起病较缓慢，全身中毒症状较重，常有"空空"声咳嗽，进行性呼吸困难，声嘶或失声。白喉杆菌外毒素可致上皮坏死，白细胞浸润，渗出的大量纤维蛋白和细菌一起在咽喉部形成片状灰白色白膜，不易擦去，强行剥离易出血。颈部淋巴结有时肿大，重者呈"牛颈"状。咽喉部拭子涂片及培养可找到白喉杆菌。

3.会厌囊肿

发病缓慢，无咽痛、无全身症状。检查会厌无炎症或水肿表现，多见于会厌舌面。会厌囊肿合并感染时，局部有脓囊肿表现。

（六）治疗

成人急性会厌炎较危险，可迅速发生致命性呼吸道梗阻。欧美国家均将急性会厌炎患者安置在监护病房内观察和治疗，必要时行气管切开或气管插管取半坐位。治疗以抗感染及保持呼吸道通畅为原则。门诊检查应首先注意会厌水肿程度、声门大小和呼吸困难程度等。患者应急诊收入住院治疗，床旁备置气管切开包。

1.控制感染

（1）使用足量强有效的抗生素和糖皮质激素：一旦确诊为急性会厌炎，应首先选择足量的糖皮质激素，可在第一时间予以肌内注射地塞米松 5～10mg，应用黏膜表面激素、布地奈德混悬液 2mg 雾化吸入，快速建立静脉输液通路后，持续使用激素静脉滴注。因其致病菌常为 B 型嗜血流感杆菌、葡萄球菌、链球菌等，故首选头孢类抗生素。

（2）局部用药：局部用药的目的是减轻水肿、保持气道湿润、稀化痰液及消炎。用喷雾器喷入咽喉部或氧气、超声雾化吸入，每日2次。

（3）切开排脓：如会厌舌面脓肿形成，可在吸氧、保持气道通畅的前提下，切开引流。体位多采用仰卧头低位。感染病灶尚未局限时，不可过早切开，以免炎症扩散。不能合作者应用全麻，成人可用表面麻醉。

2.保持呼吸道通畅

建立人工气道（环甲膜切开、气管切开或气管插管）是保证患者呼吸道通畅的重要方法，应针对不同患者选择不同方法。有下述情况者，应考虑行气管切开术：

（1）起病急骤，进展迅速，且有Ⅱ度以上吸气性呼吸困难者。

（2）病情严重，咽喉部分泌物多，有吞咽功能障碍者。

（3）会厌或杓状软骨处黏膜高度充血肿胀，经抗炎给氧等治疗，病情未见好转者。

（4）年老体弱、咳嗽功能差者。

出现烦躁不安、发绀、三凹征、肺呼吸音消失，发生昏厥、休克等严重并发症者应立即进行紧急气管切开术。

实施气管切开术时，注意头部不宜过于后仰，否则可加重呼吸困难或发生窒息。因会厌高度肿胀，不易插管。进行气管切开也有一定危险，在有限的时间内也须做好充分准备。环甲膜位置表浅而固定，界限清楚，对于严重呼吸困难高龄的喉下垂，颈短肥胖，并有较重的全身性疾病的患者，选用环甲膜切开具有快速、反应轻等优点。

3.其他

保持水、电解质酸碱平衡，注意口腔卫生，防止继发感染，鼓励进流汁饮食，补充营养。

二、急性变态反应性会厌炎

（一）病因

急性变态反应性会厌炎属Ⅰ型变态反应，当抗原进入机体后，产生相应的IgE抗体，再次接触相同的抗原时，发生肥大细胞和嗜碱细胞脱颗粒，释放大量血管活性物质，引起血管扩张，通透性增加。抗原多为药物、血清、生物制品或食物。药物中以青霉素最多见，阿司匹林、碘或其他药物次之；食物中以虾、蟹或其他海鲜多见，个别人对其他食物亦有过敏。多发生于成年人，常反复发作。

（二）病理

会厌、杓会厌襞，甚至杓状软骨等处的黏膜及黏膜下组织均高度水肿，有时呈水泡状，黏膜苍白增厚，甚至增厚达正常的6～7倍。活体组织检查可见黏膜水肿、增厚，嗜酸性粒细胞浸润，其基底膜破坏，嗜碱性粒细胞和肥大细胞增多。

（三）临床表现

1.症状

发病急，常在用药0.5小时或进食2～3小时内发病，进展快。主要症状是喉咽部堵塞感和说话含混不清，但声音无改变。无畏寒发热，亦无疼痛或压痛，全身检查多正常。间接喉镜、硬喉内镜和纤维/电子喉镜检查可见会厌明显肿胀。本病虽然症状不很明显,但危险性很大,有时在咳嗽或深吸气后,甚至患者更换体位时,水肿组织阻塞声门裂,突然发生窒息,抢救不及时可致死亡。

2.体征

检查可见会厌水肿明显,有的成圆球状,颜色苍白,组织疏松。杓会厌襞以及杓状软骨处亦多呈明显水肿肿胀。声带及声门下组织可无改变。

(四)辅助检查

实验室检查可见:末梢血或会厌分泌物涂片检查嗜酸性粒细胞增多至 3%～7%,其他血细胞均正常;变应原皮内试验多呈阳性。

(五)诊断

询问有无变态反应性疾病的过去史和家族史。诊断不难,但症状不典型时易漏诊或误诊(表 11-1-1)。

表 11-1-1　急性感染性会厌炎与急性变态反应性会厌炎的鉴别诊断

鉴别点	急性感染性会厌炎	急性变态反应性会厌炎
病因	细菌或病毒感染	过敏反应
症状	喉部疼痛	喉部堵塞感
压痛	舌骨及甲状软骨处有压痛	无压痛
体温	升高	正常
实验室检查	白细胞总数增多	白细胞总数正常或略低
	中性粒细胞增多	嗜酸性粒细胞增多
局部检查	会厌红肿	会厌水肿
治疗	抗生素为主	糖皮质激素为主
预后	积极抗感染治疗,预后较好	可突然窒息,抢救不及时可致死亡

(六)治疗

首先进行抗过敏治疗,成人皮下注射 0.1% 肾上腺素 0.1～0.2mL,同时肌内注射或静脉滴注氢化可的松 100mg 或地塞米松 10mg,或氟美松 5mg。会厌及杓会厌襞水肿非常严重者,应立即在水肿明显处切开 1～3cm,减轻水肿程度。治疗中及治疗后应密切观察。1 小时后,若堵塞症状不减轻或水肿仍很明显,可考虑作预防性气管切开术。因声门被四周水肿组织堵塞而较难找到,可用喉插管或硬管支气管镜使气道通畅,也可选择紧急气管切开术或环甲膜切开术,如窒息应同时进行人工呼吸。

(七)预防及预后

采用嗜血流感杆菌结合菌苗接种可有效地预防婴幼儿急性会厌炎及其他嗜血流感杆菌感染疾病(脑膜炎、肺炎等)。

预后与患者的免疫力、感染细菌的种类及治疗方法密切相关。如能及时诊断、治疗,一般预后良好。

第二节　急性喉炎

急性喉炎是一种常见的急性呼吸道感染性疾病,好发于冬春季节。感染是其主要病因,可先为病毒感染,后继发细菌感染。常发生于感冒之后,开始多为鼻腔、鼻咽和口咽急性卡他性炎症,若感染向下扩展便可引起喉黏膜的急性卡他性炎症。用声过度、过度烟酒、有害气体、粉尘的吸入也可引起急性喉炎。

一、临床表现

全身可伴有鼻塞、流涕、畏寒、发热、乏力等症状。局部症状有:

1.声嘶

声音嘶哑是急性喉炎的主要症状,最初为低沉粗糙的声音,渐变为沙哑,严重者可出现失声。

2.咳嗽、咳痰

咳嗽、咳痰一般不重,但若伴有气管、支气管炎症时,该症状会加重。

3.喉痛

喉部会有不影响吞咽的不适感或疼痛。

4.体征

检查可见喉黏膜弥散性充血,尤其是声带可变为粉红色或红色,有时可出现黏膜下出血点,声带肿胀变厚,但运动正常。

二、诊断和鉴别诊断

根据病史有上感或过度用声等诱因出现声嘶等症状,喉镜检查见喉黏膜充血,尤其是声带充血即可做出急性喉炎的诊断。

三、治疗

1.去除致病因素

如戒除烟酒,避免有害理化因素刺激等。

2.抗感染及抗炎治疗

可局部应用抗生素和糖皮质激素超声雾化吸入,如病情较重,可全身应用抗生素和糖皮质激素治疗。

3.声带休息

禁声或少讲话。使声带休息。

4.其他治疗

给氧、解痉、祛痰,保持呼吸道通畅,还可配合选用咽喉含片和中成药。

第三节 慢性喉炎

慢性喉炎是指喉部黏膜的非特异性病菌感染所引起的慢性炎症。本病是最常见的喉科疾病之一,主要表现为双侧声带黏膜炎性病变,发病率有增加趋势。根据病变程度、特性的不同,一般可分为慢性单纯性喉炎、慢性萎缩性喉炎和慢性增生性喉炎。

一、慢性单纯性喉炎

慢性单纯性喉炎,是主要发生在喉黏膜的慢性非特异性炎性病变,可累及黏膜下组织,临床常见,多见于成人。

(一)病因

(1)鼻炎、鼻窦炎、慢性扁桃体炎、慢性咽炎等邻近部位炎症直接向喉部蔓延或炎性分泌物的刺激,下呼吸道分泌物的刺激也是常见的病因,在慢性喉炎的发病中起重要作用。

(2)鼻腔阻塞,张口呼吸,使咽喉黏膜易干燥、充血。

(3)有害气体(如氯气、氨、硫酸、硝酸、二氧化硫、一氧化氮等)及烟、酒、灰尘等长期刺激。

(4)胃食管咽反流及幽门螺杆菌感染。

(5)用声过多或发音不当。

(6)全身性疾病如糖尿病、肝硬化、心脏病、肾炎、风湿病、内分泌紊乱等使全身免疫力下降。

(二)病理

喉黏膜血管扩张,炎细胞浸润,上皮及固有层水肿及以单核细胞为主的炎性渗出。继而黏膜肥厚,腺体肥大。多数患者喉内肌亦呈慢性炎症。黏液腺受刺激后,分泌物增加,有较稠厚的黏痰。

(三)临床表现

1.症状

(1)不同程度的声音嘶哑为其主要症状,初为间歇性,逐渐加重成为持续性,如累及环杓关节,则在晨起或声带休息较久后声嘶反而显著,但失声者甚少。

(2)喉部微痛及紧缩感、异物感等,常做干咳以缓解喉部不适。

2.体征

间接喉镜检查可见喉黏膜弥散性充血,两侧对称。声带失去原有的珠白色而呈浅红色,声带表面常见扩张的小血管,与声带游离缘平行。黏膜表面可见有稠厚黏液,常在声门间形成黏液丝。杓间区黏膜充血增厚,在发音时声带软弱,振动不协调,两侧声带闭合不好。

根据病变的轻重不同,电声门图和动态喉镜检查可出现相应的改变:电声门图(EGG)在声带病变较轻时可保持基本波形,声带慢性充血时可见闭相延长,开相缩短。动态喉镜又称喉闪光镜或频闪喉观察仪,在声带水肿时振幅、黏膜波、振动关闭相可增强,对称性和周期性不定。

（四）诊断及鉴别诊断

根据上述症状及体征可作出诊断,但应考虑鼻、咽、肺部及全身情况,查出病因。对声嘶持续时间较长者,应与喉结核、早期喉癌等鉴别,必要时行纤维/电子喉镜检查或活检。

（五）治疗

(1)积极治疗鼻炎、鼻窦炎、咽炎、肺部及全身疾病,对发音不当者,可进行发音训练。

(2)局部使用抗炎药物。

(3)改变不良的生活习惯,去除刺激因素,包括戒除烟酒、声休。

(4)氧气或超声雾化吸入,黏膜表面激素雾化,必要时加用抗生素。

(5)直流电药物离子(碘离子)导入或音频电疗、超短波、直流电或特定电磁波等治疗。

(6)发声矫治包括有声练习和发声练习等,不少国家具有专业语言矫治师、言语疾病学家进行矫治。

(7)有胃食管咽反流者,成人给予:①奥美拉唑 20mg 睡前服用;②莫沙必利片 5～10mg,3 次/d。剂量可酌情增减。

（六）预防

(1)锻炼身体,增强体质,提高对外界气候的适应能力。

(2)积极治疗全身疾病。

(3)注意休息,尤其是嗓音休息。

二、慢性萎缩性喉炎

萎缩性喉炎亦名干性喉炎或臭喉症,因喉黏膜及黏液腺萎缩,分泌减少所致。中老年女性多见,经常暴露于多粉尘空气中者更为严重。

（一）病因

分为原发性和继发性两种。

1.原发性

目前病因仍不十分清楚,多数学者认为是全身疾病的局部表现,可能与内分泌紊乱、自主神经功能失调、维生素及微量元素缺乏或不平衡有关。或因各种原因导致黏膜及黏膜下组织营养障碍,分泌减少。

2.继发性

多为萎缩性鼻炎、萎缩性咽炎、咽喉部放疗及长期喉部炎症引起。也可为 Sjogren 综合征的一部分。

（二）病理

喉黏膜及黏膜下层纤维变性,黏膜上皮化生,柱状纤毛上皮渐变为复层鳞状上皮,腺体萎缩,分泌减少,加之喉黏膜已无纤毛活动,故分泌液停滞于喉部,经呼吸空气蒸发,可变为脓痂。除去痂皮后可见深红色黏膜,失去固有光泽。可有浅表的糜烂或溃疡。病变向深层发展可引起喉内肌萎缩。炎症向下发展可延及气管。

（三）临床表现

1.症状

(1)喉部有干燥不适,异物感,胀痛。

（2）声嘶，因夜间有脓痂存留，常于晨起时较重。

（3）阵发性咳嗽为其主要症状。分泌物黏稠、结痂是引起阵发性咳嗽的原因，常咳出痂皮或稠痰方停止咳嗽，咳出的痂皮可带血丝，有臭气。咳出脓痂后声嘶稍有改善，但常使喉痛加剧。

2.检查

间接喉镜检查可见喉黏膜慢性充血、发干，喉腔增宽，黄绿色脓痂常覆于声带后端、杓间区及喉室带等处，去除后可见喉黏膜呈深红色，干燥发亮如涂蜡状。如喉内肌萎缩，声带变薄、松弛无力，发音时两侧闭合不全，故发声漏气，声音沙哑，说话费力。少数患者气管上端亦显相同病变。继发于萎缩性鼻炎、咽炎者可见鼻腔、咽腔增宽，黏膜干燥。也可进一步用纤维喉镜、电子喉镜或频闪喉镜观察。

（四）诊断

根据以上特点，常易诊断，但应积极寻找病因。

（五）治疗

一般治疗可予碘化钾 30mg，3 次/d，或氯化钾口服，刺激喉黏液分泌，减轻喉部干燥。蒸气雾化或用含有芳香油的药物，口服维生素 A、维生素 E、维生素 B_2 等。有痂皮贴附时可在喉镜下湿化后取出。

三、慢性增生性喉炎

慢性增生性喉炎，为喉黏膜一种慢性炎性增生性疾病。

（一）病因

病因与慢性单纯性喉炎相同，多由慢性单纯性喉炎演变发展。有人认为慢性喉炎，尤其是增生性喉炎可能与 EB 病毒、单纯疱疹病毒和肺炎支原体的感染有关。

（二）病理

黏膜上皮不同程度增生或鳞状化生、角化，黏膜下淋巴细胞和浆细胞浸润，喉黏膜明显增厚，纤维组织增生、玻璃样变性导致以细胞增生为主的非炎性病变。增生性改变可为弥散性或局限性。

（三）临床表现

1.症状

同慢性喉炎，但声嘶较重而咳嗽较轻，急性或亚急性发作时喉痛明显。

2.体征

除慢性喉炎的表现外，喉黏膜广泛增厚，杓状软骨处黏膜及杓会厌襞常增厚，以杓间区显著，其中央部隆起或呈皱褶，常有稠厚的黏液聚集。声带充血，边缘圆厚，表面粗糙不平，可呈结节状或息肉样。如病变发展至声门下区，两侧声带后端靠拢受阻而出现裂隙。室带亦常肥厚，粗糙不平，有时轻压于声带上，掩蔽声带。

（四）辅助检查

电声门图多表现为闭相延长，开相缩短。动态喉镜观察可见对称性和周期性差，严重者振幅和黏膜波消失,声带闭合差。

(五)诊断及鉴别诊断

根据以上症状和体征,一般诊断不难,但应与喉癌、梅毒、结核等鉴别,活检有助于鉴别。

(六)治疗

治疗原则同慢性喉炎。对声带过度增生的组织早期可加用直流电药物离子(碘离子)导入或音频电疗,局部理疗有助于改善血液循环、消炎、软化消散增生组织。重者可在手术显微镜下手术或激光烧灼、冷冻治疗,切除肥厚部分的黏膜组织,但注意勿损伤声带肌。

四、反流性咽喉炎

反流性喉炎,以往称为酸性喉炎,是因食管下端括约肌短暂松弛,导致含有胃酸的胃液向食管反流达到喉部所致,可能与胃酸的直接刺激和通过迷走神经反射引起慢性咳嗽有关。

(一)病因

1.直接刺激

反流液直接刺激咽喉黏膜引起损伤及不适主诉。正常的喉部上皮中具有保护作用的物质在喉咽反流患者中缺失,共同减弱了黏膜防御机制。同时,咽部黏膜缺乏食管的运动廓清能力及唾液中和作用,故较后者明显对反流刺激更敏感。

2.迷走反射

反流的物质可以刺激远端食管,引起迷走反射,引发的慢性咳嗽和清嗓可以对声带黏膜造成损伤,同时可以引起食道上括约肌的松弛反射,而使反流物进入到咽喉部引起损伤。

(二)临床表现

1.症状

咽异物感;慢性咳嗽;多为刺激性干咳;还有清嗓、咽痛、发音困难、口臭、咽部黏性分泌物增多、咽干等症状,其中前两者被认为尤其常见。

2.体征

喉咽反流患者在喉镜下有一些特定表现,杓间水肿、假声带沟、环后区水肿红斑、黏膜肥厚、声带息肉和溃疡、喉室变浅或消失、咽部卵石样改变、弥散性喉炎、喉肉芽肿等被认为在喉咽反流患者中经常出现。但目前尚缺乏公认的可用于明确诊断的特异性镜下表现。

(三)辅助检查

1.pH监测和阻抗监测

目前认为,可活动多通道腔内阻抗和pH监测设备是对喉咽反流较好的诊断方法,因为其可以对两个金属电极之间不同的流动物质(气体、液体、团块)的阻抗变化及pH监测结合,能对酸反流、非酸反流、液体、气体等有一个完整的描述和较为客观真实的记录。

2.行为改变及经验治疗有效

有学者认为质子泵抑制剂的经验性治疗诊断喉咽反流有较高的敏感性,但对抑酸治疗无反应的患者,不能就此认为不存在喉咽反流疾患。

3.无线 Bravo 胶囊 pH 监测器

通过鼻腔将胶囊探测器置入环咽肌下方,可以避免导管置入引发的鼻出血、咽喉部不适、吞咽困难等并发症,尤其适于无法耐受置管的患者。对正常活动影响较小,为诊断提供了新的方式。

4.嗓音学分析

可以提供重要的辅助信息:专业的嗓音功能评估主要包括声带振动特征评价,发音质量的主、客观评估,气流动力学喉功能评估,喉神经肌肉电功能评估等。嗓音喉咽反流的患者常有声嘶、间断的发音困难或发音易疲劳等,因为炎症和声带水肿增加了声带的质量,张力减低,僵硬度增加,减弱了其运动,患者声音质量和发音功能受限,测量嗓音学参数可有异常。所以,嗓音学分析可以为喉咽反流的诊断提供有效地辅助信息。

(四)诊断及鉴别诊断

根据患者的症状以及辅助检查可以对喉咽反流患者进行诊断。目前喉咽反流的诊断仍然需要依靠综合上述多种方法做出。

与胃食管反流的鉴别:喉咽反流虽然常和胃食管反流并存,但目前仍然倾向于认为喉咽反流和胃食管反流是两个不同的整体。譬如,喉咽反流常发生于白天,站立或坐位,常以发音困难、声嘶、清嗓、咽异物感、长期咳嗽、喉部分泌物多、吞咽不畅感等为主要症状,纤维喉镜有相应的构区及声带的特异表现,和上食管括约肌功能不良有关,而胃食管反流常发生于夜间平卧时,以反酸、烧心、胸痛、吞咽困难等为主要不适,胃镜可见食管炎、胃食管疝、Barrett 食管等相应表现,主要与下食管括约肌功能异常有关。

(五)治疗

1.抑酸治疗联合生活方式改变

仍然是目前主流的治疗方法:后者主要包括避免睡前进食、抬高床头、减少晚餐摄入、避免过食、戒烟酒浓茶咖啡及高脂类食物、甜食、酸性水果(橘子,杨梅等)、减重等,前二者被认为尤为重要,甚至研究发现单纯生活方式改善即可以使咽喉部不适症状获得明显缓解,从而提出把生活方式的改善作为主要治疗的观点。

(1)质子泵抑制剂:质子泵驱动细胞内 H^+ 与小管内 K^+ 交换,质子泵抑制剂阻断了该交换途径,抑酸作用强且时间长,服用方便。因此,在喉咽反流的抑酸治疗中占据主导地位,治疗有效后应逐渐减量。

(2)H_2 受体阻滞剂:用于拮抗组胺引起的胃酸分泌,主要有西咪替丁、雷尼替丁、法莫替丁等。常在睡前应用。

2.复发或疗效不佳病例的治疗

对质子泵抑制剂疗效不佳的病例,需要考虑是否存在非酸反流,可添加组胺受体阻滞剂、促胃动力剂等,并调整生活方式。

3.嗓音治疗

最近的研究发现,对于喉咽反流的患者,加用嗓音治疗,可以增强喉咽反流的治疗效果,声嘶、气短等症状以及部分嗓音学参数可以获得令人满意的改善。

嗓音治疗包括间接嗓音治疗和直接嗓音治疗。其中前者指以嗓音教育为目的,为患者讲授正常声带解剖和嗓音病理的知识以及嗓音卫生相关知识。直接嗓音治疗的目的是提高患者的说话技巧，以达到增加发声效率和改善嗓音质量的目的。包括嗓音休息、共鸣训练、腹式呼吸、增加软起声、减少硬起声、气流训练、咬音训练以及局部的喉部按摩等方法。

4.外科治疗

有症状的非酸反流（在职业用声者中常见）、药物及生活方式联合疗效不佳、反流严重、下食管括约肌功能不良、不良反应严重、年轻患者避免长期用药或经济原因等均作为外科治疗的适应证。胃底折术是最常见的术式，现在多采用在腹腔镜下进行操作。将胃底部的黏膜折叠环绕于下端食管，从而加强食管括约肌，来达到控制反流的目的。

第四节　小儿急性喉炎

一、概述

小儿急性喉炎多见于 6 个月至 3 岁的婴幼儿，发病率较成人低，但发生呼吸困难者较多。其原因在于小儿喉部解剖特点：①小儿的喉腔和声门较小，喉部黏膜下组织较疏松，炎症时容易发生肿胀而致喉腔狭窄；②小儿神经系统不稳定，容易受刺激发生喉痉挛；③同时小儿对感染的免疫力及免疫力不如成人，炎症反应较重；④喉软骨柔软，黏膜与黏膜下层附着疏松；⑤喉黏膜下淋巴组织及腺体组织丰富；⑥咳嗽反射较差，气管及喉部分泌物不易排出；⑦喉痉挛加剧充血及喉梗阻，使喉腔更加狭小。因此，小儿急性喉炎如诊断治疗不及时，会危及生命。

常见病因类似于成人，但多继发于急性咽炎和急性鼻炎，大多数由病毒感染引起，如副流行性感冒病毒、腺病毒、麻疹病毒等。病毒由空气传染入侵喉为细菌感染提供了条件，使寄生于上呼吸道的细菌继发感染。小儿急性喉炎亦可为某些急性传染病，如流行性感冒、麻疹、百日咳、猩红热等的前驱疾病。

二、诊断要点

（一）症状与体征

由于本病起病急，治疗不及时会危及患儿生命，因此，在临床上遇到婴幼儿上呼吸道感染后出现声嘶、犬吠样咳嗽应首先考虑本病，如出现吸气性喉喘鸣和吸气性呼吸困难即可做出诊断。必要时若条件允许可行直接喉镜检查。病程中可有发热、声嘶、咳嗽等症状。早期以喉痉挛为主，声嘶多不严重，表现为典型的阵发性犬吠样咳嗽，可有黏稠痰液咳出，严重时出现吸气性喉喘鸣和吸气性呼吸困难等喉阻塞症状，同时可伴有面色发绀或烦躁不安等缺氧症状。如不治疗，进一步发展，则可引起呼吸循环衰竭、昏迷、抽搐甚至死亡。

（二）特殊检查

直接喉镜检查时可见喉部黏膜充血、肿胀，声带由白色变为粉红色或红色，有时可见黏脓性分泌物附着。声门下黏膜因肿胀而向中间隆起。由于小儿不合作，为避免诱发喉痉挛，加重病情，故应慎用。

三、鉴别诊断

1.呼吸道异物

本病多有异物吸入史,有阵发性呛咳、吸气性呼吸困难,气管内活动性异物尚可闻及拍击声,但一般无上呼吸道感染史及发热等全身症状。喉异物也表现为声嘶和呼吸困难,需行喉镜检查明确诊断。对少数不透 X 线的异物,则行 X 线或 CT 检查可明确诊断。

2.喉白喉

起病较缓,全身中毒症状较重,现已少见.喉白喉患儿有急性喉炎临床表现。咽部或喉部检查见灰白色假膜,不易擦去,强剥易出血,颈部淋巴结有时肿大呈"牛颈"状,涂片和培养中可找到白喉杆菌。

3.喉痉挛

常见于婴幼儿,起病急,有吸气性喉喘鸣、吸气性呼吸困难,声调尖而细,但无声嘶和犬吠样咳嗽。喉痉挛发作时间短促,一旦喉痉挛解除,症状可骤然消失,无声嘶,患儿恢复正常。

4.先天性喉部疾病

如先天性喉软骨软化病等,电子喉镜检查有助于鉴别。

四、治疗

(1)及早使用足量抗生素控制感染,用糖皮质激素减轻和消除喉黏膜的水肿。

抗生素可选用青霉素类和先锋霉素类。根据病情,采用肌内注射或静脉滴注糖皮质激素如地塞米松。

(2)重度喉阻塞者,药物治疗无好转,则应及时行气管切开术。

(3)支持疗法,注意补充液体,维持水电解质平衡。使患儿安静,避免哭闹减少体力消耗,减轻呼吸困难。

第五节 急性喉气管支气管炎

急性喉气管支气管炎为喉、气管、支气管黏膜的急性弥散性炎症。多见于 5 岁以下儿童,2 岁左右发病率最高。冬、春季发病较多,病情发展急骤,病死率较高。按其主要病理变化,分为急性阻塞性喉气管炎和急性纤维蛋白性喉气管支气管炎,二者之间的过渡形式较为常见。

一、急性阻塞性喉气管炎

急性阻塞性喉气管炎,又名假性哮吼,流感性哮吼,传染性急性喉气管支气管炎。

(一)病因

病因尚不清楚,有以下几种学说:

1.感染

病毒感染是最主要的病因。本病多发生于流感流行期,故许多学者认为与流感病毒有关,与甲型、乙型和亚洲甲型流感病毒以及V型腺病毒关系较密切。也有学者认为副流感病毒为主要致病因素。除流感外,本病也可发生于麻疹、猩红热、百日咳及天花流行之时。病变的继续发展,与继发性细菌感染有密切关系。常见细菌为溶血性链球菌、金黄色葡萄、肺炎双球嗜血流感杆菌等。

2.气候变化

本病多发生于干冷季节,尤其是气候发生突变时,故有些学者认为与气候变化因呼吸道纤毛的运动和肺泡的气体交换均须在一定的湿度和温度下进行,干冷空气不利于保持喉、气管和支气管正常生理功能,易罹患呼吸道感染。

3.局部免疫力降低

呼吸道异物取出术,支气管镜检查术,以及呼吸道腐蚀伤后也易发生急性喉气管支气管炎。

4.体质状况

体质较差者,如患有胸肺疾病(如肺门或气管旁淋巴结肿大),即所谓渗出性淋巴性体质的儿童易患本病。

(二)病理

本病炎症常开始于声门下区的疏松组织,由此向下呼吸道发展。自声带起始,喉、气管、支气管黏膜呈急性弥散性充血、肿胀,重症病例黏膜上皮糜烂,或大面积脱落而形成溃疡。黏膜下层发生蜂窝织炎或坏死性变。初起时分泌物为浆液性,量多,以后转为黏液性、黏脓性甚至脓性,有时为血性,由稀而稠,如糊状或粘胶状,极难咳出或吸出。

基于小儿喉部及下呼吸道的解剖学特点,当喉、气管及支气管同时罹病时,症状较成人更为严重。气管的直径在新生儿为4~5.5mm(成人为15~20mm),幼儿每公斤体重的呼吸区面积仅为成人的1/3,当气管、支气管黏膜稍有肿胀,管腔为炎性渗出物或肿胀的黏膜所阻塞时,即可发生严重的呼吸困难。

(三)临床表现

1.症状

一般将其分为3型。

(1)轻型:多为喉气管黏膜的一般炎性水肿性病变。起病较缓,常在夜间熟睡中突然惊醒,出现吸气性呼吸困难及喘鸣,伴有发绀、烦躁不安等喉痉挛症状,经安慰或拍背等一般处理后,症状逐渐消失,每至夜间又再发生。常在夜间发病的原因,可能与常伴有急性或亚急性鼻咽炎,潴留于鼻咽部的黏液夜间向下流入喉,入睡后黏液积聚于声门,引起喉痉挛有关。若及时治疗,易获痊愈。

(2)重型:可由轻型发展而来,也可以起病为重型,表现为高热,咳嗽不畅,有时如犬吠声,声音稍嘶哑,持续性渐进的吸气性呼吸困难及喘鸣,可出现发绀。病变向下发展,呼吸困难及喘鸣逐渐呈现为吸气与呼气均困难的混合型呼吸困难及喘鸣。呼吸由慢深渐至浅快。患儿因缺氧烦躁不安。病情发展,可出现明显全身中毒症状及循环系统受损症状,肺部并发症也多见。

（3）暴发型：少见，发展极快，除呼吸困难外，早期出现中毒症状，如面色灰白，咳嗽反射消失，失水，虚脱，以及呼吸循环衰竭或中枢神经系统症状，可于数小时或一日内死亡。

2.检查

局部检查咽部不一定有急性炎症表现。小儿电子喉镜或纤维支气管镜检查，可见自声门以下，黏膜弥散性充血、肿胀，以声门下腔最明显，正常的气管软骨环显示不清楚。气管支气管内可见黏稠分泌物。喉内镜检查不仅可使呼吸困难加重，还有反射性引起呼吸心搏骤停的危险，因此，最好在诊断确有困难并做好抢救准备时使用。血氧饱和度检测对诊断很有帮助。胸部听诊呼吸音减低，间有干啰音。肺部透视有时可见因下呼吸道阻塞引起的肺不张或肺气肿，易误诊为支气管肺炎。同时应行分泌物及血液的细菌培养加药敏试验，以便选用敏感的抗生素。

（四）诊断

根据上述症状，尤其当高热传染病之后，患儿出现喉梗阻症状，表明病变已向下发展。结合检查，常可明确诊断。

（五）鉴别诊断

需与气管支气管异物、急性细支气管炎、支气管哮喘、百日咳、流行性腮腺炎、猩红热等相鉴别。

1.气管支气管异物

起病急，多有异物吸入史。在异物吸入后，立即出现哽噎，剧烈呛咳，吸气性呼吸困难和发绀等初期症状。气管内活动性异物胸部触诊可有撞击感，听诊可闻及拍击声。对不透X线的异物，X线片可显示异物形状和存留部位。支气管部分阻塞可引起肺叶（段）气肿，完全阻塞可使肺叶（段）不张。

2.急性细支气管炎

多见于婴儿，有发热、咳嗽、多痰、气急及呼吸困难，临床症状酷似急性喉气管支气管炎，但一般无声嘶，呼气时相较吸气时相明显增长。可闻及呼气哮鸣音及中小湿啰音，无明显的喉梗阻症状。

3.支气管哮喘

患儿有反复发作病史，常突然发作，有哮喘及呼气性呼吸困难，无声音嘶哑，可闻及呼气哮鸣音。麻黄碱、氨茶碱等支气管扩张剂药能使之缓解。

4.百日咳

百日咳杆菌侵入呼吸道后，先附着在喉、气管、支气管、细支气管黏膜上皮细胞的纤毛上，在纤毛丛中繁殖并释放内毒素，导致柱状纤毛上皮细胞变性，增殖的细菌及产生的毒素使上皮细胞纤毛麻痹，蛋白合成减少，使黏稠分泌物不易排出。滞留的分泌物又不断刺激呼吸道末梢神经，引起痉挛性咳嗽。临床上以日益加重的阵发性痉挛性咳嗽为特征。咳嗽发作时，连续10余声至数十声短促的咳嗽，继而深长的吸气以满足肺换气的需要，吸气时空气急速通过痉挛狭窄的声门而发出犬鸣样吸气声，紧接着又是一阵痉挛性咳嗽，如此反复发作，可持续数分钟，直到排出大量潴留的黏稠痰液。咳嗽一般以夜间为多，多为自发，也可因受寒、劳累、吸入烟尘、情绪波动、进食、通风不良、检查咽部等诱发。咳嗽发作前可有喉痒、胸闷等不适,痉挛性咳嗽发作时常使患者恐慌。年龄小、体质弱、咳嗽重者常易并发支气管炎及肺炎、百日咳脑病、心血管损害而危及生命。很少并发急性喉炎。由于咳嗽剧烈,可引起喉部不同程度的损伤。治疗首选红霉素和大环内酯类抗生素,镇静剂能减少因恐惧、忧虑、烦躁而诱发的痉挛性咳嗽。

(六)治疗

对轻型者,治疗同小儿急性喉炎,但须密切观察。对重症病例,治疗重点为保持呼吸道通畅。

(1)吸氧、解痉、化痰、解除呼吸道阻塞:对喉梗阻或下呼吸道阻塞严重者需行气管切开术,并通过气管切开口滴药及吸引,清除下呼吸道黏稠的分泌物。中毒症状明显者,需考虑早行气管切开术。

(2)使用足量敏感的抗生素及糖皮质激素:开始剂量宜大,呼吸困难改善后逐渐减量,至症状消失后停药。

(3)抗病毒治疗。

(4)室内保持一定湿度和温度(湿度70%以上,温度18~20°为宜)。

(5)忌用呼吸中枢抑制剂(如吗啡)和阿托品类药物,以免分泌物更干燥,加重呼吸道阻塞。

二、急性纤维蛋白性喉气管支气管炎

急性纤维蛋白性喉气管支气管炎,也称纤维蛋白样-出血性气管支气管炎,纤维蛋白性化脓性气管支气管炎,流感性(或恶性,超急性)纤维蛋白性喉气管支气管炎,急性膜性喉气管支气管炎,急性假膜性坏死性喉气管支气管炎等。多见于幼儿,与急性阻塞性喉气管炎虽同为喉以下呼吸道的化脓性感染,但病情更为险恶,病死率很高。

(一)病因

(1)阻塞性喉气管炎的进一步发展。

(2)流感病毒感染后继发细菌感染。

(3)创伤、异物致局部免疫力下降,长时间气管内插管,呼吸道烧伤后易诱发。

(二)病理

与急性阻塞性喉气管炎相似,但病变更深。主要特点是喉、气管、支气管内有大块或筒状痂皮、黏液脓栓和假膜。呼吸道黏膜有严重炎性病变,但无水肿,黏膜层及黏膜下层大片脱落或深度溃疡,甚至软骨暴露或发生软化。因黏膜损伤严重,自组织中逸出的血浆、纤维蛋白与细胞成分凝聚成干痂及假膜,大多易于剥离。

(三)临床表现

也如急性阻塞性喉气管炎,但发病更急,呼吸困难及全身中毒症状更为明显。

(1)突发严重的混合性呼吸困难。可伴有严重的双重性喘鸣。咳嗽有痰声,但痰液无法咳出。如假膜脱落,可出现阵发性呼吸困难加重,气管内有异物拍击声,哭闹时加剧。

(2)高热,烦躁不安,面色发绀或灰白。可迅速出现循环衰竭或中枢神经系统症状,如抽搐、惊厥、呕吐。发生酸中毒及水、电解质失衡者也多见。

（四）检查及诊断

检查参见急性阻塞性喉气管炎，常有混合性呼吸困难，胸骨上窝、肋间隙、上腹部等处有吸气性凹陷，伴以锁骨上窝处呼气性膨出。呼吸音减弱或有笛音，甚至可闻及异物拍击声。气管切开后可咳出大量黏稠的纤维蛋白性脓痰及痂皮，咳出后呼吸困难可明显改善。如行支气管镜检查，可见杓状软骨间切迹、气管及支气管内有硬性痂皮及假膜。

（五）治疗

同急性阻塞性喉气管炎，应及早进行血氧饱和度监测和心电监护。较严重些，需行气管切开术，术后通过气管套管内点药消炎稀释，一般的吸痰方法常不能将阻塞于下呼吸道的痂皮及假膜顺利吸出。有时需反复施行支气管镜检查，将痂皮及假膜钳出和吸出，才能缓解呼吸困难。

第六节　声带息肉及声带小结

一、声带息肉

喉息肉发生于声带者称为声带息肉，喉息肉绝大多数都为声带息肉。以下主要讨论声带息肉。

（一）病因

目前声带息肉发病机制尚未明确，主要有以下几种发病学说。

1.机械创伤学说

过度、不当发声的机械作用可引起声带血管扩张，通透性增加导致局部水肿，局部水肿在声带振动时又加重创伤而形成息肉，并进一步变性、纤维化。

2.循环障碍学说

动物实验表明，声带振动时黏膜下血流变慢，甚至停止，长时间过度发声可致声带血流量持续下降，局部循环障碍并缺氧，使毛细血管通透性增加，局部水肿及血浆纤维素渗出，严重时血管破裂形成血肿，炎性渗出物最终聚集、沉淀在声带边缘形成息肉；若淋巴、静脉回流障碍则息肉基底逐渐增宽，形成广基息肉或者息肉样变性。

3.炎症学说

有研究认为声带息肉是局部慢性炎症造成黏膜充血、水肿而形成。

4.代偿学说

声门闭合不全可引起声带边缘息肉状肥厚，以加强声带闭合，此多为弥散性息肉样变。近年的临床观察也证实了代偿性息肉的存在。

5.其他学说

声带黏膜中超氧化物歧化酶的活性降低可能与息肉形成有关；副交感神经兴奋性亢进的自主神经功能紊乱可能与息肉形成有关；也有学者认为声带息肉的发生与局部解剖因素有关，

舌短、舌背拱起及会厌功能差者易发生喉息肉。此外,还有血管神经障碍学说及先天遗传学说等。

(二)临床表现

主要表现为声嘶,因声带息肉大小、形态和部位的不同,音质的变化、嘶哑的程度也不同。轻者为间歇性声嘶,发声易疲劳,音色粗糙,发高音困难,重者沙哑甚至失声。息肉大小与发音基频无关,与音质粗糙有关。声门大小与基频有关。巨大息肉位于声带两侧者,可完全失声,甚至导致呼吸困难和喘鸣。息肉垂于声门下者常因刺激引起咳嗽。

(三)诊断

根据症状、局部检查可做出初步诊断,若需明确诊断需要做纤维喉镜或电子喉镜检查。喉镜检查可见声带游离缘前中部表面光滑、半透明带蒂或不带蒂的新生物。息肉多成灰白色或淡红色,偶有紫红色,常呈绿豆或黄豆大小(图 11-6-1)。声带息肉单侧多见,亦可两侧同时发生。带蒂的声带息肉可随呼吸气流上下活动,有时隐匿于声门下腔,检查时容易忽略。动态喉镜下可见声带周期性差,对称性、振幅、黏膜波减弱或消失,振动关闭相减弱。诊断注意与声带囊肿、声带白斑、声带附着黏稠分泌物以及声带癌鉴别,依靠病理确诊。

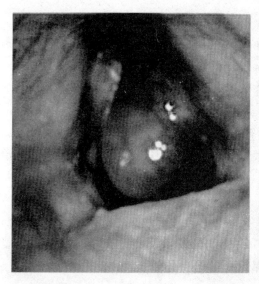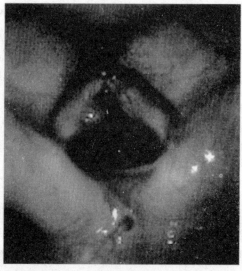

图 11-6-1　声带息肉

(四)治疗

以手术切除为主,辅以糖皮质激素、抗生素、维生素及超声雾化,声门暴露良好的带蒂息肉,可在间接喉镜下切除。若息肉较小或有蒂且不在前连合,可在电视纤维喉镜下行声带息肉切除术。局部麻醉不能配合者,可在全身麻醉气管插管下经支撑喉镜、悬吊喉镜切除息肉,有条件者可行显微切除或激光显微切除。年老体弱者、颈椎病及全身状况差者,可在纤维喉镜下切除或行射频、微波治疗。

术中避免损伤声带肌,若双侧声带息肉样变,尤其是近前联合病变,宜先做一侧,双侧同时手术后,应多做深呼吸以防粘连。早期肿瘤和初起的息肉样变肉眼难以辨别,切除后应送病理检查。偶有声带息肉与喉癌并存者。

二、声带小结

（一）概述

声带小结是声带黏膜由炎症病变形成的局部黏膜增厚。是慢性喉炎的一型,声带小结多发生于声带前中 1/3 的交界处,外观呈灰白色小隆起,形成前多是局部黏膜水肿。显微镜下见小结外覆增厚的复层鳞状上皮,为纤维性结缔组织或机化炎性组织。常见病因为嗓音误用、嗓音滥用、职业因素(多发生在教师、售货员、歌唱演员)、内分泌因素、咽喉反流。

（二）诊断要点

1.症状

早期主要是发声易倦和间歇性声嘶,声嘶每当发高音时出现。继续发展,声嘶加重,呈持续性。

2.检查

早期在间接喉镜下,可见声带游离缘前、中 1/3 交界处,可呈局限性小突起,也可呈广基梭形增厚,一般对称出现。电子喉镜检查更加清楚。

（三）鉴别诊断

需要与小的声带息肉和声带囊肿鉴别。声带小结多为双侧对称性病变,质地较硬。声带息肉和囊肿多为单侧病变,若有双侧,多不对称,质地较软。

（四）治疗要点

1.声带休息

早期声带小结,经过适当声带休息,配合药物治疗,常可变小或消失。即使较大的小结虽不能消失,但声音亦可改善。若声带休息已 2～3 周,小结仍未明显变小者,应采取其他治疗措施。

2.发声训练

声带小结患者经过一段时间的矫正发声训练,常可自行消失。发声训练包括放松训练,发音时全身肌肉、喉部肌肉适当放松。呼吸训练,学习胸-腹式呼吸。起音训练,说话起音要平稳,消除硬起音。主要是改变原来用声不当的错误习惯。

3.手术切除

对较大的声带小结,单纯休息和发声训练不好转者,可全身麻醉后,在电视喉镜或显微镜下手术切除声带小结,如有激光设备,亦可用激光将声带小结气化切除。操作时应特别慎重,切除限于黏膜层。因为病变小,间接喉镜下摘除,可能摘除组织过多或少,造成嘶哑加重或不好转。

第十二章　牙体牙髓疾病

第一节　龋病

龋病是在以细菌为主的多种因素影响下,牙体硬组织发生的一种慢性、进行性、破坏性的疾病。龋病是人类的常见病、多发病之一,虽然其病变一般发展比较缓慢,但实际上对人体健康影响很大。患牙一旦形成龋洞,就会明显降低咀嚼功能,进而影响消化吸收,再继续发展还可以造成牙髓病及根尖病,引发疼痛,严重时可影响工作和休息。在儿童时期乳牙及年轻恒牙发生龋病还可影响牙颌系统的发育,造成牙颌畸形。因此积极进行龋病的预防和治疗具有重要意义。

一、病因

目前人们广泛接受的龋病致病理论是四联因素论,即认为致龋微生物、食物、宿主和时间是形成龋病的四个因素。

(一)细菌与菌斑

口腔内细菌种类很多,但并不是所有的细菌都能引起龋病。当前认为口腔内细菌中主要的致龋菌有变形链球菌、乳酸杆菌和放线菌等,这些细菌的致龋性能与其产酸能力、耐酸能力及与牙面的附着能力密切相关。这些致龋菌能够附着于牙面并产生致龋作用均离不开菌斑这一生态环境。菌斑是一种致密的、胶质样膜状细菌团,主要由细菌和基质构成。在菌斑内部致龋菌可以分解食物中的糖分而产生有机酸,致密的菌斑环境可以阻止酸的扩散和稀释,逐渐积聚的酸液就会造成牙体硬组织的脱矿和破坏。

(二)食物因素

食物作为牙菌斑内细菌代谢的底物,可以为细菌提供营养和能量。而食物的致龋作用主要是通过其中糖被分解产酸而发挥作用。经研究发现食物的含糖量尤其是蔗糖的含量与其致龋能力呈正相关;同时食物的精细程度也有很大影响,制作工艺越精细的食物,越容易黏附于牙面,从而更容易被致龋菌利用。相反,粗制食物对牙面具有自洁作用,不易附着于牙面,还有一定的防龋能力。

(三)宿主因素

1.牙的因素

牙体的解剖形态越复杂,窝沟点隙越多,相对越容易患龋,这是因为窝沟点隙等部分菌斑和食物残渣相对容易积聚而不易被清洁。牙齿的拥挤和错位也有利于龋病的发生。

2.唾液因素

唾液对龋病的影响主要在三个方面。首先是足量的唾液对牙齿具有良好的冲刷清洁作用,而舍格仑综合征的患者往往由于唾液分泌量的明显减少而致患龋很严重;其次唾液内的重碳酸盐对酸碱度具有缓冲作用,可以中和菌斑内的有机酸,降低龋病的发生;另外唾液内含有的某些抗菌因子,如溶菌酶、免疫球蛋白等均对致龋微生物有一定的抑制作用。

(四)时间因素

任何疾病的发生发展均需要有一定的时间,而龋病发病较为缓慢,从一个早期龋发展成一个临床龋洞往往需要 1.5～2 年。

二、诊断

(一)临床表现

龋病可根据其发展速度、病变部位和病变程度进行分类。

1.按发展速度分类

(1)慢性龋:病变发展速度相对缓慢,龋坏组织颜色较深,往往呈褐色或黑褐色,质地硬而干,不易去除,故又称为干性龋。临床上多发生在成年人和老年人。

(2)急性龋:病变发展速度较快,龋坏组织颜色浅,呈黄色或浅棕色,质地较软、较湿,一般可以用挖匙挖除,又称为湿性龋。临床上多发生在儿童、青少年及健康情况较差者。急性龋中有一特殊类型称为猛性龋,又称猖獗龋,其特点是短时期内全口牙或多数牙发生急性龋。临床上多发生在系统性疾病患者,如佝偻病、舍格仑综合征及接受颌面部放射治疗的患者。

(3)静止性龋:龋病在发展过程中由于病变局部环境的改变,龋损不再发展或发展变缓,称为静止性龋。静止性龋发生在𬌗面,多是因为咀嚼作用使龋损部分磨平,龋洞口充分开放,菌斑与食物不易积聚而致病变停止。对于邻面龋也可以因为相应邻牙的拔除而龋损停止发展,成为静止性龋。

(4)继发性龋:龋病在经过充填治疗之后,由于充填物边缘或窝洞洞缘牙体组织破裂,或充填物与牙体组织之间不密合,造成菌斑积聚,进而再次发生龋病,称为继发性龋;也可以是因为治疗时未能去净病变组织发展而成。

2.按发病部位分类

(1)窝沟龋:指发生在磨牙、前磨牙及上颌前牙舌面窝沟点隙等部位的龋损。龋损早期一般随釉柱方向发展,呈锥形,尖部指向牙冠表面,底部朝向牙本质。一旦龋损达到釉牙本质界,则向侧方造成潜掘性破坏。

(2)平滑面龋:指发生在牙齿邻面、颊舌面及牙颈部的龋损。其龋损一般呈倒三角形,三角形底边朝向牙冠表面,尖部朝向牙本质。当龋损发展到釉牙本质界,即沿釉牙本质界向周边扩展,形成潜掘性破坏。

(二)诊断要点

1.浅龋

浅龋可以按发病部位分为窝沟龋和平滑面龋。诊断主要依据视诊和探诊。窝沟龋视诊可见龋损部位色泽变黑,探诊有钩拉感。平滑面龋早期一般呈白垩色,进一步发展色素沉着后变成黄褐色,探诊检查可出现粗糙感。可用探针或牙线配合 X 线片仔细检查。X 线片示患者釉质透射影,边缘模糊。

2.中龋

中龋时病变已经发展到牙本质浅层,龋洞已经形成。患者对酸、甜食物敏感,进食过冷、过热食物时也可出现难忍的酸痛,但刺激去除后症状立即消失。牙面上可见明显龋洞,牙本质脱矿软化而呈黄褐色或深褐色。发生在邻面时,X 线片示邻接点与患处边缘嵴暗影。

3.深龋

龋病发展到牙本质深层时为深龋,临床可以见到很明显的龋洞,患者对冷热和酸甜刺激均可以感到明显的酸痛,尤其对冷热刺激更加敏感,但刺激去除后酸痛立即消失,同时深龋时可出现明显的食物嵌塞痛。牙面上可见明显龋洞,洞内有食物残渣及较多的腐坏牙本质。X 线片示龋洞透射影深入近髓腔的区域。

(三)鉴别诊断

浅龋病变一般位于釉质内,往往无主观症状。平滑面浅龋应与釉质发育不全、氟斑牙进行鉴别;深龋需要与慢性牙髓炎鉴别。

1.釉质发育不全

早期龋呈白垩色表现时与釉质钙化不全相似,但探诊有粗糙感,而钙化不全的斑块质硬而光滑。釉质发育不全可使牙面形成沟状或窝状凹陷,探诊硬而光滑,浅龋一旦形成则探诊质软、不光滑。另外釉质钙化不全与发育不全往往发生在同一时期发育的牙齿上,具有对称性。

2.氟斑牙

氟斑牙也常发生在同一时期发育的同名牙上,具有对称性。一般呈白垩色或黄褐色斑块,探诊光滑而坚硬。

3.慢性牙髓炎

临床表现和深龋相似,均有深龋洞,有冷热刺激症状,容易误诊。深龋虽对外界刺激敏感,但刺激去除后症状迅速消失,且无自发痛。慢性牙髓炎在刺激去除后,疼痛仍持续一段时间,有自发痛,可见牙髓暴露。

三、治疗方法

(一)局部涂氟

1.适应证

牙齿初萌、牙齿矿化不良、早期龋、多发龋患者和对龋敏感的个体。对患儿应在初诊时,常规进行牙面涂氟处理。

2.操作方法

(1)氟化物种类

①氟溶液:2%氟化钠溶液;1.23%酸性氟磷酸钠(APF)溶液;4%氟化亚锡溶液。

②氟凝胶:1.23%酸性氟磷酸钠纤维素凝胶,4%氟化亚锡纤维素凝胶。

③氟涂料:以环氧树脂为基质的含氟涂料,可以在牙面上停留 24 小时以上,增加牙齿吸收

氟的量。

④氟化钠甘油糊剂:75%氟化钠甘油。

(2)治疗步骤

①清洁牙面。

②隔湿,吹干牙面。

③将含氟溶液的小棉球从窝沟到邻面压在牙面上,使其湿润约3~4分钟。

④取出隔湿棉球后,30分钟内不漱口、不进食,确保氟与牙面尽可能的长时间接触。

(3)注意事项

①涂氟过程中注意隔湿,应将多余的药液吸出,防止患者咽下。

②涂氟治疗应在1个月内重复4次以上。

③可以与自用低浓度氟化物(例如:氟化物牙膏,氟漱口液)同时进行。

④涂氟必须由专业人员施行。

(二)再矿化疗法

1.适应证

(1)初期牙釉质龋、牙骨质龋。

(2)牙颈部的牙齿敏感症。

(3)急性龋、猖獗龋在进行充填治疗的同时,辅以再矿化疗法。

(4)进行头颈部放疗患者,应在放疗前、中、后做再矿化治疗以预防放射性龋。

(5)正畸治疗前、治疗中及摘除矫治器后的固定矫治器患者。

2.操作方法

(1)个别牙齿的再矿化

①用橡皮杯清除牙面的菌斑和唾液膜,如有腐质,则用圆钻除净。

②隔湿,棉球擦干牙面。

③用纸片或棉球蘸再矿化液贴于牙面脱矿部位。每日1次,每次15分钟。

(2)全口多个牙齿再矿化

①对口内无龋者

a.含氟再矿化液含漱,每日3次,于三餐饭后,每次含漱2~3口,每口含3~5分钟。

b.含氟牙膏刷牙。

c.含漱持续时间:因人因病情而异,对牙齿敏感症者,待症状消失即可停止含漱。若为预防目的,则应从治疗前1周开始含漱,直至治疗停止后3个月或更长时间。

d.定期复查时间为半年、1年、2年。

②对已发生急性龋或放射性龋的患者

a.先行再矿化治疗:用含氟再矿化液含漱3个月(方法同前),有条件可做 F^-、Ca^{2+} 交替导入2~4疗程。如为牙颈部龋,可在含漱后用棉片浸再矿化液贴敷龋损处,每晚1次,至少20分钟。

b.用含氟牙膏刷牙。

c.治疗2个月后,探诊龋坏区无探痛,术者感觉龋损牙面变硬,即行充填治疗。以玻璃离子水门汀临时充填为宜。若龋已及髓,应做牙髓治疗。

d.治愈龋坏牙后,应继续使用含氟牙膏及矿化液含漱,可减少含漱次数与时间,每日可1～2次。

e.定期复查:3个月、半年、1年、2年。如龋病已稳定,无放疗史患者,前磨牙和磨牙可行永久充填。

(3)注意事项

①再矿化液含漱前,一定认真刷牙或漱口,含漱后2小时内不进食。

②对急性龋、放射性龋患者,再矿化治疗只是整体治疗设计的一部分,必须对全口患牙进行综合治疗,全面设计。

③患有其他疾病的患者,应积极治疗患者的全身疾病。

(三)窝沟封闭

1.适应证

使用于预防窝沟龋,特别是萌出不久且沟裂深、窄、陡的牙齿。一般认为,在牙齿萌出后的4～5年内,越早做越好。

2.操作方法

(1)清洗牙面:用机用小毛刷或牙刷蘸不含氟的抛光膏或牙膏清洗牙面和窝沟,目的是去除表面和窝沟内的软垢、菌斑和有机物。因氟易与牙齿矿物质形成氟化钙而影响后面的酸蚀效果,故不用。

(2)术区隔湿:推荐使用橡皮障,也可用棉卷。对唾液分泌多者,可在术前30分钟,酌情口服阿托品片剂,减少唾液分泌。隔湿的效果决定封闭效果。

(3)酸蚀:使用树脂类封闭剂须用35%磷酸凝胶对封闭部位酸蚀30秒。由于乳牙釉质表层多为无釉柱层并含有较多有机物,对乳牙的酸蚀时间可略延长。酸蚀的范围应包括窝沟两侧各1.5mm的牙面。

(4)彻底冲洗干燥:用清水彻底冲洗牙面,不能遗留酸。然后,以气枪吹干。冲洗吹干后的牙面必须重新隔湿,不得再受唾液的污染。

(5)放置封闭剂:光固化类材料可直接涂于窝沟内,然后遵照材料说明书的要求进行光照。玻璃离子体类材料,可调和成浓乳状,以探针导入窝沟,依据材料说明书的要求,让其自然凝固或光固化。初凝的玻璃离子水门汀表面,涂以凡士林软膏可以防止进一步固化过程中丧失或吸收过多的水分。

(6)调整咬合:材料固化后,应适当调整影响咬合的部分。

(7)注意事项

①牙表面的处理是窝沟封闭的必要步骤,没有清洁完全或酸蚀不充分,会妨碍封闭剂的固位和防龋效果。

②放置封闭剂的关键步骤是术野的绝对干燥,在材料固化以前,绝对不可受唾液或其他水分的污染。万一酸蚀后被唾液污染,需重新酸蚀10秒以上。

③严格掌握适应证,注意对窝沟状态进行正确判断,不可将已有浅龋的窝沟不做其他处理而单纯进行窝沟封闭,否则会导致洞底病损继续发展。

④牙齿窝沟封闭后的最初 3 年,尤其对于那些诊断为可疑龋和早期龋的病例应每年复查一次,以便发现龋齿并及时治疗。

(四)复合树脂粘接修复术

1.适应证

(1)龋病和其他牙体病所致的牙体硬组织缺损,须根据修复部位和厂家说明选用不同的材料。

(2)变色牙(包括四环素牙、严重的氟牙症等)贴面修复。

(3)前牙的小间隙关闭。

(4)畸形牙和扭转牙的改形修复。

2.操作方法

(1)去净腐质。

(2)制备洞斜面:用金刚砂钻,将整个洞缘釉质磨成宽 1～3mm,斜度为 30°～45°的斜面。洞斜面宽度可视缺损大小而定。对变色牙则需磨除唇面釉质厚约 0.2～0.5mm 的薄层,勿破坏近远中接触点。

(3)隔离唾液,擦干牙面。

(4)垫底:洞底透红近髓处必要时可用氢氧化钙间接盖髓,玻璃离子水门汀垫底。为充分利用粘接面积,尽量不垫底或减少垫底面积。

(5)酸蚀:根据患牙和窝洞特点选择酸蚀粘接系统,并根据说明书应用材料。釉质粘结建议使用全酸蚀系统,而牙本质粘结建议使用自酸蚀系统。

(6)涂粘结剂:前牙用聚酯薄膜,后牙用分段式成形片与邻牙隔离。用小毛刷或小块泡沫塑料蘸粘结剂,均匀涂布于整个洞壁,气枪轻吹,使其薄层均匀分布。光照 20 秒。

(7)变色牙可涂遮色剂:根据变色程度选择不同颜色,涂 2～3 层方可遮色,或用不透光的树脂先覆盖一薄层,再用半透明树脂修复唇面。每涂一层应光照 40 秒。

(8)比色:关闭照明灯,利用自然光线;使牙面潮湿,与患牙完整部位或与邻牙比色。还应照顾到患者肤色,选择相应型号的树脂。

(9)充填:将选好的树脂填入窝洞中,并修整外形,光照 40 秒使树脂固化。若洞深超过 2mm,则分次充填,分层固化。每层材料厚度不得超过 2mm。对变色牙还可在遮色剂上涂一层树脂,将选好的预成唇面盖于树脂上,使贴面就位。压挤出多余树脂,修整外形后光照 40 秒固化。

(10)修整和抛光:树脂硬固后,用尖细锥形金刚砂钻磨除充填体飞边,调磨咬合高点,去除龈缘的树脂悬突和挤入牙间隙的多余树脂。然后用细砂石修磨充填体的各面,再用磨光砂条磨光邻面。最后用磨光砂片抛光,由粗砂到细砂顺序使用。

(11)注意事项

①充填前,应去除牙石、软垢,消除牙龈炎。

②全酸酸蚀后的釉质必须呈白垩状,严禁唾液、血液污染,否则需再次酸蚀。自酸蚀系统使用前详阅产品说明书,根据材料特点使用。

③固化灯工作端与修复体表面相距小于 3mm 左右为宜,切勿触到未固化的树脂充填体

表面。

④术后医嘱切勿用树脂充填的牙切咬硬物。

⑤再次修复,需将旧充填物全部去净,并应磨除薄层釉质,按上述方法同样操作。

(五)银汞合金充填术

1.适应证

(1)因龋病或非龋性牙体硬组织病所导致的牙体缺损,主要用于后牙Ⅰ、Ⅱ、Ⅴ类洞的充填。

(2)各种类型的牙髓炎、根尖周炎经牙髓治疗后的牙体修复。

2.操作方法

(1)寻开口,扩大洞口。

(2)去净腐质。以颜色、硬度为标准,必要时配合龋蚀检知液染色观察。

(3)按窝洞预备原则备洞。

(4)深龋洞需要用对牙髓无刺激的材料垫底。

(5)调磨薄壁弱尖及对𬌗高陡的牙尖斜面。

(6)检查窝洞是否包括了可疑窝沟,点线角是否清晰圆钝,是否底平壁直,洞形大小、深浅是否符合固位及抗力的要求。

(7)清洗、隔湿、干燥窝洞。如复面洞应先装置成形片并加用楔子。

(8)用银汞合金输送器逐次将合金送入窝洞中,选用大小合适的银汞充填器,用力加压。先充不易填满处,如龈阶、点线角处,逐层加压充填,使之与洞壁密合,排除多余汞后,使充填材料略高出窝洞表面。

(9)修整充填体首先检查并去除邻面悬突,恢复与邻牙的接触点,修整𬌗面形态与周围牙面协调。恢复与对颌牙的咬合关系,勿增高咬合也勿降低咬合。

(10)小面积充填体,或患者无复诊条件,可在修整外形后用光滑器压光充填体。有条件者,24 小时后至 3 天复诊,磨光充填体。选用适当的磨光车针由牙面向充填体方向打磨,最后可用橡皮轮抛光表面,使表面光洁不易腐蚀。

(11)注意事项

①调和好的银汞合金经揉搓后即刻使用,如已变硬,不应随意加汞调稀,挤出多余的汞不能再用来调制合金。

②取下成形片夹时,应先用探针刮掉贴在成形片上高出𬌗面的多余合金。成形片应从𬌗方取下,此时,切勿将充填体碰掉或掀起。

③修整龈阶处悬突时,应从充填体刮向龈方,再将刮下的合金碎屑取出,以防将邻面充填体折断。

④未修整𬌗面时,切勿让患者用力咬合,以免充填体受力过大而折断。

⑤若牙冠破坏过大,充填体无固位力或牙冠有劈裂可能,应于充填后做全冠修复。

⑥术后医嘱充填后 24 小时方可用患牙咀嚼。

⑦复诊磨光时,应进一步检查有无咬合高点、薄壁弱尖、充填体悬突,食物嵌塞等,进一步调磨修整。

⑧对汞过敏者禁用。

(六)玻璃离子水门汀修复术

1.适应证

(1)所有牙齿的楔状缺损(基牙除外)。

(2)未累及咬合面的邻面龋、根面龋。

(3)冠折未露髓的牙本质断端的覆盖。

(4)复合树脂修复术的垫底材料。

(5)猖獗龋、放射性龋的充填。

2.操作方法

(1)去净腐质,去除无基釉非龋性缺损可用橡皮杯蘸细浮石粉糊剂打磨清洁缺损处及邻近部位,或用球钻磨除缺损处薄层表面。

(2)近髓处可用氢氧化钙制剂间接盖髓。

(3)隔湿、干燥牙面。

(4)充填按比例调和玻璃离子水门汀(30~60秒内完成),即刻用充填器将材料一次性填入缺损处,在1~2分钟内完成外形修整。光固化者不受时间限制,完成充填后光照20~40秒。

(5)涂凡士林油防止材料失水或吸水。光固化者不做此步骤。

(6)磨光24小时后用金刚砂钻精修,磨光杯磨光充填体。光固化者可即刻进行外形修整抛光。

(7)注意事项

①术前洁治,消除牙龈炎症。

②充填和外形修整应尽快完成,材料一旦开始凝固,立即停止修整。

③使用前详细阅读产品说明书,根据材料特点调制和使用。

(七)复合树脂嵌体修复术

1.适应证

后牙中到大面积缺损,剩余牙体组织可提供足够的粘接面积,牙体预备后无明显倒凹者均适用。

牙龈炎患者应于术前1周进行洁治,牙龈增生影响术区者应行牙龈切除术。

2.操作方法

(1)直接法:以后牙邻𬌗洞面为例。

①比色同复合树脂粘结修复术。

②牙体制备用裂钻和柱状金刚砂钻进行牙体预备,制洞原则和方法见银汞合金充填术。制备后的洞型要求如下。

a.洞底平,与牙体长轴垂直。近髓洞用氢氧化钙垫底剂和玻璃离子水门汀双层垫底;牙髓治疗后的患牙,去除根管口部分硬固后的糊剂和牙胶,以磷酸锌水门汀或玻璃离子水门汀垫底。

b.壁直,向𬌗面外展8°~12°,洞边缘不制备洞斜面。邻面洞型的颊舌壁边缘位于自洁区,龈壁不要位于或靠近接触点,𬌗面及邻面洞深大于1.5mm。

c.洞内点线角清晰而圆钝,从殆面可垂直俯视到各点线角。

d.洞形完成后用抛光钻打磨光滑,无倒凹。

③隔湿:建议使用橡皮障。

④涂布分离剂:涂布口内用分离剂于洞内外壁及邻牙上,柔风吹匀。

⑤放置成形片和楔子:建议使用透明成形片和导光楔子。

⑥再次涂布分离剂:涂布口内分离剂于洞内及成形片内侧,轻风吹匀,确认无遗漏点。

⑦树脂充填:用选好颜色的光固化复合树脂充填窝洞,压实,雕刻牙体外形。用可见光固化灯从颊、舌、殆面各照射 40~120 秒。

⑧嵌体的取出:取下成形片和楔子,通过修整或添加树脂,调整殆面及邻面接触点。在殆面用树脂制作用于夹持的小把手,光固化后取出嵌体。

⑨嵌体的口外处理:嵌体各面光照 40 秒,将嵌体放入光/热聚合箱中处理。

⑩嵌体的试戴:冲洗嵌体各面以除去分离剂,口内试戴,使就位顺利。

⑪嵌体的粘固:酸蚀牙釉质,彻底冲洗窝洞,吹干、隔湿,涂布粘结剂。使用粘接用化学固化(或双重固化)复合树脂或水门汀粘固嵌体。双重固化者需光照。

⑫完成去除多余的粘接树脂或水门汀,检查咬合关系,磨光修复体。

(2)间接法

①准备

a.选牙色、牙体预备同直接法。

b.取印模用硅橡胶印模材取工作印模及验印模。

c.暂封牙胶、暂封窝洞。

②技工

a.灌注硬石膏模型,检查有无倒凹,如有应填补;用细铅笔标出洞型边缘。

b.涂布技工室分离剂于工作牙内外及邻牙上,柔风吹匀。

c.逐层堆砌并光照复合树脂各 20 秒,按洞底、洞壁、边缘嵴、牙尖的顺序堆砌,不要超出洞缘标记线。

d.嵌体各面光照 60 秒,调整殆面及邻面接触关系,打磨、磨光修复体;取下嵌体,光照组织面;放入光/热聚合箱中处理,在模型上试戴。

③临床:同直接法第⑩~⑫步骤。

(3)注意事项

①非适应证:与年龄不相称的牙齿过度磨耗者;口腔内其他牙齿的原有树脂修复体效果不佳者;牙体预备后有不能消除的明显倒凹者。

②术前 1 周洁治,消除牙龈炎症。

③减少牙体预备时的偏差,避免倒凹的出现。

④邻殆面洞必须放置成形片和楔子,以形成良好的邻间接触。

⑤窝洞边缘不要位于或靠近咬合接触点,殆面功能区厚度不小于 1.5mm。

⑥其他同复合树脂粘接修复术。

第二节　牙体硬组织非龋性疾病

一、牙发育异常

（一）釉质发育不全

牙齿发育期间,由于全身或局部不良因素的影响,造成釉质形成和矿化异常而遗留的永久性缺陷。

1.诊断标准

（1）一般无自觉症状,若并发龋病或牙折,可出现相应症状。

（2）同一时期发育的牙齿釉质上有颜色和结构上的改变。轻者,釉质出现白垩状或黄褐色横条状改变;重者,釉质表面出现着色深浅不一的窝状或沟状缺损,缺损部位光滑,坚硬;严重者釉质呈蜂窝状缺损或完全无釉质,牙冠失去正常形态。

（3）患者在婴幼儿牙齿发育期间多有明显的局部不利因素和（或）严重的全身性疾病,患病时间与釉质发育不全的部位相关。

2.治疗原则

（1）无实质性缺损者不需处理,应注意口腔卫生。

（2）牙冠外形无明显改变,釉质缺损可用复合树脂粘接修复。

（3）牙冠外形明显异常,可应用树脂贴面或烤瓷冠修复。

（二）遗传性牙本质发育不全

遗传性牙本质发育不全是一种常染色体显性遗传病,不分性别,乳、恒牙均可受累,偶见隔代遗传。表现为牙本质发育不全,牙齿外观呈特殊的半透明乳光色,又称遗传性乳光牙本质。

1.诊断标准

（1）全口牙冠呈浅黄色、棕灰色半透明样,光照下呈现乳光。

（2）釉质剥脱,牙本质磨损,重者磨损至龈缘,可伴发牙髓炎或根尖周炎,也可继发颞颌关节功能紊乱等疾病。

（3）X线片显示牙根短,髓腔大部分钙化或完全闭锁。

（4）乳、恒牙均可受累,临床上牙齿一般无明显自觉症状。

（5）有家族遗传史。

2.治疗原则

（1）牙冠尚存时,可采用全冠修复牙冠外形。

（2）并发牙髓炎或根尖周炎者需做牙髓治疗。

（3）重度磨损者可用覆盖义齿修复。

（4）继发颞颌关节功能紊乱者应做相应治疗。

（三）先天性梅毒牙

胚胎发育后期及出生后初期,牙胚受梅毒螺旋体侵犯所造成的牙釉质及牙本质发育不全。

10％～30％的先天性梅毒患者有牙表征。

1.诊断标准

(1)双亲之一有梅毒史,本人血清康-瓦反应阳性。

(2)恒中切牙和下切牙呈半月形磨牙牙冠呈桑葚状,可伴有牙齿数目和萌出异常。

(3)部分患者可有先天性梅毒的其他症状,如听力或视力差,口周有深色、放散样条纹。

2.治疗原则

(1)康-瓦反应阳性者,先做抗梅毒治疗。

(2)对形态异常的切牙可用复合树脂修复,第一磨牙可做高嵌体或全冠修复。

(四)畸形中央尖

常见的一种牙齿形态发育异常,表现为前磨牙(偶见磨牙)𬌗面中央出现额外的牙尖。

1.诊断标准

(1)好发于下颌前磨牙𬌗面中央,也可见于牙尖内斜嵴,呈圆锥形突起,有时可高达2mm,外层包绕牙釉质。

(2)中央尖极易因咬合力而折断,牙本质暴露,暴露的牙本质呈圆形小环。中央尖折断易导致牙髓感染,发展为牙髓炎或根尖周炎。

(3)牙髓组织常可突入中央尖,X线片可见髓室顶突入中央尖内。

2.治疗原则

(1)高而锐的中央尖应及早处理。低而圆钝、不影响咬合的中央尖可不予处理。

(2)年轻恒牙X线片显示有髓角突入者可根据活髓切断的原理和方法,一次性磨除突出的牙尖,并深入牙本质,在正常髓室顶的位置行直接盖髓术并充填修复。或者采用复合树脂加固中央尖,并逐步分次调磨刺激形成修复性牙本质。

(3)髓角未突入中央尖者可采用分次调磨的办法,刺激形成修复性牙本质,以封闭突向中央尖的牙髓通道。

(4)对因中央尖折断出现早期牙髓炎症状的年轻恒牙,可行活髓切断术。

(5)对已有根尖感染的年轻恒牙,可行根尖诱导成形术,保护牙乳头,促使牙根的发育。

(6)成人畸形中央尖并发牙髓炎或根尖周炎,应做根管治疗。

(五)牙内陷

牙齿发育期,造釉器过度卷叠或局部过度增生,深入至牙乳头中所致。临床上分为畸形舌侧窝,畸形舌侧沟,畸形舌侧尖和牙中牙。

1.诊断标准

(1)上颌侧切牙多见,中切牙及尖牙偶见。

(2)畸形舌侧窝患牙舌侧窝呈囊状凹陷,深浅不等,窝内常有色素沉着,可继发龋齿。

(3)畸形舌侧沟可见异常发育沟越过舌隆突延伸至舌侧根面,沟的长短深浅不等,重者可达根尖,将牙根分裂为二,可继发牙周组织感染。

(4)畸形舌侧尖舌隆突呈圆锥形突起,有时突起似牙尖,又称指状舌尖,有时内有髓角深入,易磨损折断,可继发牙髓病和根尖周病。

(5)牙中牙的牙齿呈圆锥形,X线片显示内陷的牙釉质似大牙中的小牙。

2.治疗原则

(1)无症状而探针尖可探入舌侧窝,应做充填治疗。

(2)出现牙髓炎或根尖周炎的需进行牙髓治疗,出现牙周感染的应做牙周治疗,并发重度牙周炎者需拔除患牙。

(3)根管畸形而无法进行根管治疗者可行根管外科治疗。

(六)额外牙

牙齿数目多于正常牙数,常见多 1 个或几个,又称多生牙。

1.诊断标准

(1)乳牙列少见额外牙。恒牙列多见,90%以上发生在上颌前牙区,尤其是中切牙之间。男性发生率是女性的 2.4 倍。

(2)额外牙多呈圆锥形,根短小,也有呈正常牙形态者。

(3)约 20%的额外牙埋伏在颌骨内,有的呈逆生状态。埋伏的额外牙本身可形成含牙囊肿。X 线检查可以确诊。

(4)额外牙对相邻恒牙的发育常造成影响,如迟萌、牙间隙增大、扭转、错位、牙根外吸收等。

2.治疗原则

(1)已萌出的额外牙应及时拔除。

(2)埋伏较深的额外牙,如无任何病理变化可不处理。

(3)埋伏的额外牙若已造成相邻恒牙的牙根外吸收、发育畸形等病理改变,则需手术摘除。

(七)先天性缺额牙

先天性缺额牙又可分为个别缺牙、多数缺牙和全口缺牙三种情况。后两者又称无牙畸形,常为全身性发育畸形的部分表现。

1.诊断标准

(1)个别缺牙多见于恒牙列,多呈对称性,乳牙列少见。第二磨牙缺失最为多见,也见有上颌侧切牙或下颌第二前磨牙缺失者。一般有家族遗传倾向。

(2)无牙畸形表现为部分或全部无牙。有牙时,牙形态常为矮小牙或锥形牙,釉质可有发育不全。常伴有外胚叶发育障碍,如缺少毛发、指(趾)甲、皮脂腺、汗腺等。可有家族史。

2.治疗原则

(1)乳牙列个别缺牙无需治疗。

(2)恒牙列个别缺牙应根据缺牙的部位、数目以及牙列是否拥挤来设计治疗方案,可采用义齿修复、关闭间隙及牙冠整形等方法。

(3)无牙畸形者应在 3～6 岁行义齿修复,恢复咀嚼功能,改善面形。义齿修复体必须随儿童颌骨发育而适时更换。

二、着色牙

(一)四环素牙

四环素牙是指四环素族药物引起的牙齿着色,在牙的发育期若服用了四环素类药物,该类药物能被结合至牙组织内,使牙着色,亦可影响牙的发育。在我国多见于 20 世纪 60 年代末、70 年代初出生者。

1.病因

四环素牙属于药物不良反应所导致的病变。在牙齿的发育过程中,患者服用了四环素类药物,如四环素、金霉素、去甲金霉素和土霉素,该类药物与人体中的钙化组织如牙齿等有很强的亲和力,可以与牙体组织中的钙离子结合成稳定的螯合物沉积在这些组织中,尤其容易沉积在牙本质中,造成牙齿的变色。

2.诊断

(1)临床表现:四环素牙刚萌出时往往呈淡黄色,光泽度一般正常,随着时间的进展,牙齿的颜色逐渐由黄色变为灰色、棕色甚至灰黑色。牙齿的变色程度一般与服药时间、药物种类及服药量有关。用药时间越早所形成的着色带越接近釉质,牙齿变色越明显。不同的药物造成的着色也是不一样的,如金霉素呈灰棕色,去甲金霉素呈黄色,土霉素呈淡黄色。而牙釉质的结构也与显色有关,如牙釉质严重发育不良,牙本质暴露,则显色深;而如果牙釉质钙化不全,由于釉质透射能力的降低牙体显色往往接近正常。

(2)诊断要点

①典型的临床表现。

②四环素类药物服用史。

3.治疗

为防止四环素牙的发生,8 岁以下的儿童及其处于妊娠期和哺乳期的妇女不宜使用四环素类药物。治疗方法有复合树脂贴面治疗、烤瓷冠修复和脱色法。

(1)光固化复合树脂贴面修复:首先磨去患牙唇侧釉质 0.1mm,经过酸蚀、涂布粘结剂和遮色剂后,堆压复合树脂于患处,修整抛光后即可,但容易出现树脂的崩解脱落,远期疗效不佳。

(2)烤瓷冠修复:适用于贴面修复和脱色法疗效不佳的患牙。

(3)漂白脱色法

①外漂白脱色法

a.诊室内漂白:清洁牙面,并用凡士林隔离龈缘后,将浸有 30% 过氧化氢的纸片贴敷于牙面,使用红外线照射 10 分钟,反复 5～8 次,其原理是造成釉质脱矿,从而降低其对着色牙本质透射能力。亦可采用专门的半导体激光仪照射促进过氧化氢的渗透,增强其分解,此法又称为光子美白。

b.家庭漂白法:是指患者将药物带回家自行漂白的方法,由于漂白过程是在夜间,故又称为夜间漂白法。家庭漂白法常用的漂白剂是 10%～15% 的过氧化脲,患者在夜间睡觉前可将药物放入特制的塑料托盘内,戴在牙齿上,本法可使漂白药物较长时间与患牙接触,能够充分地发挥漂白作用,疗效较好且减少了患者的就诊时间。一般每日 1 次,2 周为一疗程。

②内脱色法:按常规进行牙髓摘除术后,将根管内充填物降低至颈下 2～3mm,髓室内封入 30% 过氧化氢液或 30% 过氧化氢液与硼酸钠调成的糊剂,每 3 天换药一次,共 4～6 次,当色泽满意时,使用光固化复合树脂充填窝洞即可。其缺点是使活髓牙成为死髓牙。

(二)氟斑牙

氟斑牙是由于摄入过量的氟而造成的病变。氟斑牙是慢性氟中毒的早期最常见的表现,具有明显的地域性,患者一般生活在高氟地区或 7 岁之前有在高氟地区生活史的人。受累牙齿主要出现牙釉质颜色改变甚至实质性缺损,一般摄入氟的量越多,病变越明显。

1.病因

过量的氟会影响成釉细胞的功能,从而使釉质蛋白潴留,间接影响釉质晶体的形成。同时当氟浓度增高时,会抑制碱性磷酸酶的活力,引起釉质矿化不全,甚至发育不良。一般表层釉质病变更加明显,往往呈多孔性,容易吸附食物中色素,形成色斑。

2.诊断

(1)临床表现:氟斑牙的临床表现主要是患牙釉质部分出现白垩色、黄褐色甚至黑褐色改变,严重者出现釉质的实质性缺损。好发牙位是全口多数恒牙,尤其是上颌前牙,一般不累及乳牙。临床上按其临床表现白垩型、着色型和缺损型三种类型。

①白垩型:牙釉质表面出现散在的云雾状斑块,呈白垩色,边界不清晰,而牙体硬度及光泽正常。

②着色型:较重的氟斑牙其表面釉质由于存在很多细小的微孔,食物中的色素如锰、铁化合物沉积其中造成着色,从而牙面出现黄褐色甚至棕褐色的斑块,但一般牙体的硬度及其形态均无变化。

③缺损型:全口多数牙出现深褐色或棕褐色斑块,同时牙面微孔量多,釉质表面塌陷,出现点状、线状或窝状的实质性缺损。

(2)诊断

①氟牙症患者可有儿童期在高氟区的生活史。

②典型的临床表现。

③需要与釉质发育不全相鉴别,氟斑牙的色斑呈散在云雾状,边界不明确,与生长线不完全吻合。

3.治疗

氟斑牙最有效的预防方法是改良水源,饮用含有适量氟的水(1ppm)。对已经形成的氟斑牙,可采用以下的治疗方法:

(1)漂白脱色法:在隔湿吹干的情况下,在患牙的龈缘涂布凡士林,然后用 36%盐酸 5 份、30%过氧化氢液 5 份和 1 份乙醚配制的漂白液,在牙面的着色部位反复涂擦 5~10 分钟,冲洗干净即可,本法适用于着色型氟斑牙。家庭漂白法亦可用于氟斑牙的治疗。

(2)修复法:对于缺损型氟斑牙及漂白治疗不佳的着色型氟斑牙,可采用光固化复合树脂进行贴面治疗,也可选择烤瓷全冠修复。

(3)微量磨除法:对于牙面上的不均匀白垩色或着色斑点,可使用微量磨除法,一般选用金刚砂钻针,均匀磨除牙面 0.1~0.2mm 即可。本法也可以与漂白脱色法结合,疗效更佳。

三、牙外伤

急性牙体组织损伤常为颌面部损伤的一部分,诊治之前必须查明有无颅脑损伤或其他主要部位的损伤,需在排除或控制这些问题之后,再对患牙进行处理。急性牙体损伤在儿童及青少年时期更为常见。

(一)牙震荡

牙震荡指由于创伤所致的牙周膜轻度损伤,一般无牙体硬组织的缺损。

1.诊断标准

(1)外伤史。

(2)牙体组织无折断或缺损。

(3)患牙可有伸长、不适感或轻度钝痛,可有冷热刺激症状。

(4)患牙可有轻度松动,叩诊不适。牙龈无渗血。

(5)牙髓活力测试时可能出现反应迟钝或敏感。创伤可能改变牙髓的电反应性,因此需注意外伤后近期无反应并不能表示牙髓已坏死。

2.治疗原则

(1)X线片检查排除根折或牙槽突骨折。

(2)症状轻者可不做处理。

(3)疼痛明显者可用0.5%～1.0%盐酸普鲁卡因封闭或理疗,如超短波治疗。

(4)检查时应记录牙髓活力测试结果,按期复查牙髓活力及其他情况,若确定牙髓已坏死或已并发急、慢性根尖周炎时应及时行牙髓治疗。

(5)急性期过后如仍有创伤性𬌗可适当调磨患牙。

(二)牙半脱位

牙半脱位指由于创伤所致的牙周膜中、重度损伤。

1.诊断标准

(1)外伤史。

(2)患牙伸长感,牙齿松动Ⅰ～Ⅱ度,有叩痛,可有扪痛,伴有龈缘出血。

2.治疗原则

(1)X线片检查排除牙槽突骨折或根折。

(2)局麻下固定,可适当调𬌗。

(3)测定并记录牙髓活力,定期复查,直至最终明确牙髓状态。

(三)牙脱位

牙齿受外力作用而偏离或者脱离牙槽窝称为牙脱位。根据外力大小及方向不同,临床分为脱出型牙脱位、侧方牙脱位、嵌入型牙脱位和撕脱伤(完全脱位)。

1.脱出型牙脱位

(1)诊断标准

①有外伤史。

②患牙伸长,牙齿松动Ⅱ～Ⅲ度,有叩痛和扪痛,也可伴有龈缘出血。

③X线片显示根尖牙周膜增宽。

(2)治疗原则

①X线片检查排除牙槽突骨折或根折。

②局麻下复位、固定。

③测定并记录牙髓活力,定期复查,若牙髓坏死应行根管治疗。

2.侧方牙脱位

(1)诊断标准

①有外伤史。

②患牙唇舌向移位,常伴有牙槽窝或牙槽骨骨折。牙齿松动不明显,有叩痛、扪痛和龈缘出血。

③X线片显示根尖牙周膜增宽。

(2)治疗原则

①X线片检查排除牙槽突骨折或根折。

②局麻下复位、固定。

③根尖孔未发育完全的牙定期复查,若牙髓坏死应行根尖诱导成形术。

④牙根发育完成的牙齿多会发展为牙髓坏死,需及早行根管治疗。

3.嵌入型牙脱位

(1)诊断标准

①有外伤史。

②临床牙冠变短或伴有扭转,有叩痛和龈缘出血。

③X线片显示牙周膜间隙消失。

(2)治疗原则

①拍摄X线片排除牙槽突骨折或根折。

②嵌入较轻的年轻恒牙可不做处理,检查并记录牙髓活力,定期复查,并观察自行复位情况。

③成年人嵌入较重的患牙在局麻下复位、固定、调整咬合并在2周内进行根管治疗。

④定期复查时,若发现牙髓坏死或根尖周病变应做牙髓治疗。

4.撕脱伤

(1)诊断标准

①有外伤史。

②牙齿完全脱出牙槽窝。

③可伴有牙槽骨和软组织的损伤。

(2)治疗原则

①争取时间,尽早再植复位固定,并结合患牙在体外滞留的时间,向患者说明预后结果(脱位后1小时内再植的成功率高,再植以后发生牙根吸收的可能性较小)。

②若年轻恒牙完全脱位后1小时内行再植术,可暂不做根管治疗,1～3周后,经观察后确定发生牙髓坏死再做根管治疗。对于脱落时间较长的患牙也可先在体外根管治疗以后再进行植入。

③定期复诊,检查咬合关系,必要时调𬌗。

（四）牙折

牙齿外伤后所造成牙体硬组织任何一部分的折断或折裂。临床上可分为冠折、根折和冠根折。

1.冠折

（1）诊断标准

①外伤史。

②根据冠折程度轻重不等，分为牙釉质折断、牙釉质-牙本质折断，和牙髓外露的复杂冠折。

③可伴有牙震荡、半脱位、牙槽突骨折，或伴有可复性牙髓炎、牙本质敏感症等。

（2）治疗原则

①拍摄 X 线片排除其他损伤，并检查牙齿根尖发育情况。

②仅釉质折断而无牙本质暴露，可调磨锐利边缘或以树脂修复。

③对于牙本质暴露者可用玻璃离子水门汀覆盖断面，8 周后复查时患牙无症状，牙髓活力正常可修复缺损。

④牙根发育未完成但已露髓者，可做直接盖髓术或活髓切断术，必要时应先做带环。

⑤对保存活髓的患牙应在治疗后定期复查，若发生牙髓坏死或出现根尖周病变应及时做牙髓治疗。

⑥成人复杂冠折可做根管治疗后再修复缺损牙冠。

2.根折

（1）诊断标准

①外伤史。

②按根折部位可分为颈 1/3，根中 1/3 和根尖 1/3 根折。折裂线为水平型或斜型。有叩痛和程度不等的松动度。

③X 线片显示牙根上的 X 线透射线，若可疑折断透线不清可变换角度拍摄或 2 周后重摄 X 线片，也可以拍摄牙科锥形束 CT（CBCT）确诊。

④折断牙根部位相应牙根处有时可有扣痛，患牙与对颌牙咬合时可扣及断端异常动度，可见龈缘出血。

（2）治疗原则

①根折线于根尖 1/3，患牙无症状，可适当调颌观察。

②根折线与口腔相通多应拔除；其余部位根折若根折线与龈沟不相通，可复位固定，一般固定时间不超过 3 个月。

③若残留牙根有一定长度，可摘除断冠后作根管治疗，必要时行龈切术或冠延长术等；或用正畸手段牵拉牙根至龈上，再以桩冠修复。

④对保存活髓的根折牙需定期复查至 2 年，观察牙髓变化和症状以及根折愈合情况，若发生牙髓坏死和根尖病变则做牙髓治疗。

3.冠根折

（1）诊断标准

①外伤史。

②斜向折裂,同时累及牙釉质、牙本质和牙骨质。叩痛,松动度明显,龈缘出血。

③X线片显示透射线自颈部斜向根部或呈纵向折裂。

(2)治疗原则

①多数需要拔除。

②若根折线距龈缘较近,可按根折处理原则3处理。

四、牙慢性损伤

(一)磨损

1.病因

单纯机械摩擦作用而造成的牙体硬组织慢性磨耗称为磨损。如果磨损是在正常咀嚼过程中造成的,这种生理性磨损称为咀嚼磨损。其他不是由于正常咀嚼过程所致的牙磨损,为一种病理现象,统称为非咀嚼磨损。

2.临床表现

(1)咀嚼磨损:亦称磨耗,一般发生在𬌗面或切缘,但在牙列紊乱时,亦可发生在其他牙面。由于乳牙的存留时间比恒牙短,因此其咀嚼磨损的程度不如恒牙。恒牙萌出数年至数十年后,后牙𬌗面和前牙切缘就有明显的咀嚼磨损。开始在牙尖或嵴上出现光滑的小平面,切缘稍变平,随着年龄的增长,咀嚼磨损也更加明显,牙高度降低,𬌗斜面变平,同时牙近远中径变小。在牙的某些区域,釉质完全被磨耗成锐利的边缘,牙本质暴露。咀嚼时由于每个牙均有轻微的动度,相邻牙的接触点互相摩擦,也会发生磨损,使原来的点状接触成为面状接触,很容易造成食物嵌塞、邻面龋及牙周疾病。

磨损的程度取决于牙的硬度、食物的硬度、咀嚼习惯和咀嚼肌的张力等。磨损程度与患者年龄、食物的摩擦力和咀嚼力成正比,而与牙的硬度成反比。

(2)非咀嚼磨损:由于异常的机械摩擦作用所造成的牙硬组织损耗,是一种病理现象。不良的习惯和某些职业是造成这类磨损的原因。如妇女用牙撑开发夹,木匠、鞋匠、成衣工常用牙夹住钉、针或用牙咬线。磨牙症也会导致严重的磨损。

3.病理变化

在牙本质暴露部分形成死区或透明层,髓腔内相当于牙本质露出的部分形成修复性牙本质,牙髓发生营养不良性变化。修复性牙本质形成的量取决于暴露牙本质的面积、时间和牙髓的反应。随着修复性牙本质的形成,牙髓腔的体积可逐渐缩小。

4.生理意义

均匀适宜的磨损对牙周组织的健康有重要意义。例如:由于牙尖被磨损,减少了咀嚼时来自侧方的压力,保持冠根长度的协调,从而不致于由于杠杆作用而使牙周组织负担过重。

5.并发症

磨损也可引起各种并发症,或成为致病的因素。

(1)牙本质过敏症:这种酸痛的症状有时可以在数月内逐渐减轻而消失,有时可持续更长的时间而不见好转。敏感的程度常因人而异,一般说来磨损的过程愈快,暴露面积愈大,则酸痛越明显。

(2)食物嵌塞:咀嚼食物时,由于有由边缘嵴和发育沟所确立的𬌗面外形,通常有利于食物偏离牙间隙。牙被磨损后,平面代替了正常凸面,从而增加了牙尖向对颌牙间隙楔入食物的作用,因磨损牙冠变短及邻面磨损都可引起食物嵌塞,并促使牙周病和邻面龋的发生。

(3)牙髓和根尖周病:系由于过度磨损使髓腔暴露所致。

(4)颞颌关节功能紊乱综合征:严重的𬌗面磨损可导致颌间垂直距离过短,从而引起颞颌关节病损。

(5)咬合创伤:不均匀的磨损能遗留高陡牙尖,从而造成咬合创伤。

(6)创伤性溃疡:不均匀磨损遗留的过锐牙尖和边缘能刺激颊、舌黏膜,可引起局部溃疡。

6.治疗

(1)生理性磨损,若无症状无须处理。

(2)去除和改正引起病理性磨损的原因。

(3)有牙本质过敏症时,应做脱敏处理。

(4)对不均匀的磨损需做适当的调𬌗,磨除尖锐牙尖和边缘。

(5)有牙髓和根尖周病时,按常规进行牙髓病、根尖周病治疗。

(6)有食物嵌塞者,应恢复正常的接触关系和重建𬌗面溢出沟。磨损过重且有颞颌关节综合征时,应做𬌗垫或覆盖义齿修复,以恢复颌间垂直距离。

(二)磨牙症

睡眠时有习惯性磨牙或白昼也有无意识地磨牙习惯者,称为磨牙症。磨牙症是咀嚼系统的一种功能异常运动。上、下颌牙接触时间长,用力大,对牙体、牙周、颞颌关节、咀嚼肌等组织均可引起损害。

1.病因

(1)心理因素:情绪紧张是磨牙症最常见的发病因素。惧怕、愤怒、抵触及其他各种情绪使患者难以及时发泄时,这些情绪便被隐藏在下意识中,但能周期性地通过各种方式表现出来,磨牙症就是这种表现方式之一。据观察,在精神病患者中,磨牙症是常见的现象。小儿的磨牙症,可能与长期咬玩具有关。

(2)𬌗不协调:被认为是磨牙症的另一个主要因素。正中关系与正中𬌗之间的早接触是最常见的磨牙症始动因素,平衡侧接触则为另一始动因素。有时调磨这两种𬌗干扰可以治愈磨牙症。

(3)全身因素:磨牙症的全身因素已列举于早期文献,诸如:与寄生虫有关、与血压改变有关、与遗传因素有关、与缺钙有关及与胃肠功能紊乱有关等。

(4)职业:有的职业类型有利于磨牙症的发生。运动员常有磨牙症,要求精确性很高的工作如钟表工,也有发生磨牙症的倾向。

2.临床表现

磨牙症可分为3型:①磨牙型,常在夜间入睡之后磨牙,又称夜磨牙。常为别人所听见而被告之,患者本人多不知晓。②紧咬型,常在白天注意力集中时不自觉地将牙咬紧,但没有上、下磨动的现象。③混合型,兼有夜磨牙和白昼紧咬牙的现象。3型中以夜磨牙较受重视,因常影响他人,特别是配偶。

睡眠时患者做典型的磨牙或紧咬牙动作,并可伴有嘎嘎响声。当磨损超出生理运动范围时,则磨损面较大,全口牙的磨损均严重,前牙又更明显。磨损导致牙冠变短,有的仅为正常牙冠长度的1/2。此时可出现牙本质过敏症、牙髓病、根尖周病及牙折等。由于牙周组织蒙受异常𬌗力,常引起𬌗创伤而出现牙松动,食物嵌塞。此外,磨牙症还可引起颌骨或咀嚼肌的疼痛或疲劳感,下颌运动受限,颞颌关节弹响等症状。

3.治疗

(1)去除致病因素:特别是消除心理因素和局部因素,以减少紧张情绪。施行自我暗示,以进行放松肌肉的锻炼。

(2)𬌗板的应用,其目的有三:隔断𬌗干扰始动因素;降低颌骨肌张力和肌电活动;保护牙免受磨损。目的不同,𬌗板的设计也不尽一样。

(3)调磨咬合:戴用𬌗板显效之后,可以检查咬合,分次调磨。

(4)修复治疗:为磨牙症者做修复时,不仅要使𬌗关系良好,而且要达到理想𬌗,使正中𬌗与正中关系一致,前伸和侧向𬌗有平衡接触。

(5)肌电反馈治疗:对磨牙症患者应分两期训练,第1期通过肌电反馈学会松弛肌肉。第2期用听觉反馈,在一级睡眠期间可告诫磨牙症的发生。

(6)其他:治疗因过度磨损所引起的各种并发症。

(三)楔状缺损

楔状缺损是牙唇、颊侧颈部硬组织发生缓慢消耗所致的缺损,由于这种缺损常呈楔形因而得名。

1.病因

(1)刷牙:曾经一直认为这是发生楔状缺损的主要原因,因此,有人将楔状缺损称为刷牙磨损。其理由是:①不刷牙的人很少发生典型的楔状缺损,而刷牙的人,特别是用力横刷的人,常有典型和严重的楔状缺损;②不发生在牙的舌面;③唇向错位的牙楔状缺损常比较严重;④楔状缺损的牙常伴有牙龈退缩。

还有实验证明:横刷法刷牙作为单一因素,即可发生牙颈部缺损。

(2)牙颈部的结构:牙颈部釉牙骨质界处的结构比较薄弱,易被磨去,有利于缺损的发生。

(3)酸的作用:龈沟内的酸性渗出物与缺损有关。临床上有时见到龈缘下硬组织的缺损,就是这种关系的提示。

(4)牙体组织的疲劳:近来有研究表明颊侧牙颈部,是𬌗力应力集中区。长期的咀嚼𬌗力,使牙体组织疲劳,于应力集中区出现破坏。在上述病因中,目前认为牙𬌗部的结构特点,咬𬌗力量的分布以及牙体组织的疲劳也是重要的原因。

2.临床表现

(1)典型楔状缺损,由2个平面相交而成,有的由3个平面组成。缺损边缘整齐,表面坚硬光滑,一般均为牙组织本色,有时可有程度不等的着色。

(2)根据缺损程度,可分浅形、深形和穿髓形3型。浅形和深形可无症状,也可发生牙本质过敏症。深度和症状不一定呈正比关系,关键是个体差异性。穿髓可有牙髓病、根尖周病症状,甚至发生牙横折。

(3)好发于前磨牙,尤其是第一前磨牙,位于牙弓弧度最突出处,刷牙时受力大,次数多,一般有牙龈退缩。

(4)随年龄增长,楔状缺损有增加的趋势,年龄愈大,楔状缺损愈严重。

3.治疗和预防

(1)首先应改正刷牙方法,避免横刷,并选用较软的牙刷和磨料较细的牙膏。

(2)组织缺损少,且无牙本质过敏症者,不需做特别处理。

(3)有牙本质过敏症者,应用脱敏疗法。

(4)缺损较大者可用充填法,用玻璃离子体黏固剂或复合树脂充填,洞深或有敏感症状者,充填前应先垫底。

(5)有牙髓感染或根尖周病时,可做牙髓病治疗或根管治疗术。

(6)如缺损已导致牙横折,可根据病情和条件,行根管治疗术后,给予桩核冠修复。无保留价值者则拔除。

(四)酸蚀症

酸雾或酸酐作用于牙而造成的牙硬组织损害称为酸蚀症,是制酸工人和常接触酸人员的一种职业病。

1.病因

主要由无机酸,如盐酸、硝酸等所致,其中以盐酸的危害最大。硫酸由于沸点较高,不易挥发,一般很少引起酸蚀。患严重胃酸上逆的患者,也可发生本症,但为数较少。此外,碳酸饮料的饮用如何导致酸蚀症的发生。

2.临床表现

最初往往仅有感觉过敏,以后逐渐产生实质缺损。由于其来自直接接触酸雾或酸酐,因此,多发生在前牙唇面。酸蚀的形式因酸而异:由盐酸所致者常表现为自切缘向唇面形成刀削状的光滑斜面,硬而无变色,因切端变薄而易折断。由硝酸所致者,因二氧化氮难溶于水,故主要发生在牙颈部或口唇与牙面接触易于形成滞留的地方,表现为白垩状,染色黄褐或灰色的脱矿斑块,质地松软,易崩碎而逐渐形成实质缺损。由硫酸所致者,不易引起酸蚀,因二氧化硫气体溶于水后所形成的亚硫酸是弱酸,因此,通常只使口腔有酸涩感,对牙影响甚少。胃酸经常反流的患者,可引起牙舌面或后牙𬌗面的损害。

3.预防和治疗

(1)改善劳动条件,消除和减少空气中的酸雾,是预防酸蚀症的根本方法。戴口罩,定时用2%苏打液漱口,避免用口呼吸等对预防本症的发生亦有一定作用。

(2)积极治疗相关疾病如反流性食管炎,减少碳酸饮料的摄入等。

(3)局部用药物脱敏处理。

(4)缺损严重者可根据情况采用充填法、修复法处理。并发牙髓病变者,应先做牙髓病治疗,然后再做充填或修复处理。

(五)牙隐裂

牙隐裂又称不全牙裂或牙微裂。指牙冠表面的非生理性细小裂纹,常不易被发现。牙隐裂的裂纹常渗入到牙本质结构,是引起牙痛的原因之一。由于临床上比较多见,而裂纹又容易被忽略,故临床医师应给予足够的注意。

隐裂牙发生于上颌磨牙最多,其次是下颌磨牙和上颌前磨牙。上颌第一磨牙又明显多于上颌第二磨牙,尤其近中腭尖更易发生,此乃上下颌咀嚼运动时主要的工作尖,承担着最大的𬌗力,且与下颌磨牙中央窝有最合适的尖窝对位关系。上颌磨牙虽有斜嵴,由于磨耗不均匀的高陡牙尖和紧密的咬合关系,也易在𬌗面的近中或远中窝沟处,两颊尖或两舌尖之间的沟裂处发生隐裂。

1.病因

(1)牙结构的薄弱环节是隐裂牙发生的易感因素。这些薄弱环节不仅本身抗裂强度低,而且是牙承受正常𬌗力时,应力集中的部位。

(2)牙尖斜度愈大,所产生的水平分力愈大,隐裂发生的机会也愈多。

(3)创伤性𬌗力,当病理性磨损出现高陡牙尖时,牙尖斜度也明显增大。正常咬合时所产生的水平分力也增加,形成创伤性𬌗力,使窝沟底部的釉板向牙本质方向加深加宽,这就是隐裂纹的开始。在𬌗力的继续作用下,裂纹逐渐向牙髓方向加深,所以创伤性𬌗力是牙隐裂的重要致裂因素。

2.临床表现

隐裂位置皆与𬌗面某些窝沟的位置重叠并向一侧或两侧边缘嵴伸延。上颌磨牙隐裂常与𬌗面近中舌沟重叠,下颌磨牙隐裂线常与𬌗面近远中发育沟重叠,并越过边缘嵴到达邻面。但亦有与𬌗面颊舌沟重叠的颊舌隐裂,前磨牙隐裂常呈近远中向。

表浅的隐裂常无明显症状,较深时则遇冷热刺激敏感,或有咬合不适感。深的隐裂因已达牙本质深层,多有慢性牙髓炎症状,有时也可急性发作,并出现定点性咀嚼剧痛。凡出现上述症状而未能发现患牙有深的龋洞或深的牙周袋,牙面上探不到过敏点时,应考虑牙隐裂存在的可能性。一般可用尖锐的探针检查,如隐裂不明显,可涂以碘酊,使渗入隐裂染色而将其显示清楚。有时将探针置于裂隙处加压,可有疼痛感。沿裂隙磨除,可见裂纹已达牙本质深层。将棉花签置于可疑牙的牙尖上,嘱患者咬合,如出现短暂的撕裂样疼痛,则可能该牙已有隐裂。

3.治疗

(1)调𬌗:排除𬌗干扰,减低牙尖斜度以减小劈裂力量。患牙的𬌗调整需多次复诊分期进行,当调𬌗与保存生活牙髓发生矛盾时,可以酌情处理牙髓后再调𬌗。

(2)均衡全口𬌗力负担,治疗和(或)拔除全口其他患牙,修复缺失牙:这项工作常被医师们忽略,只注重个别主诉牙的治疗而不考虑全口牙的检查和处理,故治疗后常达不到预期效果。

(3)隐裂牙的处理:隐裂仅达釉牙本质界,着色浅而无继发龋损者,可采用复合树脂为粘接技术进行修复,有继发龋或裂纹着色深,已达牙本质浅层、中层者,沿裂纹备洞,氢氧化钙糊剂覆盖,玻璃离子黏固剂暂封,2周后无症状则换光固化复合树脂。较深的裂纹或已有牙髓病变者,在牙髓治疗的同时大量调整牙尖斜面,彻底去除患牙承受的致裂力量和治疗后及时用全冠修复是至关重要的。在牙髓病治疗过程中,𬌗面备洞后,裂纹对𬌗力的耐受降低,尽管在治疗时已降低咬合,然而在疗程中由于咀嚼等原因,极易发生牙体自裂纹处劈裂开。因此,牙髓病治疗开始时可做带环粘上以保护牙冠,牙髓病治疗完毕应及时冠修复。

（六）牙根纵裂

牙根纵裂是指发生在牙根的纵裂,未波及牙冠者。由于肉眼不能发现,诊断比较困难。患者多为中、老年。

1.病因

（1）慢性持续性的创伤殆力,对本病发生起着重要作用。在全口牙中,以承受殆力最大的第一磨牙发生率最高,其中下颌第一磨牙又高于上颌第一磨牙。侧方验创伤,牙尖高耸,磨耗不均,根分叉暴露皆与患牙承受殆力过大有关。

（2）牙根裂可能与牙根发育上的缺陷有关。磨牙近中根发生牙根纵裂的比例明显超过其他牙根,估计与近中根在解剖结构方面的弱点有关。文玲英通过解剖显微镜观察 30 例牙根纵裂牙,均为扁根,裂缝通过根管腔,贯穿颊舌径,均未波及牙冠,除 1 例外,全为双根管。

（3）无髓牙是牙根纵裂的又一因素。无髓牙致牙根裂的内因是牙本质脱水,失去弹性,牙变脆,致使牙抗折力降低,其外因则主要是牙胶侧压充填力过大。Meister 分析了牙根纵裂的病例,约 84% 是牙胶根充时侧向压力过大造成的。根管充填完成后,不合适的桩是造成牙根纵裂的又一因素,锥形桩比平行桩更易引起牙根纵裂,其原因是前者在就位,粘固,特别是受力时产生应力集中,后者产生的应力分布比较均匀。Cooney 指出:锥形桩不仅使固位能力降低,而且在近根尖处产生楔力更明显。此外,桩的直径愈大,产生应力愈大,致根纵折的可能性增加。

2.临床表现

（1）创伤殆力引起的牙根纵裂早期有冷热刺激痛,咀嚼痛,晚期出现自发痛,咀嚼痛,并有牙龈反复肿胀,有叩痛和松动。绝大多数有牙周袋和牙槽骨破坏,牙周袋较深,甚至达根尖,容易探及,也有不少患牙的牙周袋窄而深,位于牙根裂缝相应的部位,须仔细检查才能发现。

（2）根管充填后引起的牙根纵裂无牙髓症状,早期也无牙周袋或牙槽骨的破坏,随着病程延长,感染通过根裂损伤牙周组织可使牙周病变加重,骨质吸收。

（3）X 线检查对诊断牙根纵裂有重要意义。X 线片显示管腔的下段、中下段甚至全长增宽,边缘整齐。这种根管腔影像的变化,不论其长度如何,均通过根尖孔,且在根尖处变宽。根裂方向与根管长轴一致。源于牙周病者,X 线片上可见牙槽骨的吸收,而源于根管治疗后者,早期无牙槽骨的破坏,晚期方有牙槽骨的病变。

3.治疗

（1）对于松动明显,牙周袋宽而深或单根牙根管治疗后发生的牙根纵裂,非手术治疗无效,均应拔除。

（2）对于牙周病损局限于裂缝处且牙稳固的磨牙,可在根管治疗后行牙半切除术或截根术。

五、牙本质敏感症

（一）楔状缺损

楔状缺损是发生在牙齿唇、颊面颈部的慢性硬组织缺损。

1.临床表现

楔状缺损往往发生在同一患者的多颗牙。一般上颌牙重于下颌牙,口角附近的牙多于其他区域的牙。一般可分为浅、中、深三种程度。

(1)浅:损害局限在釉质或牙骨质内,可有轻度的敏感症状,检查发现缺损很浅甚至没有。在此阶段就诊者很少。

(2)中:损害深度在牙本质中层或深层。遇到冷热酸甜等刺激时会有明显的不适或激发痛。临床检查可见典型的表现:缺损大致由两个斜面组成,口大底小,缺损处质地坚硬,表面光滑,边缘整齐,无染色或轻度染色。

(3)深:可导致牙髓腔暴露甚至牙齿的横向折断。这个阶段会出现牙髓、根尖周病的相应症状。

2.防治要点

(1)预防:消除高耸的牙尖、锐利的边缘,必要时通过正畸、修复等方法恢复咬合关系。正确地选用牙膏牙刷,采用正确的刷牙手法。避免大量摄取酸性饮食。戒除不良习惯,避免咬异物、硬物等不良习惯。

(2)治疗:缺损不深、症状不明显者可以不做处理。有过敏症状可做脱敏治疗。缺损较深者可行充填修复。缺损达到牙髓腔,有牙髓感染或根尖周病时,应做相应的治疗。已经或几乎导致牙齿横折者,可在根管治疗术完成后,做桩核冠修复。

(二)牙隐裂

牙隐裂是指发生在牙冠表面的细小、不易发现的、非生理性的细小裂纹。牙隐裂具有隐匿性,诊断难。即便确诊并做了治疗,疗效也很难保证。

1.临床表现

(1)牙隐裂好发于后牙的咬合面,隐裂多起自磨牙和前磨牙咬合面的窝沟,以上颌第一磨牙最常见,中老年患者高发。隐裂患牙常见明显的磨损和高陡的牙尖,与对殆牙咬合紧密。

(2)牙隐裂初期可表现为牙本质过敏,随着裂纹的加深,可出现激发痛、自发痛及咬合痛。

(3)患者常见主诉为较长时间的咀嚼不适或咬合痛,病史较长,咬在某一特殊部位引起剧烈疼痛是该病的典型症状。

(4)要特别注意发育沟是否延长,上颌磨牙的隐裂线常与殆面近中舌沟重叠;下颌磨牙和前磨牙的隐裂线常与殆面近、远中发育沟重叠,并越过边缘嵴到达邻面或与面颊舌沟重叠。

(5)隐裂患牙 X 线片可见到某部位的牙周膜间隙增宽,相应的硬骨板增宽或牙槽骨出现透射区,也可以无任何表现。

2.防治要点

(1)消除创伤殆,高陡的牙尖、锐利的边缘嵴是长期的不均匀磨损所致。

(2)平衡咬合力,防治个别牙齿负担过重而发生隐裂。

(3)裂纹未及髓腔,无牙髓炎症状时行复合树脂充填治疗。

(4)有牙髓炎、根尖炎症状时行根管治疗,根管治疗的同时应做钢丝结扎或正畸带环保护,防止牙髓治疗过程中牙冠劈裂,术后全冠修复。

(5)患牙因隐裂而劈裂,行截根术、半切术或拔除。

(三)牙本质敏感症

牙本质敏感症(DH)是指牙齿受到生理范围内的刺激,包括机械、化学、温度、渗透压等时出现的短暂、尖锐的疼痛或不适的现象。症状特点是随着刺激的来临和离去而迅速出现和消失。一般会累及几颗牙,甚至全口牙。DH 是一种症状,而不是一种独立的疾病。

1.诊断要点

(1)症状:酸、甜、冷、热等化学和温度刺激可导致酸痛,刷牙、吃硬性食物等机械刺激可导致更为明显的酸痛。

(2)检测

①探诊:用探针的尖端轻轻划过牙齿的可疑部位,根据患者的主观反应将敏感程度分为 4 级:0°、1°、2°、3°,分别表示为:无不适、轻微不适、中度痛和重度痛。

②温度试验

a.空气法:三用枪向待测牙吹气,此方法最为简便,但不够精确。

b.仪器法:通过仪器对牙齿的温度耐受性进行检测。

2.防治原则

(1)有牙本质暴露者,用药物脱敏、激光以及充填修复等方法进行处理。

(2)治疗相关疾病包括牙周组织病、咬合创伤等。

(3)避免医源性破坏牙体硬组织。

(4)注意全身状态的调整。

3.治疗要点

牙本质暴露的程度不重,可采用保守的脱敏治疗。目前临床常用树脂类脱敏,其操作简便,作用快而持久。使用时可先用橡皮轮等去除表面食物残渣等,以清洁水冲洗过敏区后隔湿,轻轻吹干,用蘸有脱敏剂的小毛刷涂擦脱敏区,等候 30 秒,然后用气枪吹干至表面液体较干为止。最后以大量流水冲洗,如果疗效不显著,可反复进行,也可使用光固化灯进行照射。

脱敏治疗无效,而患者感到非常痛苦,强烈要求治疗者,可考虑人工冠修复,甚至去髓术。但一般只适用于患牙数目较少的患者。

(四)磨损

磨损是指正常的咀嚼运动之外,高强度、反复的机械摩擦造成的牙体硬组织的快速丧失。磨损为非咀嚼磨损,是病理性的,应采取措施加以防治。

1.临床表现

(1)后牙的磨损一般重于前牙,且以𬌗面为重。磨损导致牙齿的尖、窝、沟、嵴结构模糊,牙本质外露。因磨损不均,常见高耸的牙尖、锐利的边缘。磨损处一般没有色素,表面坚硬光滑,与未磨损部位间没有明显界限。后牙邻面磨损重者因为邻面间原来紧密的点状接触变成较为松弛的面状接触。检查中可有食物嵌塞、邻面龋以及牙周疾病等体征。

(2)前牙磨损多见于咬合关系不好、有不良咬习惯者。严重的前牙磨损可使牙冠明显变短。

(3)磨损可引起牙本质敏感症、牙髓和根尖周病。

2.治疗要点

(1)戒除不良的咬合习惯,改善刷牙方法。

(2)发现高耸的牙尖和锐利的边缘,应通过调磨予以纠正。

(3)食物嵌塞者,应通过调𬌗、恢复接触关系等措施加以改善。

(4)牙本质过敏,牙髓、根尖周病和颞下颌关节综合征等症状出现时,应做相应处理。

(5)磨牙症患者应通过戴咬合垫、肌电反馈治疗,以及精神、心理干预等方法加以改善。

第三节　牙髓病

一、可复性牙髓炎

可复性牙髓炎是牙髓组织以血管扩张、充血为主要病理变化的初期炎症表现。

(一)诊断要点

1.症状

患牙遇到冷、热或甜、酸刺激时,出现瞬间的疼痛反应,尤其对冷刺激更敏感。没有自发性疼痛。

2.检查

(1)患牙常有接近髓腔的牙体硬组织病损,如深龋、深楔状缺损、牙隐裂等。患牙也可有深牙周袋,或咬合创伤、正畸外力过大。

(2)温度测验表现为一过性疼痛。

(3)叩痛(一)。

(二)鉴别诊断

1.深龋

深龋患牙的冷诊反应正常,只有当冰水滴入洞中方可引起疼痛。当深龋与可复性牙髓炎一时难以区别时,可先按可复性牙髓炎进行安抚治疗。

2.不可复性牙髓炎

可复性牙髓炎与不可复性牙髓炎的关键区别在于前者无自发痛史,后者一般有自发痛史。不可复性牙髓炎患牙对温度测验的疼痛反应程度较重,持续时间较长,有时还可出现轻度叩痛。在临床上,若可复性牙髓炎与无典型自发痛症状的慢性牙髓炎一时难以区分,可先采用诊断性治疗,即用氧化锌丁香油(酚)粘固剂进行安抚治疗,在观察期内视其是否出现自发痛症状再明确诊断。

3.牙本质过敏症

牙本质过敏症的主要表现是酸、甜、冷、热等刺激可导致酸痛,刷牙、吃硬性食物等可导致更为明显的酸痛。

(三)治疗

彻底去除作用于患牙上的病源刺激因素,同时给予安抚治疗。

二、急性牙髓炎

（一）概述

牙髓发生不可复性的炎症，以发病急骤、疼痛剧烈为临床特征。龋源性牙髓炎多为慢性牙髓炎急性发作。无慢性过程的急性牙髓炎多出现在牙髓受到急性物理损伤、化学刺激以及感染的情况下，如外伤，手术切割牙体组织所导致的过度产热，充填材料的化学刺激等。

（二）临床表现

1.自觉症状

典型的疼痛症状有以下特点：

（1）自发性锐痛，阵发性发作或加剧，炎症牙髓化脓时可出现跳痛。

（2）温度刺激引起或加重疼痛，炎症牙髓出现化脓或部分坏死时，可表现为热痛冷缓解。

（3）放射性疼痛，沿三叉神经分布区域放射，常不能定位患牙。

（4）夜间常有疼痛发作，且疼痛程度较白天剧烈。

2.临床检查

患牙可找到引起牙髓炎的致病因素，如近髓深龋、非龋性牙体疾病、充填体或中重度牙周炎。温度测验反应敏感或激发痛，疼痛持续。

（三）诊断要点

按照"三部曲"诊断并确定患牙牙位：

（1）问诊疼痛的典型特点，获得初步印象。

（2）临床检查出患牙有深龋或有累及髓腔的牙体硬组织病损，或有深牙周袋，圈定可疑患牙。

（3）对可疑患牙进行温度测试，出现敏感、激发痛反应，疼痛持续，也可出现热痛冷缓解。

（四）治疗原则及方案

（1）局麻下摘除病变牙髓，止痛，缓解急性症状，保存患牙。

（2）有条件者可完成一次性根管治疗。

三、慢性牙髓炎

（一）概述

慢性牙髓炎是临床上最为常见的一型牙髓炎，多为深龋所致，炎症可维持较长时间，临床症状不典型，有时易被误诊而延误治疗。

（二）临床表现

1.自觉症状

（1）病程较长，患牙有较长期的遇冷、热刺激痛或咀嚼食物牙痛史。

（2）有时有轻微的隐痛或定时自发性钝痛，也可有剧烈自发痛病史、食物嵌入洞内激发痛史，也可有从无明显自发痛症状者。

（3）患牙常有轻度咬合痛，一般均能明确指出患牙。

2.检查所见

(1)可查及深龋洞、充填体或其他近髓的牙体硬组织疾病的患牙,或患牙有深牙周袋。

(2)可根据患牙牙体病损是否致髓腔开放及不同检查体征分为三种类型:

①慢性闭锁性牙髓炎:探诊不敏感、未露髓;温度测验反应敏感或迟钝,有时热测可引起迟缓性痛;叩痛(+)。

②慢性溃疡性牙髓炎:探查洞底有穿髓孔,有探痛;对温度测验的反应敏感;叩诊无疼痛或轻度不适。

③慢性增生性牙髓炎:多见于青少年的乳、恒磨牙。红色的肉芽组织(牙髓息肉)充满大而深的龋洞;探诊不痛但易出血;冷测敏感或反应迟缓。

(三)诊断要点

(1)长期冷、热刺激痛,或有咀嚼食物痛,可有钝痛或自发隐痛,多可定位。也有就诊时无明显自觉症状,既往有自发痛史的情况。

(2)可查及深龋洞、深牙周袋或其他牙体硬组织疾病的患牙。探诊可发现穿髓孔,探痛明显;也可无穿髓孔或发现牙髓息肉。

(3)温度测试反应异常。

(4)叩诊不适或叩痛(+),可作为诊断的辅助参考指标。

临床一般诊断为"慢性牙髓炎"即可。如患牙有上述各型的典型表现,可进一步分别诊断为闭锁性、溃疡性及增生性牙髓炎。需要注意的是当无典型临床症状的深龋患牙,在去净腐质时发现有露髓孔,或在去腐未净时已经露髓,则也应诊断为"慢性牙髓炎"。

(四)治疗原则及方案

(1)治疗原则为保存患牙,牙髓摘除后行根管治疗。

(2)有条件者可完成一次性根管治疗。

四、逆行性牙髓炎

(一)概述

逆行性牙髓炎是牙周病患牙的牙周组织破坏后,感染通过根尖孔或侧支根管、副根管进入牙髓引起的牙髓炎症。

(二)临床表现

1.自觉症状

(1)有长时间的牙周炎病史,患牙反复肿痛、松动。

(2)近期出现急、慢性牙髓炎症状。

2.临床检查

(1)患牙未查及可引发牙髓炎的牙体硬组织疾病。

(2)有重度牙周炎表现,如附着丧失、深达根尖或根分叉的牙周袋、牙龈充血水肿、牙周袋溢脓;松动、叩痛(+)~(++),叩诊浊音;X线片显示广泛的牙周骨组织破坏或根分叉病变。

(三)诊断要点

(1)自发性和阵发性疼痛,冷、热刺激痛或有放射性疼痛。

(2)检查牙体一般无深龋洞,但可发现深牙周袋或附着丧失。

(3)温度测验敏感,炎症晚期则反应迟钝。

(四)治疗原则及方案

(1)根据患牙牙周病变的程度和牙周治疗的预后来决定是否可保留患牙。

(2)患牙如能保留,需摘除牙髓,消除症状,行根管治疗。

(3)同时进行牙周系统治疗。

(4)如牙周病变严重,治疗预后差,拔除患牙后即可止痛。

五、牙髓坏死

(一)概述

牙髓坏死是指由于牙髓组织的急性或慢性炎症,或者创伤所致血液循环障碍等因素造成的牙髓组织的死亡,也可由牙髓退行性变所致渐进性坏死。

(二)临床表现

(1)患牙一般无自觉症状。

(2)患牙牙冠可变色。

(三)诊断要点

(1)一般无自觉症状,既往可有自发痛史、外伤史,无肿胀史。

(2)可查到深龋或充填物,或仅有牙冠颜色改变,呈暗红色或灰黄色,失去光泽。

(3)穿髓孔探诊无反应;叩诊轻度不适或无不适。

(4)牙髓温度或电活力测试均无反应。

(5)开放髓腔时可有恶臭。

(6)牙龈无根尖来源的瘘管。

(7)X线影像示根尖周组织无明显异常。

(四)治疗原则及方案

(1)根尖孔未完全闭合的年轻恒牙先做根尖诱导成形术,再做根管治疗术。

(2)根尖孔已闭合的恒牙可直接做根管治疗。

(3)前牙变色可在根管治疗后行牙内漂白,或行贴面、全冠等修复以改善外观。

六、残髓炎

(一)概述

经过牙髓治疗后,仍然残存的牙髓组织发生的炎性反应,称为残髓炎。

(二)临床表现

(1)自发性钝痛,放射性痛,温度刺激痛。

(2)有咬合不适感或轻微咬合痛。

(三)诊断要点

(1)患牙有牙髓治疗史。

(2)有自发性钝痛等牙髓炎症状。

（3）温度刺激痛和咬合痛；温度测试有活力，通常较为迟缓。

（4）叩痛或叩诊不适。

（5）去除原充填物探查发现根管内有探痛的残髓。

（四）治疗原则及方案

患牙需要重做根管治疗。

七、牙内吸收

（一）概述

牙内吸收，又称特发性吸收，为牙髓组织发生的肉芽性变，其病因不明。

（二）临床表现

（1）一般无自觉症状，多在 X 线片检查时偶然发现。

（2）少数病例可出现自发性阵发痛、放射痛和温度刺激痛等牙髓炎症状。

（三）诊断要点

（1）一般无自觉症状，少数病例可出现类似牙髓炎症状。

（2）晚期可见粉红色牙冠，或牙冠穿孔甚至折断。

（3）叩诊正常或有不适感。

（4）牙髓活力测试的反应可正常，也可表现为迟钝。

（5）X 线检查可见髓室或根管有不规则扩大的影像。

（四）治疗原则及方案

（1）吸收不严重的患牙做根管治疗。

（2）吸收严重、硬组织破坏较多的牙应拔除。

八、牙髓钙化

（一）概述

牙髓钙化可发生于健康或老年人的牙髓，但发生率随年龄增加，牙髓钙化有两种形式，一种是结节性钙化，又称髓石；另一种是弥漫性钙化，严重者可造成整个髓腔闭锁。

（二）临床表现

（1）一般无自觉症状。

（2）极少病例发生自发性放射性疼痛，与温度刺激无关。

（三）诊断要点

（1）X 线检查发现髓腔内有髓石。但应注意的是，一些牙髓钙化病例在 X 线片上显示不阻射。

（2）确定疼痛是否为髓石所引起，必须排除其他牙髓病因后，才能确诊。

（四）治疗原则及方案

（1）无症状牙可不处理。

（2）有症状患牙需行根管治疗。

第四节　根尖周病

一、急性根尖周炎

(一)急性浆液性根尖周炎

1.诊断标准

(1)临床表现

①患牙初期只轻微痛或不适、浮出、木胀,咬紧牙反而感觉舒服;继而自发钝痛、咬合痛、患牙浮起感,咬合时不仅不能缓解症状,反而引起较剧烈的疼痛,影响进食。疼痛范围局限于患牙根部,不引起放散,患者能够指明患牙。

②患牙可见龋坏、充填体、其他牙体硬组织疾患、牙冠变色或深牙周袋等。

③患牙叩痛(＋～＋＋),可有Ⅰ度松动。

④扣压患牙根尖部位出现不适或疼痛,牙龈尚无明显红肿。

(2)辅助检查

①牙髓活力测验无反应,但年轻恒牙或乳牙可能在牙髓坏死前,炎症即扩散到根尖周,因而活力测验时可有反应,甚至疼痛。

②X线检查根尖周组织影像无明显异常表现。

(3)鉴别诊断

①与创伤性根周膜炎和牙震荡鉴别:有明显的外伤史,如外来撞击,咬硬物或有殆创伤因素;牙髓活力基本正常,或对冷热刺激一过性敏感。

②与急性牙髓炎鉴别:疼痛性质为自发性、阵发性疼痛,放射性痛,常不能指明牙位;冷刺激可引起疼痛或使疼痛加重;叩痛不明显。

2.治疗原则

(1)评估患牙的可保留性,如不能保留可予以拔除。

(2)如患牙可保留或就诊当时无条件拔牙,可行开髓拔髓,清除根管内容物,疏通根管,引流根尖炎症渗出物。

(3)对可保留的患牙,在开通根管后,最好不要将髓腔外敞于口腔中,可将根管清理、成形并封以抑菌、抗炎消毒药;如就诊当时无上述治疗条件,可短暂开放髓腔,急性症状缓解后,完成根管治疗。

(4)全身应用抗生素,以广谱抗生素和针对厌氧菌的抗生素为首选;可应用非甾体类消炎止痛剂缓解症状并给予必要的全身支持疗法。

(二)急性化脓性根尖周炎

急性化脓性根尖周炎包括慢性根尖周炎急性发作,又称为急性牙槽脓肿。

1.诊断标准

(1)临床表现

①患牙自发性疼痛和叩痛剧烈,松动明显,后期邻牙也可有轻度叩痛和松动,周围软组织亦有炎症表现。临床可分3个阶段:

a.根尖脓肿:患牙自发性、持续性剧烈跳痛,伸长感加重,叩痛(＋＋～＋＋＋),松动Ⅰ～Ⅱ度,根尖部牙龈潮红,轻度扣痛。

b.骨膜下脓肿:病程多已三五日,患者极其痛苦,影响睡眠和进食;患牙持续性、搏动性跳痛更加剧烈,疼痛达到最高峰,患牙更觉浮起、松动,轻触患牙即觉疼痛难忍;叩痛(＋＋＋),松动Ⅱ～Ⅲ度,根尖区牙龈潮红、肿胀,移行沟变平、扣痛并有深部波动感;区域淋巴结肿大、扣痛;下颌磨牙可伴有开口受限,严重病例可并发颌面部相应处的蜂窝织炎;患者痛苦面容,全身不适,可伴有体温升高(一般不超过38℃),白细胞计数增高。

c.黏膜下脓肿:患牙疼痛减轻,叩痛减轻,根尖区黏膜呈局限的半球形隆起,扣诊有明显波动感,全身症状缓解。

②患牙可见深龋洞、充填体、其他牙体硬组织疾病、牙冠变色或深牙周袋等。

(2)辅助检查:X线显示根尖区硬骨板消失,或牙周膜间隙增宽,或伴有根尖周的骨密度降低。也可无明显改变。若为慢性根尖周炎急性发作者,X线片可见有骨质破坏的透影区。

(3)鉴别诊断

①与牙周脓肿鉴别:有长期牙周炎病史,患牙有深牙周袋,无深达牙髓的牙体疾病,牙髓活力存在;脓肿部位接近龈缘;患牙自发痛及叩痛程度均较轻,但松动更明显;X线片示:牙槽骨垂直或水平吸收。

②与急性中央性颌骨骨髓炎鉴别:急性中央性颌骨骨髓炎是颌骨骨膜、骨髓腔和骨髓的化脓性炎症,感染途径主要为根尖周炎和智牙冠周炎等牙源性感染,主要的发生部位是下颌骨体,也可弥散至下颌升支。起病急,全身中毒症状非常明显,高热可达39℃～40℃,血常规中白细胞计数增高并可出现核左移;局部的表现比急性根尖周炎更广泛,除颌面部肿胀,皮温高,颌骨疼痛等典型的炎症表现外,还可出现下唇麻木、多数牙松动、牙周溢脓、口臭、张口困难等症状和体征,严重者可并发败血症或颅内感染。

③与口腔颌面部间隙感染(蜂窝织炎)鉴别:口腔颌面部间隙感染是指发生在口腔、颌骨周围、颜面及颈上部的肌肉、筋膜或皮下组织中的弥散性急性化脓性炎症,又称蜂窝织炎。根尖周炎和冠周炎等牙源性感染是其主要病因。临床表现局部黏膜的红肿比急性根尖周炎的范围更大,且皮肤也出现红肿、发硬、皮温高、压痛和可凹性水肿,还可出现张口受限、吞咽困难等功能障碍,所属淋巴结肿大压痛。全身反应轻重不等,轻者无明显全身症状,重者有发热、畏寒、头痛、全身不适,甚至可伴发败血症、中毒性休克的严重并发症;血常规中白细胞总数增高,分类中性粒细胞比例增多,红细胞沉降率可加快。上颌前牙和前磨牙可引起眶下间隙感染,下颌前牙可引起颏下间隙感染,上、下颌磨牙可引起颊间隙、嚼肌间隙、颞间隙及颞下间隙感染,下颌后牙还可引起翼颌间隙、颌下间隙、舌下间隙的感染。

2.治疗原则

(1)应急处理开髓,清除根管内容物,疏通根管,引流根尖脓性渗出物,开放引流;脓肿形成后须局麻下切开引流。

(2)在开通根管后,如有条件可将根管清理、成形并封以消毒药物,同时进行以下处理:根尖脓肿期患牙行根尖部环钻术引流,骨膜下脓肿期和黏膜下脓肿期患牙需做脓肿切开引流。

(3)全身应用抗生素并给予必要的全身支持疗法。

（4）急性期过后予以根管治疗,如患牙不能保留应予拔除。

二、慢性根尖周炎

（一）概述

慢性根尖周炎是指根管内长期存在感染及病原刺激物而导致根尖周围组织的慢性炎症反应,病程长,一般无明显疼痛症状。

（二）临床表现

（1）可查及牙体缺损（如龋洞）、充填体或其他牙体硬组织疾病,可有牙髓治疗史。

（2）无明显自觉症状,可有咀嚼不适感。叩诊不适或轻度叩痛。

（3）牙冠变色,失去光泽。牙髓活力测试无反应。

（4）有窦型慢性根尖周炎者可查及窦道开口。

（5）X线检查显示根尖区骨质变化影像,由于慢性根尖周炎中根尖周肉芽肿、慢性根尖周脓肿和根尖周囊肿这三种类型单纯依靠临床表现有时很难区别,借助X线检查亦不容易准确分辨,加之它们的治疗原则和方法基本相同,因此,在临床上诊断时可统称为"慢性根尖周炎"。如能对三种类型加以区分,则有助于预后的判断。

①根尖部透射影圆形,范围较小,直径小于1cm,边界清晰,周围骨质正常或稍显致密,多考虑为根尖周肉芽肿。

②根尖区透射影边界不清楚,形状也不规则,周围骨质较疏松呈云雾状,慢性根尖周脓肿的可能性大。

③较小的根尖周囊肿在根尖片上显示的透射影像与根尖周肉芽肿难以区别,大的根尖周囊肿可见有较大的圆形透影区,边界很清楚,并由一圈由致密骨组成的阻射白线围绕。

④根尖周致密性骨炎表现为根尖部骨质呈局限性的致密阻射影像,无透射区,多在下颌后牙处发现。

（三）诊断要点

（1）患牙X线片上根尖区呈骨质改变的影像。

（2）患牙牙髓活力测试无反应。

（3）患牙可有牙髓病史、反复肿痛史或牙髓治疗史。

（四）治疗原则及方案

依据根尖周病变范围和性质决定治疗方案。

病变范围局限者,行根管治疗保存患牙;病变范围较大者,行根管治疗后观察,必要时辅以手术治疗;根尖病变范围过大者,可考虑拔除患牙。

第十三章　牙周疾病

第一节　牙龈病

牙龈病是指局限于牙龈组织的病变,以牙龈组织的炎症为主要特征或为全身疾病在牙龈的表现。以菌斑引起的牙龈病最为常见,全身因素可诱发或加重某些牙龈病。

一、慢性龈炎

(一)概述

慢性龈炎是指位于游离龈和龈乳头的慢性炎症,是菌斑性牙龈病中最常见的疾病,又称边缘性龈炎或单纯性龈炎。

(二)临床表现

1.自觉症状

常因刷牙或咬硬物时牙龈出血就诊,甚至有时出现自发性牙龈出血,或有口臭,牙龈局部痒、胀、不适等。

2.临床检查

(1)牙龈色、形、质的改变:如牙龈呈暗红色,龈缘变厚,龈乳头圆钝肥大,质地松软脆弱。

(2)由于牙龈组织的水肿或增生,龈沟的探诊深度可达 3mm 以上,但无附着丧失。

(3)龈沟探诊出血。

(4)龈沟液量增多,有些患者还可出现牙周溢脓。

(三)诊断要点

1.诊断

根据临床表现,龈缘附近牙面有菌斑、牙石堆积或存在其他菌斑滞留因素等,即可诊断。

2.鉴别诊断

(1)与早期牙周炎鉴别:有无附着丧失和牙槽骨吸收是鉴别慢性龈缘炎和牙周炎的要点。

(2)与血液病引起的牙龈出血鉴别:以牙龈出血为主诉的患者需注意与血液系统疾病鉴别,血液检查有助于诊断。

(3)与坏死性溃疡性龈炎鉴别:坏死性溃疡性龈炎疼痛症状明显,有特征性的龈乳头和龈缘的坏死。慢性龈炎无自发痛。

(四)治疗原则及方案

(1)口腔卫生指导,菌斑控制。

(2)通过洁治术清除菌斑及牙石,消除造成菌斑滞留和刺激牙龈的局部因素,如纠正食物嵌塞或去除不良修复体等。

(3)炎症较重时可配合局部用药,如1‰～3‰过氧化氢液、碘制剂、漱口液等。

(4)炎症消退后,牙龈纤维增生不能恢复正常牙龈形态者,可采用牙龈成形术或牙龈切除术。

(5)定期复查复治,维持疗效。

二、青春期龈炎

(一)概述

发生于青春期少年的慢性非特异性牙龈炎。菌斑是青春期龈炎的主要病因,青春期性激素水平变化使牙龈的炎症加重。

(二)临床表现

与慢性龈炎的牙龈炎症表现类似,且容易出现牙龈肥大。

(三)诊断要点

患者处于青春期,牙龈炎症反应明显。

(四)治疗原则及方案

同慢性龈炎。由于激素的作用以及患者的年龄特点,往往难以实现理想的菌斑控制,牙龈炎症不易消退,临床医生应充分注意。

三、妊娠期龈炎

(一)概述

女性在妊娠期间,由于激素水平升高,原有的牙龈慢性炎症加重,分娩后病损可自行减轻或消退。

妊娠期还可能形成牙龈瘤样改变(实质为炎症性肉芽组织而非肿瘤),称为妊娠期龈瘤或孕瘤。

(二)临床表现

(1)患者一般在妊娠前即有不同程度的慢性龈炎,妊娠后炎症加重,分娩后可减轻至妊娠前水平。

(2)龈缘和龈乳头呈鲜红或暗红色,松软而光亮,或呈现显著的炎性肿胀、肥大,有龈袋形成,易出血。龈缘附近牙面有菌斑、牙石堆积。

(3)妊娠期龈瘤常发生于单个牙间乳头,通常始发于妊娠第3个月,迅速增大,一般直径不超过2cm,色泽鲜红光亮或暗紫,极易出血,有蒂或无蒂。妊娠期龈瘤较大时常妨碍进食或因被咬破而感染。

(三)诊断要点

(1)妊娠期妇女牙龈呈鲜红色,高度水肿、肥大,极易出血,可据此临床表现诊断为妊娠期龈炎,或由龈瘤样病变即可诊断为妊娠期龈瘤。

（2）长期口服避孕药的妇女可有类似妊娠期龈炎的症状,诊断时应详细询问病史。

（四）治疗原则及方案

同慢性龈炎,辅助药物治疗时应注意药物的安全性评价。

（1）口腔卫生指导,菌斑控制。

（2）对妊娠期龈炎患者,去除局部刺激因素,如菌斑、牙石、不良修复体等。动作应轻柔,减少疼痛和出血,炎症较重者,可用1%过氧化氢溶液和生理盐水冲洗,袋内尽量不放药,选用安全的含漱剂。

（3）对妊娠期龈瘤患者,尽量用保守疗法。对一些体积太大而妨碍进食或出血严重的妊娠期龈瘤,可酌情考虑做简单的手术切除。手术时机应尽量选择在妊娠期第4~6个月内,以免引起流产或早产。

（4）治疗后强化口腔卫生指导,以维持疗效。

四、牙龈瘤

（一）概述

牙龈瘤是指发生于牙龈乳头的炎症反应性瘤样增生物。它来源于牙周膜及牙龈的结缔组织,并无肿瘤的生物学特征和结构,故非真性肿瘤,但切除后易复发。

（二）临床表现

（1）女性患者较多,多发于唇、颊侧的龈乳头,舌、腭侧较少见。

（2）一般为单颗牙发生。瘤样增生物呈球形或椭圆形,有蒂如息肉状或无蒂基底宽,大小不一。组织病理学表现不同,牙龈瘤呈现出不同的颜色和质地。纤维型龈瘤质地坚韧,颜色粉红,不易出血;肉芽肿型龈瘤色暗红,质地较软,触之易出血;血管型龈瘤颇似血管瘤,损伤后极易出血,妊娠期龈瘤多为此型。

（3）生长较慢,无自觉症状。

（4）病程较长者可出现牙槽骨吸收,牙齿松动、移位。

（三）诊断要点

（1）根据上述临床表现和术后病理检查诊断。

（2）与牙龈的恶性肿瘤鉴别,恶性肿瘤生长迅速,表面呈菜花样溃疡,牙槽骨破坏,活检即可明确诊断。

（四）治疗原则及方案

牙周基础治疗后手术切除。应注意对妊娠期龈瘤手术治疗时机的把握。

五、药物性牙龈肥大

（一）概述

因长期服用某些药物,如抗癫痫药苯妥英钠、免疫抑制剂环孢素,以及钙通道拮抗剂如硝苯地平、维拉帕米等而引起的牙龈纤维性增生和体积肥大。

（二）临床表现

（1）唇（颊）侧和舌（腭）侧的龈缘和龈乳头实质性肥厚,龈乳头常呈球状或结节状突起并互相靠近或相连,严重时附着龈也明显增厚。增生的牙龈可部分或全部覆盖牙冠,甚至将牙齿挤压移位。

(2)增生的牙龈质地坚韧略有弹性,呈淡红色,探之不易出血。

(3)长期的牙龈形态改变,使局部失去自洁作用,导致菌斑、牙石堆积,可伴发牙龈炎症。

(三)诊断要点

(1)根据牙龈实质性增生的特点和长期服用上述药物史,即可诊断。

(2)与牙龈纤维瘤病鉴别。牙龈纤维瘤病可有家族史,无服药史,幼年即可发病。可同时累及牙龈缘、龈乳头和附着龈,牙龈纤维瘤病的增生程度较药物性牙龈肥大重。

(四)治疗原则及方案

(1)指导患者严格控制菌斑。

(2)去除局部刺激因素,如洁治、刮治,局部用药,消除导致菌斑滞留的因素。一些症状较轻的病例,经上述处理后,牙龈增生可明显好转,甚至痊愈。

(3)增生严重并影响美观和口腔自洁作用的病例,可在炎症控制后做牙龈切除术或牙龈成形术,恢复牙龈的生理外形。

(4)在诊疗中评估,必要时与相关的专科医师协商,停用引起牙龈增生的药物,更换其他药物。

(5)需长期服用苯妥英钠、环孢素和钙通道拮抗剂等药物者,用药前和服药后应定期行口腔检查,消除局部致病因素,能减少本病的发生。

六、急性坏死性溃疡性龈炎

(一)概述

急性坏死性溃疡性龈炎是指发生于龈缘和龈乳头的急性炎症和坏死,又称奋森龈炎或战壕口。按照牙周病的新分类法命名,本病与坏死性溃疡性牙周炎合称为坏死性牙周病。

(二)临床表现

(1)青壮年男性多见。贫困地区营养不良或因全身疾病而使抵抗力极度下降的儿童也可发生,若治疗不及时,可发展为走马疳。

(2)常有明显的诱因,如过度疲劳、精神紧张、大量吸烟、机体免疫功能低下或缺陷者(如白血病、恶性肿瘤、艾滋病患者等)易发生本病。

(3)起病急,常以牙龈自发性出血和明显疼痛为主诉。

(4)龈乳头和龈缘坏死为特征性损害。

(5)腐败性口臭。

(6)部分患者可有轻度全身不适、低热和淋巴结肿大。

(7)坏死区底部细菌涂片检查可见大量梭形杆菌和螺旋体。

(8)急性期治疗不彻底或反复发作可转为慢性坏死性龈炎,表现为龈乳头严重破坏,甚至消失,龈乳头处的牙龈高度低于龈缘高度,呈反波浪状。

(9)个别患者病损波及深部牙周组织,引起牙槽骨吸收、牙周袋形成和牙齿松动,称为坏死性溃疡性牙周炎。

（三）诊断要点

(1)起病急,多有明显的诱因。

(2)常以牙龈自发性出血和明显疼痛为主诉。

(3)有龈乳头和龈缘坏死表现。

(4)有特殊的腐败性口臭。

(5)坏死区底部涂片检查可见大量梭形杆菌和螺旋体。

（四）治疗原则及方案

(1)口腔卫生指导,菌斑控制。建议患者立即更换牙刷,以防止再感染。

(2)轻轻去除坏死组织,病情允许时初步去除大块龈上牙石。

(3)用 1%～3%过氧化氢溶液局部擦拭、冲洗、反复含漱。

(4)必要时全身服用抗厌氧菌药物,如甲硝唑等。

(5)采取支持疗法,加强营养,积极治疗全身疾病。

(6)急性期过后,积极治疗原已存在的牙周病,防止复发。

七、白血病的牙龈病损

（一）概述

有些白血病患者因牙龈肿胀、疼痛而首先到口腔科就诊。这种牙龈肿胀并非原发于牙龈本身的病变,而是由于大量不成熟的、无功能的白细胞在牙龈组织中浸润和积聚,使牙龈发生肿胀、坏死。由于牙龈的肿胀、出血,局部自洁作用差,大量菌斑积聚,又加重了牙龈的炎症。白血病患者的口腔表现多种多样,怀疑该病时,应做初步的血常规和血涂片检查,并请内科医师会诊。

（二）临床表现

(1)白血病的牙龈病损可波及龈乳头、龈缘和附着龈,常为全口性病损。

(2)牙龈肿大,颜色暗红或苍白,质地松软脆弱。

(3)因幼稚血细胞浸润,末梢血管栓塞,局部抗感染能力差,龈缘处可有坏死、溃疡,并有假膜覆盖,口臭明显。当梭形杆菌和螺旋体大量繁殖时,可在白血病基础上伴发急性坏死性溃疡性龈炎。

(4)有明显的出血倾向,龈缘常有血块或渗血,不易止住,口腔黏膜可有出血点或瘀斑。

(5)可有衰弱、消瘦、低热等全身症状

(6)血常规及血涂片检查见血细胞数目及形态异常。

（三）诊断要点

可疑白血病患者应及时转至血液科进一步诊治。

（四）治疗原则及方案

(1)口腔卫生指导,菌斑控制。

(2)及时转血液科确诊和治疗,口腔科治疗应与内科医师密切协商。

（3）口腔科以保守治疗为主，切忌做活检或手术治疗。

（4）遇出血不止时，可局部用药物或压迫止血，全身注射或服用止血剂的效果不太确切。

（5）龈沟冲洗、上药，漱口液含漱。

（6）一般不做洁治术，若全身情况允许，必要时可做简单洁治去除大块牙石，但动作应轻柔，避免组织损伤，注意出血情况，酌情处理。

八、急性龈乳头炎

（一）概述
牙龈乳头因机械或化学刺激，出现的局限的急性非特异性炎症。

（二）临床表现
（1）自发性胀痛。

（2）牙龈乳头发红肿胀，探触痛明显，易出血。

（3）有龈乳头受到机械或化学刺激的病史，有时局部可见食物嵌塞等刺激物。

（4）患牙可有轻度叩痛。

（5）有时疼痛表现为明显的自发痛和中度的冷热刺激痛，需与牙髓炎鉴别。

（三）诊断要点
（1）根据典型的临床表现即可诊断。

（2）与牙髓炎鉴别：牙髓炎具有典型的疼痛症状，有引起牙髓病变的牙体损害或其他病因，温度测验极为敏感。

（四）治疗原则及方案
（1）去除嵌塞的食物、充填体悬突、鱼刺等局部刺激因素。

（2）去除菌斑、牙石，局部冲洗，上药，缓解急性炎症。

（3）急性炎症消退后彻底去除病因，如消除食物嵌塞的原因，治疗邻面龋，修改不良修复体等。

九、遗传性牙龈纤维瘤病

与遗传有关的牙龈组织弥漫性纤维结缔组织增生性疾病。又称先天性牙龈纤维瘤病、家族性牙龈纤维瘤病或特发性牙龈纤维瘤病。较为罕见，国外统计发病率为 1/750000。

（一）病因
以常染色体显性遗传为主，也有少数隐性遗传或散发病例。致病基因尚不明确。已发现4个位于不同染色体的基因座与其有关，分别命名为 GINGF1（2p21-p22）、GINGF2（5q13-q22）、GINGF3（2p22.3-p23.3）和 GINGF4（11p15）。在 GINGF1 位点，发现一个巴西家系中因 SOS1 基因发生单碱基插入，产生移码突变而致病。遗传性牙龈纤维瘤病具有明显的遗传异质性，尚未发现在临床表型与候选基因座方面存在明显相关性。

（二）临床表现
以全口牙龈纤维结缔组织广泛性、渐进性增生为临床特征。萌牙后发病，可见于乳牙萌出后,但多数为恒牙萌出后发生。牙龈广泛的渐进性的增生,累及全口的游离龈、龈乳头和附着龈直至膜龈联合处。牙龈增生覆盖部分牙面或整个牙冠,以上颌磨牙腭侧最为严重,影响美观和妨碍咀嚼功能。增生的牙龈颜色粉红,质地坚韧,表面光滑,偶有结节或小颗粒,可见点彩,无痛,不易出血。牙受牙龈挤压可出现松动和移位。萌牙期受增生牙龈阻扰,出现萌牙困难。

(三)诊断

根据典型的牙龈增生表现,结合发病年龄,有家族史可诊断,但没有家族史也不能排除诊断。

(四)鉴别诊断

药物性牙龈肥大:有长期服药史,无家族史,牙龈增生较轻但炎症较重。

(五)治疗

切除增生牙龈,修整牙龈外形,恢复功能和外观。手术切除增生牙龈时,注意保护附着龈。

(六)预后

术后易复发。其为良性病变,复发后可再次手术。保持良好口腔卫生有助于防止或延缓复发。

第二节 牙周炎

牙周炎是由牙菌斑中的微生物所引起的牙周支持组织(牙周膜、牙槽骨及牙龈)以及牙骨质的慢性破坏性疾病。大多数病例由牙龈炎发展而来,除了有边缘性龈炎的临床症状外,尚有牙周袋形成及牙槽骨吸收,如不及时治疗,最终导致牙齿松动甚至被拔除。它是我国成年人丧失牙齿的最主要原因。牙周炎在临床上表现为多种类型。

一、慢性牙周炎

慢性牙周炎(CP)原名成人牙周炎(AP)或慢性成人牙周炎(CAP)是牙周炎最常见的一型,约占牙周炎患者的 95%,由长期存在的慢性牙龈炎向深部牙周组织扩展而引起,年龄越大,患病率越高,病情也越重。因此早期发现和诊断牙周炎十分重要。

(一)病因

1.细菌及牙石

龈上及龈下的菌斑及牙石是造成慢性牙周炎的主要局部因素。龈下菌斑中的致病菌为革兰阴性厌氧菌,在深牙周袋中可占 70%～90%,其中最主要的是牙龈卟啉菌、中间普氏菌、产黑色素类杆菌以及螺旋体(主要为牙密螺旋体)等共同形成致病性强的生物膜,由龈上向龈下扩延。其所引起的炎症反应范围扩大到深部组织,导致牙周袋形成、附着丧失和牙槽骨吸收。

2.其他局部因素

(1)食物嵌塞:造成食物嵌塞的常见原因有:①相邻两牙接触不良,这可能由于邻面龋破坏了接触区和边缘嵴;牙齿错位或扭转;缺失牙未及时修复,邻牙向缺失牙方向倾斜,使相邻两牙失去接触,或者对颌牙下垂或上长,亦使两牙失去正常接触关系;修复体未恢复接触区。②对牙齿的挤压力,不均匀的磨耗所形成的尖锐或边缘嵴,将食物挤压进入对颌牙间。③由于𬌗面磨耗而使食物的外溢道消失,邻面接触区变宽,颊、舌侧外展隙变小或消失,食物无法从外溢道溢出,被挤入牙间隙。④牙间乳头萎缩和支持组织高度降低,使龈外展隙增大,在进食时唇、颊和舌运动将食物压入牙间隙,造成水平嵌塞。

(2)医源性的治疗因素:有的牙周炎症和破坏是由于不恰当的牙体治疗、修复体以及正畸过程中引起。①银汞充填体的邻面悬突可刺激牙周乳头引起炎症、萎缩,甚至牙槽骨嵴吸收。②修复体接触不良,未恢复恰当的边缘嵴或楔状隙易造成食物嵌塞;全冠修复体的龈缘与牙面不密合或黏着剂溶解与牙体间出现微隙,给菌斑中细菌的滋生创造了条件,刺激牙龈发炎;修复体外形过突,有利于菌斑堆积和妨碍自洁;设计和制作不佳的可摘式局部义齿会增加基牙的菌斑堆积;矫正器有碍清除菌斑,不恰当的加力会使牙槽骨吸收,牙根吸收,牙齿松动。

(3)解剖缺陷:上颌侧切牙或中切牙的舌面的畸形舌侧沟易留菌斑,形成窄而深的牙周袋;磨牙的根分叉处的釉质突起易引发根分叉区的牙周病变。

3.吸烟

烟草中尼古丁及其代谢产物可替宁通过抑制PMN的吞噬功能、黏附功能及趋化功能,而使免疫功能降低,降低了牙周组织对外来致病因素的防御能力,因而易患牙周炎。吸烟者对治疗的反应也差。同时无烟性烟草能刺激单核细胞分泌前列腺素E_2及白细胞介素-1β,它们均能引起骨吸收。

4.全身因素

凡与免疫防御、内分泌功能及药物有关的全身因素均可降低或改变牙周组织对菌斑中致病因子的抵抗力,如糖尿病、妊娠、长期服用避孕药、免疫抑制剂等。一些长期消耗性疾病,如结核、慢性肾炎也可引起牙周组织的严重退行性变。

(二)诊断

牙周炎的临床特征是牙龈的炎症、有牙周袋形成、附着丧失、牙槽骨吸收,最后导致牙松动,丧失咀嚼功能。35~44岁为高发期,年龄越大,患病率越高,病情也越重。

(1)既往有牙龈炎史,进程缓慢,可长达十余年或数十年。患处牙龈呈现不同程度的慢性炎症,颜色暗红或鲜红,质地松软,边缘圆钝且不与牙面贴附,有些患者由于长期的低度炎症,使牙龈有部分纤维性增生、变厚,表面炎症不明显,但牙周探诊后,袋内壁有出血,也可溢脓。牙周袋探诊深度超过3mm,但如有牙龈退缩(附着丧失),则探诊深度可能在正常范围,因此附着丧失比单纯的探诊深度能更准确地反映牙周支持组织的破坏。

(2)牙周袋、附着丧失和牙槽骨吸收在牙周炎的早期即已出现,但程度较轻,一般无明显不适,临床主要的症状为刷牙或进食时出血或口内异味,但通常不会引起患者的重视,直至形成深牙周袋后,出现牙松动、咀嚼无力或疼痛,甚至发生牙周脓肿等才去就诊,此时已为晚期。

(3)本病一般侵犯全口多数牙齿,也有少数患者仅发生于一组牙(如前牙),磨牙和下前牙以及邻接面因牙菌斑、牙石易堆积,故较易患病。慢性牙周炎根据附着丧失和骨吸收的范围和严重程度可进一步分型。

轻度:牙龈有炎症和探诊出血,牙周袋4mm,附着丧失1~2mm,X线片显示牙槽骨吸收不超过根长的1/3。可有口臭。

中度:牙周袋6mm,附着丧失3~4mm,X线片显示牙槽骨水平型或角型吸收超过根长的1/3,但不超过根长的1/2。牙齿可能有轻度松动,多根牙的根分叉区可能有轻度病变,牙龈有炎症和探诊出血,也可有脓。

重度:牙周袋6mm,附着丧失≥5mm,X线片显示牙槽骨吸收超过根长的1/2,多根牙有根分叉病变,牙多有松动。炎症较明显或可发生牙周脓肿。

晚期常可出现其他伴发病变和症状,如①牙齿移位;②由于牙松动、移位和乳头退缩,造成食物嵌塞;③由于牙周支持组织减少,造成继发性咬合创伤;④牙龈退缩使牙根暴露,对温度刺激敏感,甚至发生根面龋;⑤深牙周袋内脓液引流不畅时,或身体抵抗力降低时,可发生急性牙周脓肿;⑥深牙周袋接近根尖时,可引起逆行性牙髓炎;⑦牙周袋溢脓和牙间隙内食物嵌塞,可引起口臭。

(三)治疗

(1)口腔卫生指导,教会患者控制菌斑的方法。

(2)行龈上洁治、龈下刮治(根面平整),彻底消除龈上、龈下牙石,为新附着创造条件。

(3)炎症控制后调𬌗,特别对X线片显示牙周膜增宽及牙槽骨角形缺损者。

(4)局部使用复方碘液达到消炎、收敛作用。牙周袋内置入缓释剂型或能被生物降解的材料为载体的药物,如甲硝唑、二甲胺四环素、洗必泰、氟化亚锡等。

(5)经以上基础治疗后,仍有较深的牙周袋或根面牙石不易清除者,则行牙周手术。

(6)松牙固定及修复缺失牙:松牙固定包括暂时性牙固定和永久性固定两种。

(7)维护治疗:定期复查及口腔卫生指导。

(8)重症病例,在局部治疗同时辅助口服药物,如甲硝唑、替硝唑、盐酸米诺环素等。

二、侵袭性牙周炎

侵袭性牙周炎(AgP)是一组在临床表现和实验室检查(包括微生物学检查)均与慢性牙周炎有明显区别的牙周炎,发生于全身健康者,具有家庭聚集性,疾病进行迅速。它包含了旧分类中的3个类型,即青少年牙周炎(JP)、快速进展性牙周炎(RPP)和青春前期牙周炎(PPP),一度曾将这3个类型合称为早发性牙周炎(EOP)。旧的命名过分强调发病年龄及疾病进展速度,实际上这类牙周炎虽多发于年轻人,但也可见于成人。本病一般来说发展较迅猛,但也可转为间歇性的静止期,因此在1999年的国际研讨会上建议更名为侵袭性牙周炎。侵袭性牙周炎按其患牙的分布可分为局限型和广泛型。局限型侵袭性牙周炎(LAgP)相当于过去的局限型青少年牙周炎(LJP);广泛型侵袭性牙周炎(GAgP)相当于过去的广泛型青少年牙周炎(GJP)和快速进展性牙周炎(RPP)。但两者并不是直接对应的转变,例如:有些过去被诊断为GJP的患者,在新分类法中,可能被诊断为慢性牙周炎或GAgP。那些原先被归入RPP的患者,则可依据患者的其他临床特征被归入GAgP或慢性牙周炎。对于有牙周组织破坏而不伴有全身疾病的青春前期儿童,则可按其特征诊断为慢性牙周炎或AgP,而对那些伴有全身疾病的患者,则归为反映全身疾病的牙周炎。

　　LAgP 和 GAgP 可具有一些共同的临床表现：①菌斑堆积量与牙周组织破坏的严重程度不相符；②伴放线放线杆菌比例升高，在一些人群中牙龈卟啉单胞菌比例可能升高；③吞噬细胞异常；④巨噬细胞过度反应，包括 PGE_2 和 IL-1β 水平升高；⑤附着丧失和牙槽骨吸收有自限性。然而，诊断 AgP 并非具备所有的特征，可根据临床、X 线表现、病史等资料，实验室检查虽有帮助，但不是诊断所必需的。

（一）局限型侵袭性牙周炎

　　Gottlieb 于 1923 年首次报道 1 例死于流感的年轻男性患者，其牙周组织有严重的变性及牙槽骨吸收。作者认为这是不同于单纯性牙周炎的一种疾病，将其命名为弥漫性牙槽萎缩，1928 年又提出牙骨质的先天发育不良可能为本病的病因。Wannenmacher 于 1938 年描述本病的特点为切牙和第一磨牙受累。Orban 和 Weinmann 于 1942 年提出牙周变性的命名，并根据 1 例尸体解剖的结果，提出该病首先发生于牙周膜主纤维的变性，导致牙骨质停止新生和牙槽骨吸收，然后才是结合上皮增生和炎症的发生。此后一段时期内普遍认为本病是由于某种全身因素引起的牙周组织变性，而炎症是继发的。但大量的临床观察和动物实验未能找到变性的证据。1966 年世界牙周病专题讨论会提出摒弃牙周变性的名词，但指出的确在青少年中存在着一种与成人型不同的牙周炎。1969 年 Butler 引用 Chaput 等在 1967 年提出的法文名称，将本病命名为青少年牙周炎。Baer 在 1971 年提出本病的定义为"发生于全身健康的青少年，有 1 个以上恒牙的牙槽骨快速破坏。牙周破坏的程度与局部刺激物的量不一致"。1989 年世界牙周病研讨会将其定名为局限型青少年牙周炎，并归入早发性牙周炎，1999 年的国际新分类则进一步明确了局限型侵袭性牙周炎的定义，"牙周病变局限于切牙和第一恒磨牙，至少 2 颗恒牙有邻面附着丧失，其中 1 颗是第一磨牙，非第一磨牙和切牙不超过 2 个"。

　　1.流行病学

　　20 世纪 70 年代以前，由于诊断标准不统一和不完善，各项流行病学调查的结果差异很大，资料可比性差。近年来主要利用 X 线片和遵循 Baer 的诊断标准，资料较为可靠。在 10～19 岁青少年中患病率为 0.1%～3.4%。Saxby 报道 7266 名 15～19 岁英国学生中患病率为 0.1%，但不同种族之间有区别：白种人为 0.02%，非洲人为 0.8%，亚裔人为 0.2%。国内资料较少，局部地区的 3 项调查报告显示，在 11～20 岁的青少年中，青少年牙周炎（侵袭性牙周炎）的患病率为 0.12～0.47%。

　　2.病因

　　侵袭性牙周炎的病因虽未完全明了，但某些特定微生物的感染以及机体防御能力的缺陷可能是引起本病的 2 个主要因素。

　　(1)微生物：大量的研究表明伴放线放线杆菌(Aa)是侵袭性牙周炎的主要致病菌，其主要依据如下：

　　①从侵袭性牙周炎患者的龈下菌斑中可分离出 Aa，阳性率可高达 90%～100%，而同一患者口中的健康牙或健康人则检出率明显得低(<20%)，慢性牙周炎的检出率也低于局限型青少年牙周炎。经过有效地牙周治疗后，Aa 消失或极度减少；当病变复发时，该菌又复出现，但也有些学者报告未能检出 Aa，而分离出牙龈卟啉单胞菌、具核梭杆菌、腐蚀艾肯菌、中间普氏菌等。可能由于深牙周袋改变了微生态环境，使一些严格厌氧菌成为优势菌，而 Aa 不再占

主导。

②伴放线放线杆菌对牙周组织有毒性和破坏作用:a.产生一种叫白细胞毒素的外毒素,可杀伤白细胞使其产生溶酶体酶,对牙周组织造成损伤;b.抑制中性多形核白细胞(PMN)的趋化;c.产生内毒素;d.产生胶原酶,破坏结缔组织和骨的胶原纤维;e.产生成纤维细胞抑制因子、破骨细胞激活因子等。Aa 的表面可形成膜泡,内含毒素,膜泡的脱落可使毒素播散。

③引发宿主的免疫反应:局限型侵袭性牙周炎(LAgP)患者的血清中有明显升高的抗 Aa 抗体,牙龈局部也产生大量的特异抗体,并进入牙周袋内,使龈沟液内抗体水平高于血清的水平。研究还表明与 Aa 的糖类抗原发生反应的主要是 IgG_2 亚类,起保护作用。近年还有学者报道中性粒细胞和单核/吞噬细胞对细菌过度反应,产生过量的细胞因子、炎症介质,可能导致严重的牙周炎症和破坏。

尽管 Aa 是 AgP 的龈下优势菌已成为共识,但是亚洲地区(包括中国)的许多研究表明,Aa 在中国、日本和韩国 AgP 患者中的检出率明显低于欧美国家,且检出的 Aa 多为低毒性株,而 Pg 在这些患者中相对较多见,因而新分类明确提出 AgP 在一些人群(亚洲)中表现为 Pg 比例升高。此外,AgP 的龈下优势菌还有福赛坦菌、牙垢密螺旋体等牙周其他致病微生物。

(2)全身背景:已有一些研究证明本病患者有周缘血的中性粒细胞和(或)单核细胞的趋化功能降低,有的学者报道吞噬功能也有障碍,这种缺陷带有家族性,患者的同胞中有的也可患 LAgP,或虽未患牙周炎,却也有白细胞功能缺陷。吞噬细胞的趋化反应异常主要集中在非裔美国 LJP 患者。英国学者对欧洲白种人患者的研究未发现白细胞趋化异常。国内较大样本的研究亦未发现外周血中性粒细胞和单核细胞趋化功能的异常,进一步分析趋化因子 N-甲酰肽的受体基因(FPR)与 LAgP 的关系,则未发现 FPR 基因单核苷酸多态性与疾病的易感性明显相关,从基因水平上提示我国侵袭性牙周炎患者可能不存在吞噬细胞趋化缺陷的遗传基础。由此可见,不同的地区和人种可能具有吞噬细胞功能的差异。AgP 存在家聚集性,有家系研究显示,AgP 先证者的家属中患 AgP 的概率明显增高。一些研究报道 $Fc\gamma R \, II$ 基因多态性、维生素 D 受体基因多态性等可能为本病的易感因素。LAgP 可能有种族易感性的差异,如黑种人中患局限型青少年牙周炎的概率远高于白种人和亚洲人。然而,AgP 是多因素的复杂疾病,不可能用某一危险因素概括所有 AgP 的病例,而每一个病例可能是不同的危险因素共同作用的结果。宿主自身的易感因素可降低宿主对致病菌的防御力和组织修复力,也可加重牙周组织的炎症反应和破坏。

Gottlieb 早在 1928 年曾提出本病的原因是牙骨质的不断形成受到抑制,妨碍了牙周膜纤维附着于牙体。此后有少量报道发现局限型青少年牙周炎患者的牙根尖而细,牙骨质发育不良,甚至无牙骨质,不仅已暴露于牙周袋内的牙根如此,在其根方尚未发生病变处的牙骨质也有发育不良,说明这种缺陷不是疾病的结果,而是发育中的问题。国内最近的研究显示,AgP 患者有较多的牙根形态异常牙(如锥形根、弯曲根、冠根比过大和融合根),且牙根形态异常的牙牙槽骨吸收程度重,牙根形态异常牙数与重度骨吸收牙数呈正相关。

3.病理

局限型侵袭性牙周炎的组织学变化与慢性牙周炎无明显区别,均以慢性炎症为主。免疫组织化学研究发现本病牙龈结缔组织内仍为浆细胞浸润为主,但其中产生 IgA 的细胞少于慢性牙周炎者,游走到袋上皮内的中性粒细胞数目也较少,这两种现象可能是细菌易于入侵的原因之一。电镜观察到袋壁上皮、牙龈结缔组织甚至牙槽骨的表面可有细菌入侵,主要为革兰阴性菌及螺旋体。

4.临床特点

能够按照严格定义诊断的局限型侵袭性牙周炎患者在我国很少见。近7年来,北京大学口腔医学院牙周科收集了来自全国各地近300例侵袭性牙周炎患者的临床资料,其中仅有数例被诊断为LAgP,但病变以切、磨牙为重的广泛型侵袭性牙周炎相对较多,约占AgP患者的25%。

(1)年龄与性别:发病可始于青春期前后,因早期无明显症状,患者就诊时常已20岁左右。女性多于男性,但也有学者报道性别无差异。

(2)口腔卫生情况:本病一个突出的表现是早期患者的菌斑、牙石量很少,牙龈表面的炎症轻微,但却已有深牙周袋,牙周组织破坏程度与局部刺激物的量不成比例。牙龈表面虽然无明显炎症,实际上在深袋部位是有龈下菌斑的,而且袋壁也有炎症和探诊后出血,晚期还可以发生牙周脓肿。

(3)好发牙位:1999年新分类法规定,局限型侵袭性牙周炎的特征是"局限于第一恒磨牙或切牙的邻面有附着丧失,至少波及2个恒牙,其中1个为第一磨牙。其他患牙(非第一磨牙和切牙)不超过2个"。简言之,典型的患牙局限于第一恒磨牙和上、下切牙,多为左右对称,但早期的患者不一定波及所有的切牙和第一磨牙。

(4)X线片所见:第一磨牙的邻面有垂直型骨吸收,若近远中均有垂直型骨吸收则形成典型的"弧形吸收",在切牙区多为水平型骨吸收。有的文献报道还可见牙周膜间隙增宽、硬骨板模糊、骨小梁疏松等。

(5)病程进展快:顾名思义,本病发展很快,有学者估计本型患者的牙周破坏速度比慢性牙周炎快3～4倍,在4～5年内,牙周附着破坏可达50%～70%,患者常在20岁左右即已需拔牙或牙自行脱落。

(6)早期出现牙松动和移位:在炎症不明显的情况下,切牙和第一恒磨牙可出现松动,自觉咀嚼无力。切牙可向唇侧远中移位,出现牙间隙,多见于上切牙,由于力的影响致呈扇形散开排列。后牙移位较少见,可出现不同程度的食物嵌塞。

(7)家庭聚集性:家族中常有多人患本病,患者的同胞有50%患病概率。其遗传背景可能与白细胞功能缺陷有关,也有学者认为是X连锁性遗传或常染色体显性遗传/隐性遗传等。另有一些学者认为是由于牙周致病菌在家族中的传播所致。

(二)广泛型侵袭性牙周炎

广泛型侵袭性牙周炎(GAgP)主要发生于30岁以下的年轻人,但也可见于35岁以上者。其受累的患牙广泛,新分类法规定其特征为"广泛的邻面附着丧失,侵犯第一磨牙和切牙以外的牙数在3颗以上"。广泛型和局限型究竟是2个独立的类型,抑或前者是局限型侵袭性牙周炎发展和加重的结果,尚不肯定,但有不少研究结果支持两者为同一疾病不同阶段的观点。例如:①年幼者以局限型较多,而年长者患牙数目增多,以广泛型为多;②局限型患者血清中的抗Aa特异抗体水平明显地高于广泛型患者,起保护作用的IgG_2亚类水平也高于广泛型。可能机体对致病菌所产生的免疫反应使感染局限,而广泛型患者的抗体反应较弱;③有些广泛型侵袭性牙周炎患者的第一磨牙和切牙病情较重,且有典型的"弧形吸收",提示这些患者可能由局限型病变发展而来。然而,"对病原菌的血清抗体反应较弱"这一 GAgP 的特异性表现(1999年分类所提出)在国内的数项研究中尚未得到证实。国内近期的研究显示,切磨牙型 AgP 患者抗 Aa 血清 c 型抗体滴度与非切磨牙型 AgP 患者无显著性差异。

1.临床特点

①通常发生于 30 岁以下者,但也可见于年龄更大者;②广泛的邻面附着丧失,累及除切牙和第一磨牙以外的恒牙至少 3 颗;③有严重而快速的附着丧失和牙槽骨破坏,呈明显的阵发性;④在活动期,牙龈有明显的炎症,呈鲜红色,并可伴有龈缘区肉芽性增殖,易出血,可有溢脓。但有些病变虽有深牙周袋,牙龈表面炎症却不明显。可能处于静止期;⑤菌斑牙石的沉积量因人而异,多数患者有大量的菌斑和牙石,也可很少;⑥部分患者具有中性粒细胞及(或)单核细胞的功能缺陷;⑦患者有时伴有全身症状,包括体重减轻,抑郁及全身不适等;⑧一般患者对常规治疗如刮治和全身药物治疗有明显的疗效,但也有少数患者经任何治疗都效果不佳,病情迅速加重直至牙丧失。

临床上常以年龄(35 岁以下)和全口大多数牙的重度牙周破坏,作为诊断广泛型侵袭性牙周炎的标准,也就是说牙周破坏程度与年龄不相称。但必须明确的是,并非所有年轻患者的重度牙周炎均可诊断为本病,应先排除一些明显的局部和全身因素。如:①是否有严重的错𬌗导致咬合创伤,加速了牙周炎的病程;②是否曾接受过不正规的正畸治疗,或在正畸治疗前未认真治疗已存在的牙周病;③有无食物嵌塞、邻面龋、牙髓及根尖周病、不良修复体等局部促进因素,加重了菌斑堆积和牙龈的炎症;④有无伴随的全身疾病,如 1 型糖尿病、白细胞黏附缺陷、HIV 感染等。上述①～③的存在可以加速慢性牙周炎的牙槽骨吸收和附着丧失;如有④则应列入反映全身疾病的牙周炎中,其治疗也不仅限于口腔科。如有条件检测患者周缘血的中性粒细胞和单核细胞的趋化、吞噬功能,血清 IgG_2 水平,或微生物学检测,则有助于诊断。有时阳性家族史也有助于诊断本病。

最近有学者提出在有的年轻人和青少年,有个别牙齿出现附着丧失(牙数不多),但其他方面不符合早发性牙周炎者,可称之为偶发性附着丧失,例如个别牙因咬合创伤或错𬌗所致的牙龈退缩、拔除智齿后第二磨牙的附着丧失等,这些个体可能为侵袭性牙周炎或慢性牙周炎的易感者。

2.诊断

侵袭性牙周炎应抓住早期诊断这一环,因初起时无明显症状,待就诊时多已为晚期。如果年轻患者的牙石等刺激物不多,炎症不明显,但发现有少数牙松动、移位或邻面深袋,局部刺激因子与病变程度不一致等,则应引起重视。重点检查切牙及第一磨牙邻面,并摄 X 线片或(和)咬合翼片有助于发现早期病变。有条件时,可做微生物学检查发现伴放线放线杆菌,或检查中性粒细胞有趋化和吞噬功能的异常,有助于本病的诊断。早期诊断及治疗对保留患牙极为重要。对于侵袭性牙周炎患者的同胞进行牙周检查,有助于早期发现其他病例。

3.治疗原则

(1)早期治疗,防止复发:本病常导致患者早年拔牙,因此特别强调早期、彻底的治疗,主要是彻底消除感染、治疗基本同慢性牙周炎,洁治、刮治和根面平整等基础治疗是必不可少的。多数患者有较好的疗效,病变转入静止期,但因为伴放线放线杆菌可入侵牙周组织,单靠机械刮治不易彻底消除入侵细菌,有的患者还需用翻瓣手术清除入侵组织的微生物。本病治疗后较易复发(国外报道复发率约为 25%),因此应加强定期的复查和必要的后续治疗。根据每位患者菌斑和炎症的控制情况,确定复查的间隔期。开始时为每 1～2 个月 1 次,6 个月后若病情稳定可逐渐延长。

(2)抗菌药物的应用:由于 AgP 存在与菌斑堆积情况不相符的牙周破坏,AgP 的病原微生物的控制,不只减少菌斑的数量,更重要的是改变龈下菌斑的组成。不少学者报道,单纯用刮治术不能消除入侵牙龈中的伴放线放线杆菌,残存的微生物容易重新在牙面定植,使病变复发。因此,主张全身服用抗生素作为洁治和刮治的辅助疗法。四环素在国外使用较多,0.25g,每日 4 次,共服 2～3 周。但在我国,由于 20 世纪四环素的滥用导致耐药菌株,四环素对国内患者效果不理想。也可用小剂量多西环素,50mg,每日 2 次。该两药除有抑菌作用外,还有抑制胶原酶的作用,可减少牙周组织的破坏。近年来的研究和临床实践证明,甲硝唑和阿莫西林配伍使用可有效抑制 Aa 和厌氧致病菌,对于一些单纯洁治和刮治甚至手术效果不佳的病例也有效。考虑到菌斑生物膜对细菌的保护作用,局部或全身用药应作为机械治疗的辅助,建议在机械治疗或手术治疗后立即口服甲硝唑和阿莫西林,此时龈下菌斑的数量最少且生物膜也被破坏,能发挥药物的最大疗效。理想的情况下,应先检查龈下菌斑中的微生物,有针对性地选用药物,在治疗后 1～3 个月时再复查龈下微生物,以判断疗效。在根面平整后的深牙周袋内放置缓释的抗菌制剂如甲硝唑、米诺环素、氯己定等也有良好疗效,文献报道可减少龈下菌斑的重新定植,减少病变的复发。

(3)调整机体防御功能:宿主对细菌感染的防御反应在侵袭性牙周炎的发生、发展方面起重要的作用,近年来人们试图通过调节机体的免疫和炎症反应过程来减轻或治疗牙周炎。例如,多西环素可抑制胶原酶,非甾体类抗炎药可抑制花生四烯酸产生前列腺素,抑制骨吸收,这些均有良好的前景。中医学强调全身调理,国内有些学者报道用六味地黄丸为基础的固齿丸(膏),在牙周基础治疗后服用数月,可明显减少复发率。服药后,患者的白细胞趋化和吞噬功能及免疫功能也有所改善。吸烟是牙周炎的危险因素,应劝患者戒烟。还应努力发现有无其他全身因素及宿主防御反应方面的缺陷。

(4)牙移位的矫正治疗:病情不太重而有牙移位的患者,可在炎症控制后,用正畸方法将移位的牙复位排齐,但正畸过程中务必加强菌斑控制和牙周病情的监控,加力也宜轻缓。据 Baer 等介绍,青少年牙周炎患者如果第一磨牙破坏严重,而第三磨牙尚未萌出,X 线片显示其牙根已形成 1/3～2/3,则可将患病的第一磨牙拔除,而将发育中的第三磨牙移植于第一磨牙的拔牙窝内,可期望获得移植牙的牙根继续形成的效果,避免了用义齿修复第一磨牙。

(5)疗效维护:在牙周炎症控制后,长期疗效由患者的依从性和维护治疗的措施所决定。对于 AgP 患者维护期中的菌斑控制尤为重要,应采用各种必要的手段,而且医师在维护期所采取的措施应更积极,适时而详尽的再评价可为及时采取有效治疗提供依据。

三、坏死溃疡性牙周炎

以牙龈和龈乳头坏死、溃疡、牙周附着及牙槽骨丧失为特征的疾病。1989年世界临床牙周病学研讨会上首次提出坏死溃疡性牙周炎这一概念,强调坏死溃疡性牙周炎是一个相对独立的疾病。但是随后也有观点认为这种疾病可能是由坏死溃疡性龈炎向牙周组织发展所致,即病变进一步发展导致牙周附着和牙槽骨的丧失。然而,没有明确的证据支持两者之间存在因果关系。因此1999年又将这两种疾病归为坏死溃疡性牙周疾病的亚分类,认为二者是严重牙周疾病的两种不同状态。NUP患者多数存在免疫功能损坏,即NUP患者多存HIV检测阳性或罹患获得性免疫缺陷综合征。HIV阳性患者的NUP进展速度要比未感染HIV者快,破坏更加严重,更易出现并发症。

(一)病因与发病机制

病因不明确。其并不单独由病原菌引起,一些宿主的易感因素在疾病的发生过程中也可能起着重要作用,包括口腔卫生条件较差、罹患牙周疾病、吸烟、病毒感染、免疫破坏、心理压力和营养不良等。坏死溃疡性龈炎和坏死溃疡性牙周炎之间有许多相似之处。

1.微生物作用

坏死溃疡性牙周炎经常伴随着获得性免疫缺陷综合征的诊断,因此对坏死溃疡性牙周炎致病菌的研究多局限于HIV阳性和获得性免疫缺陷综合征患者。研究发现,与HIV阴性患者相比,阳性者病变处可见较多的念珠菌、伴放线聚集杆菌、中间普氏菌、牙龈卟啉单胞菌、具核梭杆菌和弯曲肠杆菌。因此认为坏死溃疡性牙周炎的病变并不同于坏死溃疡性龈炎,而是慢性牙周炎在免疫破坏患者中恶化的表现。然而也有研究认为HIV阳性的坏死溃疡性牙周炎患者的微生物组成与坏死溃疡性龈炎相似,都可发现大量的螺旋体和梭杆菌。研究认为螺旋体、疱疹病毒、念珠菌和HIV是HIV血清阳性患者坏死溃疡性牙周炎的潜在致病因素。

2.机体免疫功能不全

免疫功能遭受破坏或抑制的患者更易发生坏死溃疡性牙周炎,特别是HIV阳性和获得性免疫缺陷综合征患者。也有研究发现,中性粒细胞功能不全也是该病的易感因素。

3.心理压力

有许多研究评价了坏死溃疡性龈炎与心理压力的关系。患者可能有严重的焦虑、抑郁以及近期出现生活或工作的重大变故等。其机制仍不明确,可能是由于上述各种因素通过上调皮质醇激素水平,对免疫系统产生抑制作用而致病。

4.营养不良

两者关系的直接证据是来自对营养不良儿童和坏死性疾病的描述。在不发达国家或贫困地区,严重营养不良的儿童,可出现类似于坏死溃疡性龈炎但又向坏疽性口炎发展的病变。可能的解释是,严重营养不良导致宿主对感染和坏死性疾病的抵抗力下降。已有研究表明,营养不良患者宿主防御功能受损,这其中包括吞噬作用、细胞介导的免疫功能下降,补体、抗体和细胞因子的产生减少等。细胞和组织营养物质的消耗,引起免疫抑制和疾病的易感性增加。由此推断,营养不良可以使机体的机会性感染增加或加重已存在的口腔感染。

（二）临床表现

坏死溃疡性牙周炎的临床表现与坏死溃疡性龈炎相似,表现为龈缘和牙龈乳头的坏死和溃疡,上覆有黄白色的坏死物或假膜,龈缘呈鲜红色,通常在没有刺激的情况下,即可出现明显的疼痛和出血。坏死溃疡性牙周炎最显著的临床特征是牙周附着及牙槽骨丧失,牙槽间隔中央凹陷,呈火山口样破坏。重度的坏死溃疡性牙周炎引起严重的牙槽骨丧失、牙松动,最终导致牙脱落。除此之外,患者还可能出现口臭、发热、全身不适或者淋巴结肿大等症状。

（三）辅助检查

牙周袋内的细菌培养可见大量的具核梭杆菌和螺旋体。由于坏死溃疡性牙周炎通常伴有获得性免疫缺陷综合征的诊断,患者的血清 HIV 阳性也可以协助诊断。影像学检查见严重的牙槽骨破坏。

（四）诊断与鉴别诊断

依据患者龈缘和龈乳头的坏死和溃疡、牙龈疼痛、极易出血、牙周附着丧失和牙槽骨破坏等特征,即可诊断为坏死溃疡性牙周炎。血清 HIV 阳性可协助诊断。HIV 阳性的坏死溃疡性牙周炎患者还可能出现牙龈线形红斑。另外,病变区的活组织检查可见表层坏死物下螺旋体大量聚集的细菌区,其下为中性粒细胞浸润区,还可能观察到酵母菌和疱疹样病毒。活检有助于与其他伴有牙龈坏死溃疡的黏膜疾病进行鉴别。

（五）治疗

包括局部治疗、全身治疗及行为治疗。

1.局部治疗

①机械治疗:可按常规进行牙周治疗,如清除牙石和牙菌斑;急性期应首先轻轻去除牙龈乳头和龈缘的坏死组织,并初步去除大块的龈上牙石。②药物治疗:1%～3%过氧化氢溶液局部擦拭、冲洗和反复含漱,有助于去除残余的坏死组织;还可使用 0.12%～0.2%的氯己定含漱液;也可以在局部清洁后,使用抗菌制剂。

2.全身治疗

①给予维生素 C、蛋白质等支持治疗。②重症者全身给予抗菌药物,首选甲硝唑。也可结合药敏试验,选择合适的抗菌药物。③对全身促进因素进行纠正和治疗,如免疫功能调节治疗、纠正营养不良等。

3.行为治疗

①吸烟可能是坏死溃疡性牙周炎的危险因素,因此戒烟应是疾病防治的重要方面。②加强口腔卫生,保持口腔清洁。

四、反应全身疾病的牙周炎

（一）糖尿病性牙周炎

糖尿病是一组以高血糖为特征的代谢性疾病。糖尿病是牙周破坏的促进因素,但不是始动因素,也就是说,单纯的糖尿病不会导致牙周炎。在原有牙周破坏的基础上,由于患糖尿病时小血管和大血管病变、免疫力低下、中性粒细胞功能低下、胶原分解增多而合成减少,使牙周组织对局部致病因子的抵抗力下降,从而出现牙周组织破坏加重、加速。

糖尿病和牙周病有着密切的双向关系,即糖尿病会加速牙周病的进展,牙周病也会影响糖尿病的血糖控制。临床对照研究结果表明,2型糖尿病是仅次于年龄、牙石的第3位牙周炎危险因素。在局部刺激因素相似的情况下,糖尿病患者的牙周病发生率及严重程度均高于无糖尿病者,鉴于糖尿病患者牙周病发生的普遍性,有学者提出将牙周病列为糖尿病的第6种并发症。血糖控制后,牙周炎的情况会有所好转,这说明糖尿病对牙周病有影响。另一方面,彻底有效的牙周治疗不仅使牙周病病变减轻,还可使糖尿病患者的糖化血红蛋白水平显著降低,胰岛素用量可减少,这也证实了牙周病对糖尿病的影响。因此,牙周病和糖尿病是相互影响的双向关系。

1.病因与发病机制

炎症在2型糖尿病中的作用已经得到广泛研究和认同。一方面,牙周炎可致局部炎症因子的产生,局部炎症可导致胰岛素抵抗,而胰岛素抵抗是2型糖尿病的主要原因;另一方面,糖尿病患者的高血糖状态使机体炎症介质表达和分泌增强,提高了机体对细菌感染的敏感性,导致更严重的炎性反应。

2.临床表现

伴有糖尿病的牙周炎患者易出现牙龈缘红肿呈肉芽状增生(如牙龈肥大、无蒂或有蒂的牙龈息肉),深牙周袋,牙槽骨快速破坏,反复发生的急性多发性牙周脓肿,甚至牙脱落。

3.诊断

根据糖尿病病史和牙周临床检查结果即可诊断。

4.治疗

血糖水平与其牙龈炎症的程度和牙周破坏的程度相关,对于伴糖尿病的牙周病患者必须有效地控制血糖才能消除或减少糖尿病对牙周病的影响。如果已知患者患有糖尿病,在开始牙周治疗前必须了解其血糖水平,可通过测量餐前血糖、餐后血糖和糖化血红蛋白(HbA1c)来了解血糖的控制情况。HbA1c反映的是测量前6~8周的血糖水平,如果HbA1c<8%,说明血糖控制良好,可按常规施以牙周治疗,但应给患者饮食建议,以使牙周治疗前后及治疗过程中维持血糖平稳。就诊尽量安排在上午(早餐及服药后1.5小时),治疗过程中要观察有无低血糖出现,还应减轻其疼痛及紧张心情,因为内源性肾上腺素的分泌可能增加对胰岛素的需求。如果血糖控制差,又必须进行手术治疗,应预防性给予抗感染药。对于糖代谢控制不佳或有严重并发症(如肾病)的患者,一般只进行应急的牙周治疗,同时给予抗生素以控制感染。使用胰岛素的糖尿病患者牙周治疗过程中可能发生低血糖。若出现低血糖症,可采取以下措施:轻度到中度患者口服果汁或蔗糖,或进食糖果等;重度患者静脉注射50%葡萄糖,继以5%~10%葡萄糖静脉注射,与糖尿病专科医生一起拟订治疗计划。对此类患者应强调牙菌斑控制及定期复查,以维持疗效。

(二)获得性免疫缺陷综合征性牙周炎

获得性免疫缺陷综合征(AIDS),即艾滋病,是一种危害性极大的传染病,由感染HIV病毒引起。患者免疫功能低下,易发生各种感染。约30%的获得性免疫缺陷综合征患者首先在口腔出现症状,但是,其牙周病变的发生率尚缺乏一致的报道。与HIV有关的牙周病损有3

种:线形牙龈红斑、坏死溃疡性龈炎、坏死溃疡性牙周炎。

1.病因与发病机制

HIV 感染者由于全身免疫功能降低,容易发生口腔内的机会性感染。HIV 感染导致的免疫低下加速了牙周破坏,但是微生物仍然是主要病源,因为牙周刮治和使用抗菌药物都有一定效果。HIV 阳性者的龈炎或牙周炎病变部位的微生物与 HIV 阴性者无明显差别,主要为伴放线聚集杆菌、牙龈卟啉单胞菌、中间普氏菌和具核梭杆菌等常见的牙周可疑致病菌。龈下菌斑中白念珠菌的检出率显著高于非 HIV 感染的牙周炎患者。坏死溃疡性牙周炎与机体免疫功能的极度降低有关,AIDS 合并坏死溃疡性牙周炎的患者 $CD4^+$ 计数明显降低。

2.临床表现

①线形牙龈红斑:在牙龈缘处牙龈呈明显的鲜红色线形,宽一般为 $2\sim3mm$,在附着龈上可呈淤斑状,极易出血。红斑状龈炎可局限于边缘龈,也可扩展到附着龈甚至牙槽黏膜。该病变是由于白念珠菌感染所致,对常规治疗反应不佳。线形牙龈红斑的发生率报道不一,可能为坏死溃疡性牙周炎的前驱,具有较高的诊断价值。此种病损也偶见于非 HIV 感染者,需仔细鉴别。②坏死溃疡性龈炎:获得性免疫缺陷综合征患者所发生的坏死溃疡性龈炎临床表现与非 HIV 感染者非常相似,但病情更重,病势更凶。③坏死溃疡性牙周炎:HIV 感染带来的抵抗力降低可使患者迅速从坏死溃疡性龈炎发展为坏死溃疡性牙周炎。另外,坏死溃疡性牙周炎也可能是在原有的慢性牙周炎基础上,坏死溃疡性龈炎加速和加重了病变。HIV 患者中坏死溃疡性牙周炎的发生率一般在 $4\%\sim10\%$。坏死溃疡性牙周炎通常进展很快,在短时间内迅速发生严重而广泛的牙周软组织的坏死和溃疡,重度附着丧失,多数病例可以出现牙槽骨暴露。若软、硬组织同时受到破坏,则形成明显的牙龈退缩和浅牙周袋,多数患者出现剧痛,表现为局限性颌骨内深在性针刺样疼痛,可伴有自发性出血。全口均可出现病损,磨牙和切牙区最常见,如果不及时治疗,可以发展成坏死溃疡性口炎,其表现与走马牙疳相似,可危及生命。坏死溃疡性牙周炎患者的牙槽骨吸收和附着丧失特别严重,有时甚至有死骨形成,但牙龈指数和菌斑指数并不一定相应增高。换言之,局部因素和牙龈炎症并不太重,而牙周组织破坏迅速,且有坏死溃疡性龈炎病损的特征,应引起警惕。

3.实验室检查

HIV 阳性牙周病患者的龈下致病菌与 HIV 阴性患者无明显差别。牙龈组织检测的结果不一致,有的报道牙龈组织内无 T 淋巴细胞,而有的报告可检出 T 淋巴细胞,但在牙龈组织内的 CD4/CD8 的比率要比外周血高。宿主外周血 T 辅助淋巴细胞下降,龈沟液中 IgG 水平、IL-1β 水平明显增高。可观察到龈下念珠菌增多。

4.诊断

HIV 体积极为微小,现有的检测方法不能准确检出病毒存在,但身体会自然产生抗体对抗病毒,抗体增长在两星期(最快)至 3 个月将达至可被检出的水平,也有报道需要 6 个月方可检出,因此必须等待怀疑受感染日起计最少 3 个月后接受测试,才可得出较准确结果。凡有实验室检查 HIV 抗体阳性,短时间内出现迅速发生的进展性的严重而广泛的牙周软组织的坏死、溃疡、自发性出血和剧痛、重度附着丧失、牙槽骨暴露等特点者可诊断为获得性免疫缺陷性牙周炎。

5.鉴别诊断

①不伴有 HIV 感染的牙周炎:获得性免疫缺陷性牙周炎的局部组织破坏相当严重,发病时间短,进展迅速,1～3 个月内患牙松动甚至脱落,而慢性牙周炎多为慢性损害。②急性坏死溃疡性龈炎:主要限于软组织的破坏,牙槽骨缺损少见,只有多年反复发作的急性坏死溃疡性龈炎才出现骨的破坏;而获得性免疫缺陷性牙周炎患者通常没有急性坏死溃疡性龈炎病史,短时间内即迅速导致软、硬组织同时被破坏。

6.治疗

对伴有 AIDS 的牙周炎患者进行治疗时,必须在保证全身治疗措施的前提下,严格执行感染控制措施。HIV 相关性牙周炎的治疗可分为急性期和维持期 2 个阶段。急性期主要是缓解疼痛,并控制牙龈出血等急性炎症症状。维持期则是消除可疑致病菌,防止进一步的组织破坏,促进愈合。初诊患者如有可疑的临床表现,即应检查是否有 HIV 感染,一旦确诊为 HIV 相关牙周病就应采取积极的治疗措施,去除病损区的菌斑和坏死组织是治疗的关键,要求最大限度地去除坏死的软、硬组织。坏死溃疡性龈炎和坏死溃疡性牙周炎患者均可按常规进行牙周基础治疗,如龈上洁治术、龈下刮治和根面平整术,全身及局部给予抗菌药物。全身抗菌药物首选甲硝唑。局部抗菌药物首选 0.12％～0.2％的氯己定含漱液,因其对细菌、真菌和病毒都有杀灭作用。治疗后 24～36 小时,疼痛常常消失。线形牙龈红斑对常规牙周治疗的反应较差,难以消除,常需全身使用抗生素。

(三)掌跖角化-牙周破坏综合征

本病又名 Papillon-Lefhvre 综合征,由该 2 位学者于 1924 年首次报道本病。其特点是手掌和足掌部位的皮肤过度角化、皲裂和脱屑,牙周组织严重破坏,故得名。有的病例还伴有硬脑膜的异位钙化。本病较罕见,人群中的患病率为百万分之一至百万分之四。

1.病因

(1)细菌学研究:对本病患者的龈下菌斑培养发现菌群与慢性牙周炎的龈下菌群相似,而不像青少年牙周炎。在牙周袋近根尖区域有极大量的螺旋体,在牙骨质上也黏附有螺旋体,也曾有学者报道发现有支原体的小集落形成。有学者报道患者血清中有抗伴放线放线杆菌的抗体,袋内也分离出该菌。

(2)本病为遗传性疾病,属于常染色体隐性遗传:父母不患该症,但可能为血缘婚姻(约占23％),双亲必须均携带常染色体基因才使其子女患本病。患者的同胞也可患本病,男女患病概率均等。国内外均有学者报道本病患者的中性粒细胞趋化功能降低。有学者报道本病与角质素基因的突变有关。最近的研究显示,组织蛋白酶 C(CTSC)基因的突变可能是掌跖角化-牙周破坏综合征(PLS)的致病基础。组织蛋白酶 C 是一种含半胱氨酸蛋白酶,它的主要功能是降解蛋白和活化一些酶原物质,比如它对于来源于骨髓和淋巴系统的一些细胞中的丝氨酸蛋白酶的活化有着重要的作用,而这种蛋白酶包含在很多免疫和炎症反应过程中,包括细菌的吞噬破坏,局部细胞因子和其他炎症介质的活化和去活化。

2.病理

与慢性牙周炎无明显区别,牙周袋壁有明显的慢性炎症,主要为浆细胞浸润,袋壁上皮内几乎见不到中性多形核白细胞。破骨活动明显,成骨活动很少。患牙根部的牙骨质非常薄,有时仅在根尖区存在较厚的有细胞的牙骨质。X线片见牙根细而尖,表明牙骨质发育不佳。

3.临床表现

皮损及牙周病变常在4岁前共同出现,有学者报道可早在出生后11个月发生。皮损包括手掌、足底、膝部及肘部局限性的过度角化及鳞屑、皲裂,有多汗和臭汗。约有25%患者易有身体其他处感染。患儿智力及身体发育正常。

牙周病损在乳牙萌出不久即可发生,有深牙周袋,炎症严重,溢脓、口臭,牙槽骨迅速吸收,在5~6岁时乳牙即相继脱落,创口愈合正常。待恒牙萌出后又按萌出的顺序相继发生牙周破坏,常在10多岁时即自行脱落或拔除。有的患者第三磨牙也会在萌出后数年内脱落,有学者则报道第三磨牙不受侵犯。

4.治疗

本病对常规的牙周治疗效果不佳,患牙的病情继续加重,往往导致全口拔牙。有学者报告对幼儿可将其全部已患病的乳牙拔除,当恒切牙和第一恒磨牙萌出时,再口服10~14天抗生素,可防止恒牙发生牙周破坏。若患儿就诊时已有恒牙萌出或受累,则将严重患牙拔除(也有学者主张将已萌出的恒牙全部拔除),重复多疗程的口服抗生素,同时进行彻底的局部牙周治疗,每2周复查和洁治1次,保持良好的口腔卫生。在此情况下,有些患儿新萌出的恒牙可免于罹病。这种治疗原则的出发点是基于本病是伴放线放线杆菌或其他致病微生物的感染,而且致病菌在牙齿刚萌出后即附着于牙面。在关键时期(如恒牙萌出前)消除一切患牙,造成不利于致病菌生存的环境,以防止新病变的发生。这种治疗原则取得了一定效果,但病例尚少,须长期观察,并辅以微生物学研究。患者的牙周病损控制或拔牙后,皮损仍不能痊愈,但可略减轻。

(四)21-三体综合征性牙周炎

21-三体综合征是由21号染色体异常所引起的先天性疾病。又称Down综合征、先天愚型。其在新生儿中发病率约为1/750,有标准型、易位型及嵌合型3种类型,可有家族性。几乎100%的患者均患有重度牙周炎。

1.发病机制

形成21-三体的直接原因是生殖细胞形成时,第21号染色体没有分离,导致子代第21号染色体比正常人多一条。发病率随母亲生育年龄的过高(大于35岁)或过小(小于20岁)而增高。21-三体综合征患者产生牙周炎机制:①全身情况不佳,常伴有多发畸形。②末梢血液循环障碍。③患者龈下菌斑的细菌组成与一般牙周炎无明显区别。④细胞成熟障碍和中性粒细胞趋化功能低下:牙周病情的快速恶化可能与细胞介导的免疫缺陷和体液免疫缺陷及吞噬系统缺陷有关,如中性粒细胞的趋化功能低下,也有报道白细胞的吞噬功能和细胞内杀菌作用也降低。

2.临床表现

患者发育迟缓,智力低下;约一半患者伴有先天性心脏病;约15%患儿于1岁前去世;其面貌特征为:面部扁平,眼距加宽,鼻背低宽,颈部粗短;多数患者上颌发育不足,牙萌出较迟,错𬌗畸形,牙间隙较大,系带附着位置过高等;几乎100%患者均患有重度牙周炎,且牙周组织的破坏程度远远超过牙菌斑、牙石等局部刺激的程度;全口牙龈发红、肿胀,有深牙周袋及牙松动,以下颌前牙较重,可有牙龈退缩,病情发展迅速,有时可伴有坏死性龈炎;乳牙和恒牙均可受累。

3.实验室检查

细胞遗传学检查:对可疑患儿应用细胞遗传学方法对患儿进行染色体核型分析。正常者的核型为 46,XX(或 XY)。若患儿的核型为 47,XX(或 XY)+21,即为标准型(此型占全部病例的 95%);核型为 46,XX(或 XY)-14,+t(14q;21q)或 46,XX(或 XY)-21,+t(21q;21q),是易位型(占 2.5%～5%);核型为 46,XX(或 XY)/47.XX(或 XY)+21 者,是嵌合型(占 2%～4%)。产前则可通过羊水细胞染色体检查或血清标志物检查来筛选 Down 综合征患儿。由于患者龈下菌斑的细菌组成与一般牙周炎无明显区别,所以牙周检查上无明显特殊。

4.诊断

根据典型的面容体征、口腔内表现,结合智力低下及常伴有先天性心脏病和消化道畸形等,典型病例即可确定诊断。对于临床不能确定、怀疑为 21-三体综合征的患者,此时应进行染色体检查来确诊。

5.治疗

尚无有效的治疗方法。彻底的常规牙周治疗和严格牙菌斑控制,可减缓牙周破坏。但由于患儿多智力低下,常难以坚持治疗,导致治疗效果不佳。

(五)家族性和周期性白细胞缺乏症性牙周炎

家族性和周期性白细胞缺乏症是中性粒细胞周期性减少的罕见的血液系统疾病。几乎所有患者都伴有口腔症状。

1.病因与发病机制

病因不明,有学者报道其具有家族性,为常染色体显性遗传,但只有 1/3 病例有家族史;也有学者认为是常染色体隐性遗传,这两种遗传方式均可能与基因缺陷有关。大多数患者在婴幼儿期发病,但也有成年期发病的报道。与性别无关,男女发病的概率无明显差别。

2.临床表现

婴幼儿时期反复出现不明原因的发热、食欲缺乏、咽炎、细菌感染等症状,且几乎所有患者都伴有唇、舌、颊黏膜和牙龈的反复溃疡,皮肤、胃肠道和泌尿生殖系统也会出现溃疡,症状的出现与粒细胞减少的时间相一致。典型病例表现为牙周组织破坏迅速,可累及乳牙列和恒牙列,牙龈红肿、出血,深牙周袋形成、牙槽骨广泛吸收,最终导致牙松动、脱落。患者牙周组织破坏的程度远高于因口腔卫生不良而导致组织破坏的慢性牙周炎患者,有时伴有乳牙和年轻恒牙牙龈的重度退缩。有些患者还可发生不典型的溃疡性龈炎,并伴有牙龈瘀斑。在两个粒细胞缺乏期之间,牙龈炎症减轻。

3.实验室检查

①血常规:粒细胞计数呈慢性周期性波动,计数低谷为零至低于正常,且持续 3～10 天;在粒细胞减少期常伴有单核细胞、网织红细胞的数目增高和血小板计数低下。②骨髓细胞学检查:粒细胞减少前,骨髓晚幼粒细胞减少,不但表现为粒细胞增生低下,且有成熟停滞,但骨髓变化有时与外周血不一致。

4.治疗

包括以下方面：

（1）牙周治疗：①口腔卫生宣教：指导使用软毛牙刷和牙线清洁牙；在粒细胞减少期，由于口腔溃疡和牙龈肿痛，可使用 0.12％～0.2％氯己定含漱液漱口代替机械性菌斑控制。②牙周基础治疗和定期维护：在粒细胞恢复期进行龈上洁治和龈下刮治等牙周基础治疗；同时可在牙周袋内应用米诺环素作为辅助治疗，尤其是在粒细胞减少期能取得较好的效果。③由于易发生术后感染，一般不建议手术。

（2）全身治疗：①给予抗生素控制全身感染。②请血液病专科医师提出治疗方案，如注射粒细胞集落刺激因子促进粒细胞的生产或者行脾切除减少粒细胞在脾的滞留。

（六）粒细胞缺乏症性牙周炎

粒细胞缺乏症是由于血液循环中的粒细胞突然减少引起的继发性粒细胞减少症，又称恶性中性粒细胞减少症。主要见于 25 岁以上成人，少见于儿童。牙周炎是粒细胞缺乏症的重要表现之一。

1.病因与发病机制

发病前 50％的患者有某种药物接触史，亦可病因不明，也可能为先天性发生。骨髓损伤所致的中性粒细胞生成减少，白细胞凝集引起的周围中性粒细胞的破坏增加，或细菌、病毒等感染所致的血管外组织内的粒细胞需求增加均可能诱发中性粒细胞减少。

2.临床表现

口腔病损是粒细胞缺乏症的重要临床表现。患者牙龈可出现多处溃疡或坏死。与坏死溃疡性龈炎不同，粒细胞缺乏症患者的口腔病损并不仅局限于龈乳头尖或附着龈，还可见于扁桃体和腭等口腔其他部位。口腔病损常常伴有剧烈疼痛，坏死组织存在时呼吸常有恶臭。非特异性的全身反应包括寒战、全身不适、高热、咽喉痛和头痛。粒细胞缺乏症也常见于各种血液病，特别是恶性血液病化疗后。患者发生感染时，感染灶不易局限，临床表现不典型，难以早期诊断，如不及时治疗可导致患者死亡。

3.实验室检查

白细胞计数是最主要的实验诊断依据。白细胞总数$<2\times10^9/L$，而中性粒细胞极度缺乏或完全消失。红细胞和血小板计数在正常范围。骨髓检查显示缺乏粒细胞和浆细胞，但淋巴细胞和网织红细胞可增加。

4.诊断与鉴别诊断

口腔表现结合实验室检查可明确诊断。主要与坏死溃疡性龈炎相鉴别。坏死溃疡性龈炎的口内表现以龈乳头和龈缘的坏死为特征性损害，但病损一般不波及附着龈。而粒细胞缺乏症性牙周炎的病损并不仅仅局限于龈乳头尖或附着龈，还可见于口腔其他部位，如扁桃体和腭。

5.治疗

①停用可能引起粒细胞缺乏症的各种药物。由药物引起的粒细胞缺乏症性牙周炎虽然表现为急症，但预后较好，停药后大部分可恢复。②由于多数粒细胞缺乏症患者免疫力极度低下，极易发生感染，因此尽早使用广谱抗生素。③请血液病专科医师会诊提出治疗方案。④牙

周治疗和全身治疗见家族性和周期性白细胞缺乏症性牙周炎。

（七）白细胞黏附缺陷病性牙周炎

白细胞黏附缺陷病是罕见的白细胞功能受损的常染色体隐性遗传性疾病，属于原发性免疫缺陷性疾病的一种，患者常有近亲结婚的家族史。牙周炎是白细胞黏附缺陷病在口腔的表现之一。

1.病因与发病机制

主要病因为白细胞黏附功能和趋化功能缺陷，在此基础上合并微生物感染。中性粒细胞是机体抵御细菌感染的第一道防线，白细胞在机体防御中所行使的功能如下：白细胞黏附于血管壁，移出管壁并趋化至感染部位，识别并吞噬细菌，最后在细胞内将细菌杀死和消化。在白细胞黏附缺陷病性牙周炎患者的结缔组织、结合上皮、袋内壁上皮和牙周袋内，由于中性粒细胞上述功能的严重削弱，妨碍机体对牙菌斑微生物的抵抗能力，从而增加了牙周炎的发生率及严重程度。

2.临床表现

临床常表现为反复性的皮肤、黏膜的细菌性感染，组织愈合差，但无脓肿形成，病变的严重程度取决于白细胞黏附分子的表达水平，表达越低，病变往往越严重。白细胞黏附缺陷病分为3型：Ⅰ型、Ⅱ型和Ⅲ型。①Ⅰ型为常染色体疾病（位于21q22.3），其特征性的表现为脐带脱落延迟、反复严重的感染、牙周炎和伤口愈合延迟。患者明显缺乏白细胞整合素、白细胞功能相关抗原-1和p150/95的β2亚单位（CD18），患者的白细胞整合素水平不足正常值的6%。纯合子表现为青春前期出现弥漫型侵袭性牙周炎，影响整个乳牙列，但是并不一定累及恒牙列，而杂合子则青春前期的牙周状况正常。有报道，部分LADⅠ型患者接种卡介苗之后可以出现播散性卡介苗感染，所以患者严禁接种卡介苗。②Ⅱ型为选择素-配体缺陷，临床表现类似于Ⅰ型，患儿表现为出生后不久即发生反复的细菌感染，主要为受累局部的非化脓性感染，但感染的程度往往不如Ⅰ型严重，也无脐带脱落延迟；患儿常伴有智力发育和生长发育的落后。患者易患复发性细菌感染、中性粒细胞增多症和重度牙周炎。③Ⅲ型是由于整合素活化缺陷所致，其临床表现亦与Ⅰ型相似，最主要的特征是除了反复的软组织感染外，还表现为严重的出血倾向。

3.辅助检查

外周血中性粒细胞显著增高，感染时尤为明显，可高达正常人的5～20倍。T淋巴细胞和B淋巴细胞的增生反应下降，血清免疫球蛋白水平在正常范围。中性粒细胞表面CD18分子表达下降。ITGB2基因分析可发现各种基因突变类型，从而有助于明确诊断、进行产前诊断和发现疾病携带者。

4.诊断

确诊的白细胞黏附缺陷病患者，如果牙周专科检查有牙周炎的表现，即可诊断。

5.治疗

主要是抗感染、对症治疗，应当请血液病专科医师会诊提出治疗方案。根治则需选择造血干细胞移植。早期进行造血干细胞移植可以提高患者的存活率，如果不及时进行造血干细胞移植，重者多于2岁前死于感染，轻者可长期存活，但常伴随反复的感染。患者的牙周治疗和全身治疗见家族性和周期性白细胞缺乏症性牙周炎。

(八)白血病性牙周炎

白血病是造血系统的恶性克隆性疾病。发热、进行性贫血、显著的出血倾向,尤其是牙龈出血或骨关节疼痛等为白血病常见的首发症状,易被误诊为其他系统疾病。白血病常伴牙周病损,是白血病患者的主要口腔表现。

1.病因与发病机制

白血病病理表现为大量增生的不成熟血细胞充斥骨髓腔并取代正常的骨髓组织;血液中不成熟的血细胞数量和形态出现异常,并可浸润至全身各器官和组织;当病变累及牙龈时称为白血病性牙龈病损。急性单核细胞白血病和急性粒细胞白血病最易引起牙龈肿大,其次为急性淋巴细胞白血病。白血病患者末梢血中的幼稚血细胞,在牙龈组织内大量浸润积聚,致使牙龈肿大。由于牙龈肿胀、出血,口内自洁作用差,使牙菌斑大量堆积,加重了牙龈炎症,最后导致牙周炎发生。

2.临床表现

约有 3.6％的白血病患者可出现牙龈肿胀和出血。白血病患者的牙龈病损可波及牙龈乳头、龈缘和附着龈。主要表现:①牙龈肿大,颜色暗红、发绀或苍白,组织松软脆弱或中等硬度,表面光亮。全口牙龈肿胀时可覆盖部分牙面。②出现坏死溃疡性龈炎:龈缘处组织坏死、溃疡和假膜形成,严重者坏死范围广泛,并伴有口臭。③牙龈有明显的自发出血倾向,牙龈缘常有渗血,且不易止住,牙龈和口腔黏膜上可见出血点和瘀斑;多数白血病患者在尚未出现其他全身明显的症状时,常因牙龈肿胀、出血不止或坏死、疼痛而首先到口腔科就诊。④重症患者还可出现口腔黏膜坏死和剧烈牙痛(牙髓腔内出现大量幼稚血细胞浸润引起)、发热、局部淋巴结肿大以及疲乏、贫血等症状。

3.实验室检查

血常规及血涂片检查,发现血细胞数目及形态的异常。

4.诊断

根据上述典型的口腔表现,及时做血常规及血涂片检查,发现血细胞数目及形态异常,可做出初步诊断。

5.治疗

包括牙周治疗和全身治疗。

(1)牙周治疗:①以保守治疗为主,切忌进行手术或活组织检查,以免发生出血不止或牙周组织感染、坏死。②如遇牙龈出血不止时,可采用局部压迫方法或药物止血,也可放牙周塞治剂观察数天,确实止血后拆除塞治剂。③在无出血情况下,可用 3％ H_2O_2 液轻轻清洗坏死龈缘,然后敷以抗生素或碘制剂,用0.12％～0.2％氯己定溶液含漱有助于减少牙菌斑,消除炎症。④对急性白血病患者一般不做洁治,若全身情况允许,可进行简单的洁治术,但应特别注意动作轻柔,避免引起出血和组织创伤。⑤对患者进行口腔卫生指导,加强口腔护理,防止菌斑堆积,减轻炎症。

(2)全身治疗:在可疑或已确诊为白血病时,应及时与血液病专科医师配合进行诊治。

（九）低磷酸酯酶血症性牙周炎

低磷酸酯酶血症是罕见的以骨和牙矿化不全、血清和骨的碱性磷酸酶活性降低为特征的遗传性疾病，多为常染色体隐性遗传，但也有显性遗传，分为围生期型、婴儿型、儿童型和成人型4型。围生期型和婴儿型较为严重，通常是致死性的，后两型的表现通常较轻，疾病的变异性较大。低磷酸酯酶血症引起早发性快速破坏的牙周炎。

1.病因与发病机制

低磷酸酯酶血症患者碱性磷酸酶活性降低，导致骨和牙中钙和磷沉积不足，因此引起牙及牙周组织的改变。

2.临床表现

患牙牙髓腔增大、牙本质矿化低，出现球间沉积、牙骨质完全缺如或发育不全，同时伴有牙槽骨的改变。由于患牙无法通过牙周韧带中的沙比纤维将牙很好地固定在牙槽窝内。因此患者可表现为乳牙过早脱落，以及恒牙列发生严重的牙周破坏。

3.辅助检查

血清碱性磷酸酶水平低于正常值，尿中碱性磷酸酶水平升高。影像学检查：患牙的髓腔增大，牙槽骨的破坏形式与局限型侵袭性牙周炎相似，典型的特征是牙"漂浮"着的影像。

4.诊断与鉴别诊断

根据临床表现，结合实验室和影像学检查即可确诊。应与局限型侵袭性牙周炎相鉴别，后者无牙体组织的变化。

5.治疗

包括牙周治疗和全身治疗。

（1）局部治疗：乳牙受累时，通常拔除松动的乳牙；恒牙受累时，进行彻底的牙周治疗。

（2）全身治疗：依据低磷酸酯酶血症所处的阶段及分类，进行多系统的治疗，控制高钙血症及补充维生素D可以改善临床表现。

（十）缺触酶血症性牙周炎

缺触酶血症是因过氧化氢酶缺陷引起的常染色隐性遗传病，具有多种变异型。又称无过氧化氢酶血症。由日本耳鼻咽喉学家高原滋夫于1947年在日本首次报道。除在日本外极少见，患病率约为8/10000。由于患者红细胞中仍存留少量的过氧化氢酶活性，也可称为低过氧化氢酶血症。无过氧化氢酶血症可伴有严重的进行性坏死性龈炎和牙槽骨坏死等牙周破坏。

1.病因与发病机制

过氧化氢酶可催化过氧化氢分解成水和氧气。致病机制可能是口腔卫生差导致牙菌斑堆积，患者组织和（或）红细胞中缺乏过氧化氢酶，无法将口腔中的细菌，如肺炎链球菌、β-链球菌及中性粒细胞产生的H_2O_2分解，以致积聚的H_2O_2破坏血液中的血红蛋白，出现局部营养障碍、溃疡形成，进而发展为组织坏疽。

2.临床表现

特征是牙龈和牙槽骨的进行性坏死，最终导致牙脱落。日本型无过氧化氢酶血症患者中有20%～50%的患者最初表现为口腔溃疡和坏疽，这一临床体征也称为高原滋夫病。

3.辅助检查

可抽取患者的血液行体外过氧化氢酶活性筛查试验,可见过氧化氢酶活性下降或缺如。影像学检查可见患者的牙槽骨出现不同程度的破坏。

4.诊断

据患者牙龈和牙槽骨进行性坏死伴有过氧化氢酶活性下降或缺如可诊断。

5.治疗

尚未见到根治性的治疗方法。可以进行牙周常规治疗。强化正确刷牙及菌斑控制,可通过控制菌斑从而减少因 H_2O_2 聚集所致的牙周组织的破坏。

(十一)朗格汉斯细胞组织细胞增多症性牙周炎

朗格汉斯细胞组织细胞增多症是由一种形态及免疫表型与朗格汉斯细胞相似的细胞广泛增生所引发的疾病。曾称组织细胞增多症 X,包括嗜酸性肉芽肿、勒-雪病和韩-薛-柯病 3 个亚类,各亚类间临床表现相互重叠,组织病理特征相似,因此认为其是同一种疾病。特异的骨髓源性朗格汉斯细胞过度增生是该类疾病的主要特征。发病率男性多于女性。

1.病因与发病机制

病因仍不清楚。部分患者表现为先天性病变。可能与组织细胞异常增生、浸润导致局部组织破坏有关。

2.临床表现

患者可能最先就诊于口腔科。朗格汉斯细胞组织细胞增多症伴发的牙周炎,主要表现为伴有大量类朗格汉斯细胞增生的牙周骨破坏。患者可出现牙龈肿胀、疼痛、口臭、牙周溢脓、牙松动、恒牙早期脱落和拔牙创愈合迟缓等。下颌更易受累,多位于后部。患者可出现持续的头痛不适。

3.辅助检查

影像学检查:X 线片可见颌骨内出现单个或多个圆形或椭圆形的透射影像,无皮质骨边缘。牙槽骨破坏严重,硬骨板消失,牙呈“漂浮”征。组织病理学检查:牙周组织内见大量类朗格汉斯细胞浸润。

4.诊断

该病并没有统一的诊断标准。可通过对患者的牙周组织活检,行组织病理和免疫组织化学分析,了解是否有大量的类朗格汉斯细胞在牙周组织内部浸润。同时,结合牙周组织破坏的临床表现以及特异性影像学特征予以综合诊断。

5.治疗

治疗方法取决于疾病的炎症程度和范围。针对牙周病变的治疗方法包括手术刮除病变的牙周组织,全身药物治疗如长春新碱、环磷酰胺等。对于口内孤立的病变也可采用放射治疗。几种方法可以单独应用,也可以联合应用。该病可出现无时间规律的连续病变,因此应强调临床随访的重要性。

(十二)埃勒斯-当洛斯综合征性牙周炎

埃勒斯-当洛斯综合征是一组因结缔组织异常而导致皮肤和血管脆性增加、皮肤过度伸展和关节动度异常为特征的家族遗传性疾病。有文献报道其为常染色体显性遗传病。该病具有多种亚型和变异,其中Ⅷ型最具特征的表现是牙的症状。美国内科医生和遗传学家麦库克西于 1972 年首次报道该病的牙周炎类型,1977 年美国遗传学家斯图尔特等将其列入埃勒斯-当洛斯综合征的亚型。该病有家族聚集性。

1.病因与发病机制

病因包括局部牙菌斑微生物、全身健康情况不佳及遗传倾向。发病机制仍未知,可能与口腔黏膜和血管的脆性增加以及胶原代谢紊乱有关。

2.临床表现

患者表现为皮肤过度伸展、触诊柔软、脆性增加,轻微创伤即可导致瘀斑的形成,以及伤口愈合差,常形成"烟纸样"的萎缩性瘢痕。关节超动度、关节移位。也可出现止血功能异常。患者有严重的牙龈退缩,反复刷牙出血。可出现重度牙周炎,牙槽骨严重吸收,导致恒牙早期脱落,且其牙周破坏程度与局部刺激因素不成正比。

3.影像学检查

见牙槽骨破坏严重,但无明显特异性。

4.诊断

还没有统一的诊断方法。诊断首先基于患者存在严重的牙周组织破坏,且牙周破坏与局部刺激因素不成正比。同时患者合并特异性的皮肤和关节病损。牙周和皮肤组织的活检有助于进一步确定诊断。

5.治疗

没有针对该病的有效治疗,主要是进行对症治疗。也有研究表明营养治疗有效。

(十三)切-东综合征性牙周炎

Chediak-Higashi 综合征是罕见的常染色体隐性遗传疾病,可能位于染色体 1q43,45% 的患者有家族史。多数患者早年死于重度感染,50% 以上在 10 岁之前死亡。切-东综合征易引起早发性快速破坏的牙周炎。

1.病因与发病机制

患者中性粒细胞结构、功能和数量出现异常,导致患者抗感染能力极差。

2.临床表现

患者出现眼睑白化病伴畏光、周围神经病变症状,对细菌和病毒异常易感,常有慢性反复感染伴严重的急性炎症等。患者口腔表现为急性牙龈炎、牙龈出血及疼痛较明显,伴有溃疡,或者表现为早发性快速破坏性牙周炎,常出现全口多数牙明显松动或早期脱落现象。

3.辅助检查

①实验室检查:中性粒细胞内出现大量巨大的溶酶体包涵体。大包涵体由嗜天青颗粒和特异性颗粒融合而成。中性粒细胞的趋化、脱颗粒和杀菌功能下降。细胞有正常的吞噬功能,但不能脱颗粒,细胞内杀菌能力降低,也可出现中性粒细胞减少症。②患者的龈下菌斑中可发现与牙周炎相关的细菌,包括具核梭杆菌、直肠弯曲杆菌等。③影像学检查:牙周膜间隙增宽,硬骨板模糊,牙槽骨吸收广泛,吸收类型和程度与牙龈炎位置及程度一致。乳牙和恒牙均可受累。

4.治疗

①牙周治疗包括口腔卫生指导、牙周基础治疗和定期维护。②全身治疗:有报道幼年时期确诊的患者可进行骨髓移植以消除牙周疾病的易感性;请血液病专科医师会诊。

第三节 牙周炎伴发病变

一、牙周-牙髓联合病变

牙周炎和牙髓根尖周病的发病因素和病理过程虽不完全相同,但牙周袋内和感染的牙髓内都存在以厌氧菌为主的混合感染,它们所引起的炎症和免疫反应有许多相似之处,两者的感染和病变可以互相扩散和影响,导致联合病变的发生。国际牙周病分类研讨会上对牙周-牙髓联合病变的界定为:"同一个牙并存着牙周病和牙髓病变,且互相融合连通。感染可源于牙髓,也可源于牙周,或两者独立发生,然而是相通的。"它们不同于单纯的牙槽脓肿,也不同于牙周脓肿。了解两者的相互关系和疾病的相互影响,对临床诊断和治疗设计有重要意义。

(一)解剖学

牙髓组织和牙周组织在解剖学方面是互相沟通的,在组织发生学方面均来源于中胚叶或外中胚叶。两者之间存在着以下的交通途径。

1.根尖孔

是牙周组织和牙髓的重要通道,血管、神经和淋巴通过根尖孔互相通连,而感染和炎症也易交互扩散。

2.根管侧支

在牙根发育形成过程中,Hertwig上皮根鞘发生穿孔,使牙囊结缔组织与牙髓组织相通,形成根管的侧支(也称侧支根管)。这些侧支在牙成熟后,逐渐变窄或封闭,但仍有一部分残存下来。在乳牙和年轻恒牙中较多见,成年后也可有直径 $10\sim250\mu m$ 的侧支,数目不等。De Deus 观察 1140 个离体牙,发现 27.4% 的牙根有根管侧支,以根尖 1/3 处最多,占总牙数的 17%。故在深牙周袋到达近根尖 1/3 处时,牙髓受影响的概率就大大增加。另外,在多根牙的根分叉区也有 20%~60% 的牙有侧支,有时同一个牙可有多个根管侧支。有学者报道,在狗的磨牙上造成人工牙髓炎,牙髓中的感染可通过髓室底处的副根管扩散到根分叉区,显微镜下看到与副根管开口处相应的牙周膜内有炎症细胞浸润及牙槽骨吸收。

3.牙本质小管

正常的牙根表面有牙骨质覆盖,其通透性较低,但约有 10% 的牙在牙颈部无牙骨质覆盖,牙本质直接暴露。此外,牙颈部的牙骨质通常很薄,仅 $15\sim60\mu m$,很容易被刮除或被硬牙刷磨除,使下方的牙本质暴露。牙本质小管贯通牙本质的全层,其表面端的直径约 $1\mu m$,牙髓端为 $2\sim3\mu m$。菌斑细菌的毒性产物、药物及染料等均可双向渗透而互相影响。

4.其他

某些解剖异常或病理情况如牙根纵裂、牙骨质发育不良等。

（二）临床类型

1.牙髓根尖周病对牙周组织的影响

生活的牙髓即使有炎症,一般也不引起明显的牙周破坏,可能仅引起根尖周围的牙周膜增宽或局限的阴影。有少数的牙髓坏死是无菌性的,它们一般不会引起明显的牙周病变。但大多数死髓牙均为感染性的,其中的细菌毒素及代谢产物可通过根尖孔或根管侧支引起根尖周围组织的病变或根分叉病变,这些病变可以急性发作形成牙槽脓肿。

（1）牙槽脓肿若得不到及时的根管引流,脓液可沿阻力较小的途径排出

①多数情况下根尖部的脓液穿破根尖附近的骨膜到黏膜下,破溃排脓,形成相应处黏膜的瘘管或窦道,不涉及牙周组织。

②少部分病例（多见于年轻恒牙和乳磨牙）脓液可沿阻力较小的途径向牙周组织排出。脓液向牙周引流的途径有二:a.沿牙周膜间隙向龈沟（袋）排脓,迅速形成单个的、窄而深达根尖的牙周袋。多根牙也可在根分叉处形成窄而深的牙周袋,类似Ⅲ度根分叉病变;b.脓液由根尖周组织穿透附近的皮质骨到达骨膜下,掀起软组织向龈沟排出,形成较宽而深的牙周袋,但不能探到根尖。此种情况多见于颊侧。此时临床上见到的"牙周探诊深达根尖"实际是探到了根尖周的脓腔里,并非病理性牙周袋,而牙松动、牙槽骨密度降低等临床表现均是急性炎症所致的一过性表现。通过及时彻底的牙髓治疗,牙周组织即可迅速愈合,牙不松动,不遗留牙周病变。

③牙槽脓肿反复发作且多次从牙周排脓而未得治疗,在炎症长期存在的情况下,终使牙周病变成立（有深牙周袋、骨吸收、牙可松动也可不松）,此为真正的联合病变,有学者称此为逆行性牙周炎。治疗必须双管齐下。因此,不应将这种情况简单地诊断为牙槽脓肿。

上述第2、3种情况在临床上易被诊断为牙周脓肿或单纯的牙槽脓肿,但仔细检查可发现如下特点:患牙无明显的牙槽嵴吸收,或虽有广泛的根尖周围骨密度降低,但在有些X线片上还能隐约见到牙槽嵴顶的影像,此为急性炎症所造成的骨密度降低;邻牙一般也无严重的牙周炎。

上述第2种情况,若患牙能在急性期及时得到牙髓治疗,除去感染源,则牙周病损能很快愈合,因为它只是一个排脓通道。但第3种情况因病情反复急性发作,牙周排脓处有牙龈上皮向根方增殖形成袋上皮,并有菌斑长入龈下,则牙周炎病变成立,表现为深牙周袋、出血溢脓、牙槽骨吸收、牙松动,可有黏膜瘘管、叩诊不适等,典型病例的X线片表现为根尖区阴影与牙槽嵴的吸收相连,形成典型的"烧瓶形"或"日晕圈"状病变,即阴影围绕根尖区并向牙槽嵴顶处逐渐变窄。临床上见到有牙髓病变或不完善的牙髓治疗及修复体的牙,若有根尖区或根分叉区阴影及牙周袋,而其他部位无明显牙周病变者,也提示有牙髓源性的牙周-牙髓联合病变的可能性。

（2）牙髓治疗过程中或治疗后造成的牙周病变也不少见:如根管壁侧穿或髓室底穿通、髓腔或根管内封入烈性药（砷制剂、戊二醛、塑化液、干髓剂等）,均可通过根分叉区或根管侧支伤及牙周组织。

（3）根管治疗后的牙:有的可发生牙根纵裂,文献报道平均发生在根管治疗后3.25年（3天至14年）。其原因多由于过度扩大根管、修复体的桩核不当、过大的𬌗力、死髓牙的牙体发脆

等。还有不少发生于活髓牙的牙根纵裂,也可伴发局限的深牙周袋和牙槽骨吸收。临床表现患牙有钝痛、咬合痛(尤其是局限于某一个牙尖的咬合痛)、窄而深的牙周袋。X 线片在早期可能仅见围绕牙根一侧或全长的牙周膜增宽,或窄的"日晕"状根尖阴影。活髓牙的根纵裂还可见到典型的根尖部根管影像变宽。根裂的患牙可反复发生牙周脓肿,出现窦道。本类型的共同特点是:①牙髓无活力,或活力异常;②牙周袋和根分叉区病变局限于个别牙或牙的局限部位,邻牙的牙周基本正常或病变轻微;③与根尖病变相连的牙周骨质破坏,呈烧瓶形。

2.牙周病变对牙髓的影响

(1)逆行性牙髓炎:是临床较常见的。由于深牙周袋内的细菌、毒素通过根尖孔或根尖 1/3 处的根管侧支进入牙髓,先引起根尖 1/3 处的牙髓充血和发炎,以后,局限的慢性牙髓炎可急性发作,表现为典型的急性牙髓炎。临床检查时可见患牙有深达根尖区的牙周袋或严重的牙龈退缩,牙一般松动达Ⅱ度以上。牙髓有明显的激发痛等,诊断并不困难。

(2)长期存在的牙周病变:袋内的毒素可通过牙本质小管或根管侧支对牙髓造成慢性、小量的刺激,轻者引起修复性牙本质形成,重者或持久后可引起牙髓的慢性炎症、变性、钙化甚至坏死。国内有学者报道因牙周炎拔除的无龋牙中,64％有牙髓的炎症或坏死,牙髓病变程度及发生率与牙周袋的深度成正比,其中临床表现牙髓活力迟钝的牙,80.6％已有牙髓的炎症或坏死,这些牙可能一时尚未表现出牙髓症状,但实际已发生病变。

(3)牙周治疗对牙髓也可产生一定影响:根面刮治和平整时,将牙根表面的牙骨质刮去,常使牙本质暴露,造成根面敏感和牙髓的反应性改变。牙周袋内或根面的用药,如复方碘液、碘酚、枸橼酸等均可通过根管侧支或牙本质小管刺激牙髓,但一般情况下,牙髓的反应常较局限且为慢性,临床无明显症状。

3.牙周病变与牙髓病变并存

这是指发生于同一个牙上各自独立的牙髓和牙周病变。当病变发展到严重阶段时,例如牙髓病变扩延到一个原已存在的牙周袋,使两者互相融合和影响,可将这种情况称为"真正的联合病变"。

(三)治疗原则

有牙周-牙髓联合病变时,应尽量找出原发病变,积极地处理牙周、牙髓两方面的病灶,彻底消除感染源。牙髓根尖周的病损经彻底、正规的根管治疗后大多预后较好;而牙周病损疗效的预测性则不如牙髓病。因此,牙周牙髓联合病变的预后在很大程度上取决于牙周病损的预后。只要牙周破坏不太严重,牙不是太松动,治疗并保留患牙的机会还是不错的。

(1)由牙髓根尖病变引起牙周病变的患牙,牙髓多已坏死或大部坏死,应尽早进行根管治疗。病程短者,单纯进行根管治疗后,牙周病变即可完全愈合。若病程长久,牙周袋已存在多时,则应在拔髓和根管内封药后,同时或尽快开始常规的牙周治疗,消除袋内的感染,促使牙周组织愈合。较合理的顺序是:清除作为感染源的牙髓→清除牙周袋内的感染→完善的根管充填。应强调对此种患牙的牙髓治疗务求彻底消除感染源,并严密封闭根管系统,做完善的根管充填。在上述双重治疗后,可观察 3～6 个月,以待根尖和牙周骨质修复。若数月后骨质仍无修复,或牙周袋仍深且炎症不能控制,可再行进一步的牙周治疗如翻瓣术等。本型的预后一般较好,根尖和牙周病变常能在数月内愈合。

（2）有的患牙在就诊时已有深牙周袋，而牙髓尚有较好的活力，则也可先行牙周治疗，消除袋内感染，必要时进行牙周翻瓣手术和调𬌗，以待牙周病变愈合。但对一些病程长且反复急性发作、袋很深、根分叉区受累的患牙，或虽经彻底的牙周治疗仍效果不佳者，应采用多种手段检测牙髓的活力，以确定是否进行牙髓治疗。然而，应指出的是，牙髓活力测验的结果仅能作为参考依据，因为"活力测验"的结果实际上只反映牙髓对温度、电流等刺激的反应能力，而不一定反映其生活力。尤其在多根牙，可能某一根髓已坏死，而其他根髓仍生活，此时该牙对活力测验可能仍有反应；有些牙髓存在慢性炎症或变性，甚至局部发生坏死，但仍可对温度或电流有反应性。因此对牙周袋较深而牙髓活力虽尚存但已迟钝的牙齿，不宜过于保守，应同时做牙髓治疗，这有利于牙周病变的愈合。然而，这方面的观点有分歧，有的学者认为在前牙有 X 线片显示垂直吸收达根尖周者，决定治疗方案的唯一依据是牙髓活力测验，若牙髓有活力，则只需做牙周治疗，包括翻瓣手术。

（3）逆行性牙髓炎的患牙能否保留，主要取决于该牙牙周病变的程度和牙周治疗的预后。如果牙周袋能消除或变浅，病变能得到控制，则可先做牙髓治疗，同时开始牙周炎的一系列治疗。如果多根牙只有 1 个牙根有深牙周袋引起的牙髓炎，且患牙不太松动，则可在根管治疗和牙周炎症控制后，将患根截除，保留患牙。如牙周病变已十分严重，不易彻底控制炎症，或患牙过于松动，则可直接拔牙止痛。

总之，应尽量查清病源，以确定治疗的主次。在不能确定的情况下，死髓牙先做根管治疗，配合牙周治疗；活髓牙则先做系统的牙周治疗和调𬌗，若疗效不佳，再视情况行牙髓治疗。

二、牙周脓肿

牙周脓肿并非独立的疾病，而是牙周炎发展到晚期，出现深牙周袋后的一个较常见的伴发症状。它是位于牙周袋壁或深部牙周结缔组织中的局限性化脓性炎症，一般为急性过程，也可有慢性牙周脓肿。

（一）发病因素

（1）深牙周袋内壁的化脓性炎症向深部结缔组织扩展，而脓液不能向袋内排出时，即形成袋壁软组织内的脓肿。

（2）迂回曲折的、涉及多个牙面的复杂型深牙周袋，脓性渗出物不能顺利引流，特别是累及根分叉区时。

（3）洁治或刮治时，动作粗暴，将牙石碎片推入牙周袋深部组织，或损伤牙龈组织。

（4）深牙周袋的刮治术不彻底，袋口虽然紧缩，但袋底处的炎症仍然存在，且得不到引流。

（5）有牙周炎的患牙（或无牙周袋的牙）遭受创伤，或牙髓治疗时根管及髓室底侧穿、牙根纵裂等，有时也可引起牙周脓肿。

（6）机体抵抗力下降或有严重全身疾病，如糖尿病等，易发生牙周脓肿。

（二）病理

在牙周袋壁内有大量生活的或坏死的中性多形核白细胞积聚。坏死的白细胞释出多种蛋白水解酶，使周围的细胞和组织坏死、溶解，形成脓液，位于脓肿的中心。在脓液周围有急性炎症区,表面的上皮高度水肿,并有大量白细胞进入上皮。有学者报告在脓肿的组织中有革兰阴性厌氧菌入侵,优势菌为牙龈卟啉单胞菌、中间普氏菌、具核梭杆菌、螺旋体等。

(三)临床表现

牙周脓肿一般为急性过程,并且可自行破溃排脓和消退,但若不积极治疗,或反复急性发作,可成为慢性牙周脓肿。

急性牙周脓肿发病突然,在患牙的唇颊侧或舌腭侧牙龈形成椭圆形或半球状的肿胀突起。牙龈发红、水肿,表面光亮。脓肿的早期,炎症浸润广泛,使组织张力较大,疼痛较明显,可有搏动性疼痛;因牙周膜水肿而使患牙有"浮起感",叩痛,松动明显。脓肿的后期,脓液局限,脓肿表面较软,扪诊可有波动感,疼痛稍减轻,此时轻压牙龈可有脓液自袋内流出,或脓肿自行从表面破溃,肿胀消退。

急性牙周脓肿患者一般无明显的全身症状,可有局部淋巴结大,或白细胞轻度增多。脓肿可以发生在单个牙,也可同时发生于多个牙,或此起彼伏。此种多发性牙周脓肿时,患者十分痛苦,也常伴有较明显的全身不适。

慢性牙周脓肿常因急性期过后未及时治疗,或反复急性发作所致。一般无明显症状,可见牙龈表面有窦道开口,开口处可以平坦,需仔细检查才可见有针尖大的开口;也可呈肉芽组织增生的开口,压时有少许脓液流出。叩痛不明显,有时可有咬合不适感。

(四)诊断和鉴别诊断

牙周脓肿的诊断应联系病史和临床表现,并参考 X 线片。主要应与牙龈脓肿和牙槽脓肿相鉴别。

1.牙周脓肿与牙龈脓肿的鉴别

牙龈脓肿仅局限于龈乳头及龈缘,呈局限性肿胀,无牙周炎的病史,无牙周袋,X 线片无牙槽骨吸收。一般有异物刺入牙龈等明显的刺激因素,在除去异物,排脓引流后不需其他处理。牙周脓肿是牙周支持组织的局限性化脓性炎症,有较深的牙周袋,X 线片可显示牙槽骨吸收,在慢性牙周脓肿,还可见到牙周和根侧或根尖周弥漫的骨质破坏。

2.牙周脓肿与牙槽脓肿的鉴别

两者的感染来源和炎症扩散途径不同,因此临床上表现如下的区别(表 13-3-1)。

表 13-3-1 牙周脓肿与牙槽脓肿的鉴别

症状与体征	牙周脓肿	牙槽脓肿
感染来源	牙周袋	牙髓病或根尖周病变
牙周袋	有	一般无
牙体情况	一般无龋	有龋齿或非龋疾病,或修复体
牙髓活力	有	无
脓肿部位	局限于牙周袋壁,较近龈缘	范围较弥漫,中心位于龈颊沟附近
疼痛程度	相对较轻	较重
牙松动度	松动明显,消肿后仍松动	松动较轻,但也可十分松动。治愈后牙恢复稳固

症状与体征	牙周脓肿	牙槽脓肿
叩痛	相对较轻	很重
X 线像	牙槽骨嵴有破坏,可有骨下袋	根尖周可有骨质破坏,也可无
病程	相对较短,一般 3~4 天可自溃	相对较长。脓液从根尖周向黏膜排出需 5~6 天

表 2-3-1 所列只是一般情况下的鉴别原则,有些时候两者容易混淆。如牙周-牙髓联合病变时,根尖周炎症可向牙龈沟内排脓;长期存在的深牙周袋中的感染可逆行性引起牙髓坏死;牙周炎症兼有殆创伤时,即可形成窄而深的牙周袋,又可影响根尖孔区的血供而致牙髓坏死;有的牙周脓肿可以范围较大,波及龈颊移行沟处,或因脓肿张力较大,探诊时疼痛严重,使牙周袋不易发现和探入,易被误诊为牙槽脓肿;有些慢性牙槽脓肿形成的瘘口位于靠近龈缘处,易误诊为牙周脓肿等。有时用牙胶尖插入瘘口,摄 X 线片可根据牙胶尖走行方向来判断脓肿部位是在根尖周围还是在牙周袋软组织内。总之,两者的鉴别诊断应依靠仔细地询问病史,牙体、牙髓和牙周组织的检查及 X 线片的综合分析。

(五)治疗原则

急性牙周脓肿的治疗原则是镇痛、防止感染扩散以及使脓液引流。在脓肿初期脓液尚未形成前,可清除大块牙石,冲洗牙周袋,将防腐抗菌药放进袋内,必要时全身给以抗生素或支持疗法。当脓液形成且局限,出现波动时,可根据脓肿的部位及表面黏膜的厚薄,选择从牙周袋内或牙龈表面引流。前者可用尖探针从袋内壁刺入脓腔,后者可在表面麻醉下,用尖刀片切开脓肿达深部,以使脓液充分引流。切开后应彻底冲洗脓腔,然后敷防腐抗菌药物。过早的切开引流会造成创口流血过多和疼痛。切开引流后的数日内应嘱患者用盐水或氯己定等含漱。对于患牙挺出而咬合接触疼痛者,可将明显的早接触点调磨,使患牙获得迅速恢复的机会。

慢性牙周脓肿可在洁治的基础上直接进行牙周手术。根据不同情况,做脓肿切除术,或翻瓣手术。有学者报道在急性阶段脓液引流后的短期内,可尽早进行翻瓣术,因为急性炎症改变了组织的代谢,有利于骨的新生,此时进行手术有利于术后组织的修复和愈合,形成新附着的概率较高。

三、根分叉病变

根分叉病变是指牙周炎的病变波及多根牙的根分叉区,在该处出现牙周袋、附着丧失和牙槽骨破坏,可发生于任何类型的牙周炎。下颌第一磨牙的发生率最高,上颌前磨牙最低。发生率随年龄增大而上升。

(一)发病因素

(1)本病是牙周炎向深部发展的一个阶段,其主要病因仍是菌斑微生物。只是由于根分叉区一旦暴露,该处的菌斑控制和牙石的清除十分困难,使病变加速或加重发展,不易控制。

(2)殆创伤是本病的一个促进因素。因为根分叉区是对殆力敏感的部位,一旦牙龈的炎症进入该区,组织的破坏会加速进行,常造成凹坑状或垂直骨吸收。尤其是病变局限于 1 个牙或单一牙根时,更应考虑殆创伤的因素。

（3）牙根的解剖形态

①根柱的长度：多根牙的牙根由根柱和根锥体两部分构成。根柱是指牙根尚未分叉的部分，其长度为从釉牙骨质界至 2 根分开处的距离。在同一个牙上，各个牙面的根柱长度不同，也就是说分叉的位置可以在不同高度。以上颌第一磨牙为例，近中面的根柱约长 3mm，颊侧为 3.5mm，而远中面则约为 5mm。下颌第一磨牙的颊侧根柱比舌侧短。根柱较短的牙，根分叉的开口离牙颈部近，一旦发生牙周炎，较易发生根分叉病变；而根柱长者（例如 40％的上颌第一前磨牙可有颊舌二根，其根分叉可以在近根尖 1/3 处）则不易发生根分叉病变，但一旦发生则治疗较困难。

②根分叉开口处的宽度及分叉角度：牙根分叉的角度由第一磨牙向第二磨牙和第三磨牙依次减小。分叉开口处的宽度差异较大，Bower 报道有 58％的第一磨牙根分叉开口处的宽度<0.75mm，尤以颊侧为著，一般龈下刮治器的宽度为 0.75mm，难以进入分叉区内。

③根面的外形：上颌磨牙的近中颊根和下颌磨牙的近中根均为扁根，其颊舌径明显地大于近远中径，它们向着根分叉的一面常有沿冠根方向的犁沟状的凹陷，牙根的横断面呈"沙漏状"，其他牙根也可有程度不同的凹陷。一旦发生根分叉病变，牙根上的沟状凹陷处较难清洁。

（4）牙颈部的釉质突起：约有 40％的多根牙在牙颈部有釉质突起（也称釉突），多见于磨牙的颊面，约 13％的牙釉突较长，伸进分叉区甚至到达根分叉顶部，该处无牙周膜附着，仅有结合上皮，故在牙龈有炎症时，该处易形成牙周袋。有学者报道患根分叉病变的磨牙中，59.2％有釉突，而健康的对照牙中仅 9.8％有釉突。

（5）磨牙牙髓的感染和炎症。可通过髓室底处的副根管扩散蔓延到根分叉区，造成该处的骨吸收和牙周袋。

（二）病理

根分叉区的组织病理改变并无特殊性，与慢性牙周炎相同。牙周袋壁有慢性炎症，骨吸收可为水平型或垂直型。牙根表面有牙石、菌斑，也可见到有牙根吸收或根面龋。

（三）临床表现

正常情况下，根分叉区充满着牙槽骨间隔，从龈沟内是探不到分叉区的，一旦牙周袋和骨吸收波及根分叉区，便可从临床上探查到。主要根据探诊和 X 线片来判断病变的程度。Glickman 将其分为 4 度，此种分类法有利于指导治疗和判断预后。

Ⅰ度：属于病变早期。根分叉区的骨质吸收很轻微，虽然从牙周袋内已能探到根分叉的外形，但尚不能水平探入分叉内，牙周袋属于骨上袋。由于骨质吸收轻微，通常在 X 线片上看不到改变。

Ⅱ度：在多根牙的 1 个或 1 个以上的分叉区内已有骨吸收，但尚未与对侧相通，因为根分叉区内尚有部分牙槽骨和牙周膜存在。用牙周探针或弯探针可从水平方向部分地进入分叉区内，有时还可伴有垂直吸收或凹坑状吸收，增加了治疗的难度。X 线片一般仅显示分叉区的牙周膜增宽，或骨质密度有小范围的降低。

Ⅲ度：根分叉区的牙槽骨全部吸收，形成"贯通性"病变，探针能水平通过分叉区，但它仍被牙周袋软组织覆盖而未直接暴露于口腔。下颌磨牙的Ⅲ度病变在 X 线片上可见完全的透影区，但有时会因牙根靠近或外斜线的重叠而使病变不明显。Ⅲ度病变也可存在垂直型的骨吸收。

Ⅳ度:根间骨隔完全破坏,且牙龈退缩而使病变的根分叉区完全暴露于口腔。X线片所见与Ⅲ度病变相似。

另一种分度法是 Hamp 等提出的,它根据水平探诊根分叉区骨破坏的程度来分度。

Ⅰ度:用探针能水平探入根分叉区,探入深度未超过牙齿宽度的 1/3。

Ⅱ度:根分叉区骨质的水平性破坏已超过牙宽度的 1/3,但尚未与对侧贯通。

Ⅲ度:根分叉区骨质已有"贯通性"的破坏。探针已能畅通。

上颌磨牙的颊侧以及下颌磨牙的颊、舌侧分叉一般较易探查,但上颌磨牙邻面的分叉病变较难探测,且开口偏腭侧,可用弯探针从腭侧进入,分别探测近中腭分叉及远中腭分叉。有时因邻牙的干扰,难以准确区分Ⅱ度和Ⅲ度病变,需在翻瓣术中确诊,X线片只能起辅佐作用。总的说来 X线片所见的病变总是比临床实际要轻些,这是由于受投照角度、组织影像重叠以及骨质破坏形态复杂所造成的。例如在上颌磨牙颊侧根分叉区的病变常因与腭根重叠而不被显示。必要时可改变投照角度,以助诊断。

根分叉区易于存积菌斑,故该处的牙周袋常有明显的炎症或溢脓,但也有时表面似乎正常,而袋内壁却有炎症,探诊后出血常能提示深部存在炎症。当治疗不彻底或其他原因使袋内引流不畅时,可能发生急性牙周脓肿。

当病变使牙根暴露或发生根面龋或牙髓受累时,患牙常可出现对温度敏感直至自发痛等症状。早期牙尚不松动,晚期可出现牙齿松动。

(四)治疗原则

根分叉区病变的治疗原则与单根牙病变基本一致,但由于分叉区的解剖特点,如分叉的形态,2 根(或 3 根)之间如过于靠拢则妨碍刮治器械的进入,根面的凹沟,骨破坏形态的复杂性等因素,使分叉区的刮治难度大大提高,疗效也受到一定影响。治疗的目标有三:①清除根分叉病变区内牙根面上的牙石、菌斑,控制炎症;②通过手术等方法,形成一个有利于患者自我控制菌斑并长期保持疗效的局部解剖外形,阻止病变加重;③对早期病变,争取有一定程度的牙周组织再生,这方面尚有一定难度。

1.Ⅰ度病变

牙周袋一般不太深,且为骨上袋。如果根分叉相应处牙槽骨的外形尚佳,则仅做龈下刮治使牙周袋变浅即可。若袋较深,且牙槽骨隆突,不符合生理外形,易造成局部菌斑堆积者,应在基础治疗后,行翻瓣手术消除牙周袋和修整骨外形,以达到上述第 2 项目标。

2.Ⅱ度病变

根据骨破坏的程度、牙周袋的深度以及有无牙龈退缩等条件,选用如下治疗方法。

(1)对骨质破坏不太多,根柱较长,牙龈能充分覆盖根分叉开口处的下颌磨牙Ⅱ度病变,可以在翻瓣术清除根面牙石及病变区肉芽组织后,以自体骨或人工骨制品填入分叉区,还可加用屏障性膜,然后将龈瓣复位至原高度,完全覆盖根分叉开口处,并严密缝合。此法也可适用于上颌磨牙的颊侧病变,其目的是获得根分叉处的牙周组织再生,形成新的附着。虽然成功率和再生组织的量尚有待提高,但前景看好。

(2)对于骨质破坏较多、牙龈有退缩,术后难以完全覆盖分叉区者,可以做根向复位瓣手术和骨成形术,术后使根分叉区充分暴露,有利于患者控制菌斑。一般不宜只做牙周袋切除术,因为会使该区的附着龈变窄,而且切除后牙龈因保持生物学宽度而仍易重新长高,使牙周袋复发而再度覆盖根分叉区。有学者主张做牙成形术,磨除牙颈部牙冠过突处和釉质突起,或在根柱较短的下颌磨牙根分叉处磨除部分牙体组织,以扩大根分叉开口处,称为隧道形成术。但该法应慎用,因易造成牙齿敏感和根面龋。

3.Ⅲ度和Ⅳ度病变

治疗目的是使根分叉区充分暴露,以利菌斑控制。颊侧的深牙周袋若有足够宽的附着龈,可行袋壁切除术;若附着龈较窄,则应行翻瓣术,在刮净根面及修整骨缺损后,将龈瓣根向复位并缝合于牙槽嵴水平,下颌牙的舌侧一般可切除袋壁。

若多根牙仅有 1 个根病变较重,有深牙周袋和骨吸收,另一个或 2 个根病情较轻,且患牙尚不太松动,则可在翻瓣术中将该患根截除,使根分叉区充分暴露,余留的牙根得以彻底清洁,该处的深牙周袋也可消除。截根术对于上颌磨牙颊根的病变效果甚佳。下颌磨牙当根分叉区病变较重而近、远中根分别还有一定的支持组织时,也可用分根术,将患牙分割为近中和远中2 个“单根牙”。然后分别做冠或做连冠修复,可取得较好的治疗效果。若某一根病变已严重,另一根尚好,则可行半牙切除术,将严重的一半连冠带根一起摘除,保留另一半侧。

在做截根术、分根术或半牙切除术前,均应先做完善的根管治疗,还应进行调𬌗,以减轻患牙的咬合负担。多数患牙在术后还要以冠、桥等修复,这些修复体应根据牙的特点设计,以符合保护牙周组织的要求。半个世纪前,人们普遍认为根分叉病变的患牙由于疗效不佳,应给予拔除。但由于上述治疗方法的建立,使很多患牙得以保存并长期行使功能。

四、牙龈退缩

牙龈缘向釉牙骨质界的根方退缩致使牙根暴露的疾病。

(一)病因

包括以下方面:

1.牙周炎

由牙周炎引起牙槽骨吸收和附着丧失,引起牙龈退缩,是最常见的原因。

2.刷牙不当

使用过硬的牙刷、牙膏中摩擦剂颗粒过粗,或采用拉锯式刷牙。此外,不正确地使用牙签也会造成牙龈乳头退缩、牙缝变大。

3.不良修复体

当固定修复体边缘位于龈下过深、边缘不密合,或有明显的修复体悬突时,较易出现牙龈炎症和牙龈退缩;可摘义齿卡环过低或基托边缘压迫牙龈也易造成牙龈创伤和牙龈退缩。

4.解剖因素

牙错位使唇颊侧骨板很薄,或附着龈过窄和唇颊系带附着过高等都可能导致牙龈退缩。此外牙龈的厚度也是牙龈退缩的影响因素之一,较薄的牙龈较容易发生退缩。

5.正畸力和过大的𬌗力

正畸过程中使牙在牙槽骨范围内或向舌侧移动时,较少发生牙龈退缩,若向唇颊侧移动或倾斜超出了牙槽骨范围时,常易发生牙龈退缩。

6.牙周炎治疗后

牙周炎经过治疗后,炎症消退,牙周袋壁退缩,或牙周手术切除牙周袋后,致使牙龈退缩。

(二)临床表现

牙龈退缩可以局限于单颗牙或多颗牙,也可以全口牙普遍发生;退缩的牙龈可以色粉、质韧、健康无炎症,也可以充血、红肿;部分牙龈退缩的患者可伴有其他症状。

牙龈退缩造成的后果:①影响美观:牙龈退缩造成牙冠变长、牙根暴露、牙缝增大、牙龈高低不协调等,影响患者的美观,尤其在前牙区以及微笑或大笑时露龈患者。②牙根敏感:牙龈退缩后造成牙本质或牙骨质直接暴露在口腔环境中,冷热酸甜及机械刺激等均可以通过牙本质小管传到牙髓腔内,产生敏感症状。这种敏感主要表现为激发性的,时间较短,刺激去除后敏感症状即消失。在减少局部刺激的前提下,该症状大多都能逐渐消失,刮治后出现的牙根敏感可持续 2 周至 1 个月不等。③食物嵌塞和根面龋:当相邻牙间的牙龈出现退缩时,牙缝增大,进食时常导致食物水平嵌入牙缝中,单纯用牙刷清洁难以清除,长时间存留易导致牙根面脱矿形成根面龋,有时甚至是环绕牙根面的环状龋。

(三)治疗

牙龈退缩一般是不可逆的,重点应放在预防上,治疗主要是防止其加重。①轻度、均匀的牙龈退缩一般无症状,不需处理或者可以使用氟保护漆来保护暴露的根面组织。②如牙龈退缩持续进展,应查明病因,消除致病因素,如改变刷牙习惯、调整正畸力量、去除不良修复体等。③对于个别牙或少数前牙的牙龈退缩而影响美观者,可用侧向转位瓣手术、游离龈瓣移植术、结缔组织瓣移植术等膜龈手术来覆盖暴露的根面。牙槽骨板太薄或骨开裂者,也可用引导组织再生术来治疗。

五、牙根面敏感

缺乏牙骨质覆盖的牙根直接暴露于牙周袋或口腔内时,温度、机械或化学刺激可直接通过牙本质小管传入牙髓,从而产生敏感症状。

(一)临床表现

牙根面敏感可伴随牙周病的进展,牙根周围牙槽骨的丧失,以及牙龈退缩而发生发展。当患牙实施牙周清创治疗后,由于牙龈炎症消退,也可发生根面暴露而导致牙根面敏感。牙根面敏感多表现为持续时间较短的激发性疼痛,随着髓腔相应部位修复性牙本质的形成,敏感症状多能消失。

(二)诊断要点

应分析牙根面敏感的原因,是否存在龋坏或非龋性牙体疾病,并评估牙髓的状态。

(三)治疗原则及方案

患牙存在龋坏或非龋性牙体疾病者,应给予相应治疗。牙周治疗后的一过性根面敏感一般不需特殊处理。敏感症状较轻者,可推荐患者使用抗敏感牙膏,症状严重时,可使用抗敏感制剂对症处理。

参考文献

1.杨培增,范先群.眼科学(第 9 版).北京:人民卫生出版社,2018.

2.曲毅.wills 眼科手册(第 7 版).济南:山东科学技术出版社,2018.

3.葛坚,王宁利.眼科学(第 3 版).北京:人民卫生出版社,2015.

4.王家伟,唐细兰.眼科常用治疗药物手册.北京:人民卫生出版社,2016.

5.彼得·凯泽.麻省眼科学图解手册.北京:科学出版社,2019.

6.魏文斌.实用神经眼科学.北京:中国协和医科大学出版社,2016.

7.沈吟,邢怡桥.眼科研究实用实验技术指南.北京:科学出版社,2019.

8.魏文斌.同仁眼科急诊手册.北京:人民卫生出版社,2019.

9.赵晨.眼科临床指南解读-内斜视和外斜视.北京:人民卫生出版社,2018.

10.张勤修,刘世喜.耳鼻咽喉头颈外科学.北京:清华大学出版社,2017.

11.张华.耳鼻咽喉-头颈外科学临床实习指南.北京:科学出版社,2017.

12.韩东一,肖水芳.耳鼻咽喉头颈外科学.北京:人民卫生出版社,2016.

13.张建国,阮标.耳鼻咽喉头颈外科学(第 2 版).北京:科学出版社,2019.

14.王斌全,祝威.耳鼻咽喉头颈外科学.北京:高等教育出版社,2017.

15.大卫·W.肯尼迪.鼻外科学.北京:科学出版社,2019.

16.田勇泉.耳鼻咽喉头颈外科学(第 9 版).北京:人民卫生出版社,2018.

17.薛正毅.五官科学(第 3 版).北京:科学出版社,2018.

18.高明.头颈肿瘤学(第 3 版).北京:科学技术文献出版社,2014.

19.谭震.口腔种植关键技术实战图解.北京:人民卫生出版社,2014.

20.朱智敏.口腔修复临床实用新技术.北京:人民卫生出版社,2014.

21.王照五.口腔颌面影像技术与诊断.北京:科学出版社,2020.

22.张栋梁.现代口腔正畸技术与临床思维.北京:清华大学出版社,2016.

23.郑家伟.口腔颌面外科学精要.上海:上海科学技术出版社,2014.

24.姚森.口腔正畸——现代诊断与矫治设计.北京:世界图书出版社,2014.

25.梁景平.临床根管治疗学(第 2 版).北京:世界图书出版社,2020.

26.胡勤刚.口腔颌面外科查房手册.北京:人民卫生出版社,2015.

27.朱智敏.口腔修复临床实用新技术.北京:人民卫生出版社,2014.

28.宿玉成.口腔种植学(第 2 版).北京:人民卫生出版社,2014.

29.王晓仪,朱亚琴.现代根管治疗学(第 2 版).北京:人民卫生出版社,2020.

30.周学东,李继遥.牙体牙髓科诊疗与操作常规.北京:人民卫生出版社,2018.